高等职业教育药品制造类与药学类专业教材

人体解剖生理学

王　玢　主编

中国轻工业出版社

图书在版编目（CIP）数据

人体解剖生理学/王玢主编．—北京：中国轻工业出版社，2022.7
高等职业教育“十二五”规划教材
ISBN 978－7－5019－8449－7

Ⅰ.①人…　Ⅱ.①王…　Ⅲ.①人体解剖学：人体生理学－高等职业教育－教材　Ⅳ.①R324

中国版本图书馆 CIP 数据核字（2011）第 190545 号

责任编辑：江　娟　张　靓
策划编辑：江　娟　　责任终审：张乃柬　　封面设计：锋尚设计
版式设计：锋尚设计　　责任校对：晋　洁　　责任监印：张京华

出版发行：中国轻工业出版社（北京东长安街 6 号，邮编：100740）
印　　刷：三河市万龙印装有限公司
经　　销：各地新华书店
版　　次：2022 年 7 月第 1 版第 5 次印刷
开　　本：720×1000　1/16　印张：20.5
字　　数：473 千字
书　　号：ISBN 978-7-5019-8449-7　定价：38.00 元
邮购电话：010－65241695
发行电话：010－85119835　传真：85113293
网　　址：http://www.chlip.com.cn
Email：club@chlip.com.cn
如发现图书残缺请与我社邮购联系调换
220969J2C105ZBW

《人体解剖生理学》 编写人员

主　　编 王　玢（齐鲁师范学院）

副 主 编 孙洪兆（齐鲁师范学院）

徐金会（曲阜师范大学）

参编人员（按姓氏拼音排序）

崔庚寅（河北师范大学）

代苏伟（潍坊学院）

郭淑华（潍坊学院）

侯新江（威海职业学院）

李言秋（枣庄学院）

裴砚玲（淄博职业学院）

阮　琴（浙江师范大学）

万军利（鲁东大学）

王昭栋（潍坊学院）

于姗姗（山东大学威海分校）

前言

人体解剖生理学课程是研究人体结构及功能活动规律的科学，是制药专业的重要基础课程之一。高职生物制药类专业人体解剖生理学课程大多使用药学专业本科教材，就高职专科学生而言，该类教材内容多，总教学学时少，学生不易把握重点，加重了学习负担。因此，我们所编写的高职类生物制药专业《人体解剖生理学》教材，尽量体现生物制药高职教育的特点：①基础理论方面，相关内容“够用”即可，不涉入太深；②加强现代解剖生理学知识以及重要的现代技术与方法的相关内容，介绍相关国内外新进展，使教材既具有较强的科学性、理论性，又突出实践性和应用性（实用性）；③联系临床实际，适当涉及药理学内容，加强解剖生理学与药理学的联系，介绍临床常见病和多发病的发病机制以及药物的作用机理，激发学生的求知欲，开拓视野。

本教材共分为两部分，第一部分包括绪论、人体的基本组成与结构、运动系统、神经系统、感觉器官、内分泌系统、血液、循环系统、呼吸系统、消化系统、能量代谢与体温调节、泌尿系统、免疫系统以及生殖系统等。第二部分为实验部分。各章密切结合实际，设置了趣味阅读以及复习思考题，希望能使学生的学习变得更为轻松、有趣。教材力求做到内容新颖，层次清晰，文字简明，图文并茂。

本教材编写过程中投入了大量的精力和心血。在此，特别感谢鲁东大学万军利教授、河北师范大学崔庚寅教授和曲阜师范大学徐金会副教授，他们自始至终给予了热情的支持和鼓励，提出了十分诚恳的关键性建议，对编写的不当之处及时指正，提供了最有益的帮助。

本书力求达到各章内容的广度、深度以及撰写风格的统一，但纰漏与瑕疵在所难免，敬请读者批评指正。

主编　王玢

目录

第一部分
理论部分

第一章 绪 论

学习目的和要求

1. 了解人体解剖生理学的研究对象、目的和研究内容。
2. 熟悉人体解剖生理学的研究方法。
3. 熟悉人体解剖生理学与现代医学、药学的关系。
4. 掌握人体生理机能的调节及稳态、反馈调节理论。

第一节 概述

人体解剖生理学（human anatomy and physiology）由人体解剖学和人体生理学组成，二者联系密切，相辅相成：结构（解剖学）是实现生理机能的物质基础，而功能（生理学）则是特定结构的运动形式。人体解剖生理学将人体解剖学及生理学知识予以整合，有利于系统、全面地阐明人体各器官、系统的结构、功能及其调节规律。

一、人体解剖生理学研究内容

人体解剖学（human anatomy）是研究正常人体各系统、器官的形态结构及其发生、发展规律的科学。细胞（cell）是人体的基本结构和功能单位，结构与功能相似的许多细胞聚集构成组织（tissue），不同的组织有机地组合在一起构成器官（organ），结构及功能密切相关的若干器官协调配合构成系统，各系统协调配合，维持正常的生理功能。通常将人体分为运动系统、神经系统、内分泌系统、循环系统、消化系统、呼吸系统、泌尿系统、生殖系统等。

人体生理学（human physiology）是研究正常人体各器官、系统的功能、机制及其调节的科学。人体的各系统、器官在整体生命活动中都分别担负着重要的生理功能，如：消化系统摄取食物并进行消化吸收，提供维持机体正常代谢所需的营养物质；泌尿系统排出代谢产物并维持机体水、电解质的平衡；神经及内分泌系统使各器官系统的功能协调配合，适应内、外环境的变化，保证生理活动的正常进行。

人体生理学研究包括三个不同的水平：①整体水平：以完整人体（或动物体）为对象，研究机体对内、外环境变化的反应和适应，以及各器官、系统之间的相互联系及相互影响。②器官、系统水平：研究各器官、系统的结构及其活动规律，是人体解剖生理学深入研究的重要基础。③细胞及分子水平：研究细胞及其所含物质分子的形态、功能，探讨生命活动的基本生理生化机制。目前，该层次的研究最为活跃。

人体正常的生命活动是各组织器官、系统等不同水平生理功能综合作用的结果。上述三个不同层次的研究对于揭示人体的生命活动规律都是十分必要的。

二、人体解剖生理学研究方法

人体解剖生理学是实验性学科。人体解剖生理学经典的研究方法是用手术器械解剖尸体，用肉眼观察、测量、比较各器官的位置、形状、大小及结构等。随着科学技术的发展，研究方法也不断改进，如应用光学显微镜、电子显微镜等观察细胞内部的微细结构。但组织器官经固定处理后，其位置、形状、大小、颜色等会发生不同程度的改变，不能完全反映活体的情况。现在，应用电子计算机断层扫描（computed tomography，CT）及功能性磁共振成像（functional magnetic resonance imaging，FMRI）等新技术，能在基本无损伤的条件下观察、研究活体器官的形态和结构。

研究人体生理功能应以人作为研究对象，但由于技术所限，只有心电图、脑电图、动脉血压等部分生理数据可在不损害人体健康的情况下直接获得；而人体内许多器官活动无法直接监测，只能通过动物实验间接获得。哺乳动物与人体的生理机能相似，很多人体生理学知识来自于哺乳动物实验。

生理学实验方法多种多样，按照实验时间的长短，主要分为急性实验和慢性实验。

1. 急性实验

根据研究目的的不同，急性实验法又可分为离体（*in vitro*）实验法和在体（*in vivo*）实验法。离体实验是从活着或刚刚死去的动物身上取下所研究的器官，置于适宜的人工环境中，设法在短时间内保持其正常的生理功能以进行研究，如离体蛙心灌流实验等。在体实验一般先将动物麻醉，进行活体解剖，暴露出所要研究的器官进行实验。急性实验方法一般比较简单，缺点是动物机体不完整、不清醒，实验时间不能持久，一般不能反复地进行，所以得出的研究结果有一定的局限性。

2. 慢性实验

慢性实验法是以健康、完整的机体为研究对象，并使动物在与外界环境保持比较自然的情况下进行实验，如巴甫洛夫以假饲方法获得狗的纯净胃液的研究方法等。慢性实验研究方法得出的结果比较符合正常生活过程中的生理活动规律，实验可以长时间地、反复地进行。缺点是手术比较复杂。

上述两种方法各有优缺点，可根据实验目的，确定具体实验方法。

三、人体解剖生理学的发展

人体解剖生理学与医学实践关系密切。古希腊医学之祖希波克拉底和哲学家、动物学家亚里士多德进行过许多动物解剖，提供了宝贵的解剖学知识。16世纪，现代解剖学奠基人——比利时解剖学家维萨力开始解剖人的尸体进行研究，出版了解剖学巨著《人体构造》，系统记述了人体器官、系统的形态与构造。1628年，生理学之父——英国医生威廉·哈维发表了《心血运动论》，奠定了现代实验生理学的基础。此后，随着科学技术的发展，生理学研究日益深入，产生了药理学、病理生理学、生物化学等分支学科。

俄国学者巴甫洛夫首次提出高级神经活动的条件反射学说。美国人坎农创立了钡餐与X射线消化道造影法，还提出了生物体的“自稳态”理论。英国学者谢灵顿1897年首次提出“突触”的概念，并对脊髓反射的机制等进行了大量研究。1921年，德国学者洛伊维用蛙心灌流实验证明支配心脏的迷走神经末梢释放的“迷走物质”使心脏抑制，并建立了突触的化学传递理论。英国学者霍奇金利用枪乌贼巨轴突研究静息电位和动作电位产生机理，提出钠离子学说和离子通道的概念，奠定了神经电生理学基础。比利时人海曼斯发现了颈动脉体和主动脉体化学感受器，对呼吸中枢及外周感受器研究做出了杰出贡献。

随着新技术、新方法如电子显微镜技术、电生理技术以及分子生物学技术等的应用，人体解剖生理学的研究不断发展。利用多种技术和方法进行研究，深刻阐明人体生命活动的机理，是人体解剖生理学研究的目标。

四、人体解剖生理学与现代医学、药学的关系

人体解剖生理学是医学、药学重要的基础课程，与药学专业的其他课程如生物化学、药理学等关系密切，且相互促进，可为后续的药学专业课学习打下

良好的基础。同时，人体解剖生理学也是研究、开发新药和新剂型以及进行药理和毒理研究的重要理论基础。

第二节 生命现象的基本特征及生理机能调节

一、生命现象的基本生理特征

（一）新陈代谢

新陈代谢（metabolism）是机体主动与环境进行物质和能量交换的过程，包括同化作用（或合成代谢）和异化作用（或分解代谢）。新陈代谢是生命的最基本特征，新陈代谢一旦停止，生命也将终止。

（二）兴奋性

当周围环境迅速改变时，一切活组织或细胞有发生反应的能力或特性，称为兴奋性（excitability）；引起反应的环境条件的迅速变化称为刺激（stimulus）。活组织在接受刺激发生反应时，可有两种表现形式：一是由相对静止状态转变为显著活动状态，或由活动弱变为活动强，称为兴奋（excitation）；另一种是由显著活动状态转变为相对静止状态，或由活动强变为活动弱，称为抑制（inhibition）。兴奋和抑制是活组织具有兴奋性的表现，二者相互联系，相互制约。

（三）适应性

当环境条件发生改变时，机体或部分组织的机能与结构也将在某种限度内随之发生相应的改变，称为适应，机体的这种能力称为适应性（adaptation）。越是高等动物，适应性越强。机能的分化与专门化是机体对外界环境长期适应的结果。

（四）生长与生殖

生长（growth）与生殖（reproduction）是新陈代谢的具体表现。生长是个体合成代谢超过分解代谢的结果；生殖是个体生长达到一定程度时可形成另一个新个体的过程。

二、生理机能的调节

（一）机体的内环境及稳态

内环境即细胞外液，是细胞直接生存的环境；稳态（homeostasis）指内环境的理化性质（O_2 和 CO_2 分压、渗透压、温度、pH 等）保持相对稳定的状态。稳态是机体维持正常生命活动的必要条件。

（二）生理功能的调节

机体内、外环境经常发生变化，而人体可不断调节体内各器官、系统的机能活动，适应内、外环境的不断变化，维持机体的稳态。机体生理功能的调节主要包括神经调节、体液调节和自身调节。

1. 神经调节

通过神经系统实现对生理功能的调节为神经调节（nervous regulation），主要通过反射（reflex）的方式实现。反射是指在中枢神经系统的参与下，机体对内、外环境变化发生的规律性反应。反射的结构基础是反射弧（reflex arc）。反射弧由五部分组成：感受器、传入神经、神经中枢、传出神经和效应器。感受器能感受内、外环境的各种变化，并将各种刺激形式转变成神经冲动，由传入神经传向神经中枢；神经中枢对传入信号进行分析整合，并发出信号经传出神经到达效应器，改变效应器的活动。

2. 体液调节

体液调节（humoral regulation）是指机体的某些细胞产生特异的化学物质（激素等），通过血液循环到达特定的组织细胞（靶细胞），对其功能进行调节。某些内分泌腺直接或间接受中枢神经系统控制，使体液调节成为神经调节的一环，相当于反射弧传出通路的延续部分。神经系统通过控制内分泌细胞分泌激素对效应器活动所进行的调节，称为神经-体液调节。

神经调节迅速而精确，作用部位较局限，持续时间较短；体液调节效应出现缓慢，作用部位较广泛，持续时间较长。神经调节和体液调节，二者相辅相成，共同完成对机体机能的调节。神经调节是机体最主要的调节方式，处于主导地位。

3. 自身调节

自身调节（auto regulation）是指机体的一些组织细胞不依赖神经、体液因素的作用，其自身对周围环境变化发生的适应性反应，调节范围较小，作用有限。

机体的许多控制和调节作用都表现为反馈，对保证生理机能的稳定性和精确性十分重要。反馈（feedback）是指：由控制部分（中枢）发出的信息可改变受控部分（效应器）的状态；而受控部分反过来又发出信息，把接受控制的状态结果不断报告给控制中枢，使控制中枢得以参照实际情况不断纠正、调整发出的信息，达到对受控部分精确的调节，该调节方式称为反馈调节。如果反馈信息使控制中枢输出的作用与原来的活动方向相反，称为负反馈；如果使控制中枢输出的作用与原来的活动方向相同，称为正反馈。在生理机能调节中，负反馈更为多见。负反馈能使机体的某项生理功能保持恒定。体内正反馈控制系统相对较少。在正常情况下，通过正反馈可使机体的某项生理功能在同一方向不断加强，以便使这一功能得以迅速完成，如生理止血过程、分娩等。

第三节 人体解剖生理学基本术语

一、人体解剖生理学常用术语

为了正确描述人体各系统、器官的位置及其相互关系，常采用公认的统一标准和描述用语。

（一）解剖学姿势

标准解剖学姿势：身体直立、面向前，两眼向正前方平视，双臂自然下垂，手掌向前，两足并拢，足尖向前。无论研究对象处于何种位置，都按此标准姿势进行描述。

（二）常用方位术语

1. 上和下

上和下表示器官或结构距颅顶或足底的相对远近关系。近颅顶者为上，近足底者为下。

2. 前和后或腹侧和背侧

距身体腹面近者为前，距背面近者为后。腹侧和背侧可通用于人体和四足动物。

3. 内侧和外侧

内侧和外侧表示各部位与正中面相对距离的位置关系，距人体正中矢状面近者为内侧，远离正中矢状面者为外侧。

4. 内和外

内和外表示空腔器官各结构相互位置关系，近内腔者为内，远离内腔者为外。

5. 浅和深

浅和深表示与皮肤表面相对距离关系，距皮肤近者为浅，远离皮肤距人体内部中心近者为深。

6. 近侧和远侧

近侧和远侧常用于对四肢的描述，凡距肢体根部近者为近侧，远离肢体根部者为远侧。

二、人体的解剖面

矢状面：将身体或器官分成左、右两部分的纵切面；若矢状面居于正中，称正中矢状切面。水平面（横切面）：将身体分成上、下两部分的切面。冠状面（额状切面）：将身体分成前、后两部分的纵切面。

复习思考题

1. 名词解释

内环境、稳态、负反馈

2. 人体解剖生理学的研究对象是什么？

3. 生理学基本实验方法有哪些？

4. 人体解剖生理学与医学、药学有什么关系？

5. 稳态的概念及意义是什么？

6. 人体生理功能的主要调节方式及其特点是什么？

7. 负反馈、正反馈的概念及其生理意义是什么？

（王 玢）

第二章　人体的基本组成与结构

学习目的和要求

1. 掌握细胞膜的组成与结构。
2. 掌握上皮组织的一般结构及被覆上皮的分类和结构特点。
3. 熟悉结缔组织的组成、特点和功能。
4. 熟悉肌组织的分类、结构特点和功能。
5. 掌握神经元、神经纤维分类与结构。

第一节　细胞

细胞是人体结构和功能的基本单位，包括细胞核、细胞质和细胞膜。

一、细胞核与细胞质

细胞核是遗传、代谢、生长及繁殖的控制中心，由核膜、核仁、染色质等组成。核膜上有核与细胞质进行物质交换的孔道，核内合成的核糖核酸由核孔进入细胞质。绝大多数真核细胞内有核仁，是区别于原核细胞的标志之一。核仁的主要成分为蛋白质、DNA 和 RNA。染色质和染色体是同一物质在不同细胞时期所表现的不同形式，主要成分是核酸和蛋白质。染色质在细胞有丝分裂过程中高度螺旋化并折叠形成染色体；细胞分裂间期，染色体又解螺旋形成疏松的染色质。

细胞质内含核糖体、内质网、高尔基复合体、线粒体、溶酶体等重要细胞器。核糖体由核糖核酸和蛋白质组成，主要功能是合成蛋白质。内质网包括粗面内质网和滑面内质网，是蛋白质、脂类合成的场所。由内质网合成的蛋白质运输至高尔基复合体进一步加工、修饰，形成糖蛋白、糖脂和溶酶体酶等。溶酶体是由单位膜包被的含多种水解酶的囊性小体，主要处理细胞内衰老、破损的结构及内吞的病毒、细菌等。线粒体为内、外两层单位膜形成的线状或粒状膜性细胞器，含多种与生物氧化有关的酶，是细胞有氧呼吸和供能的场所。

二、细胞膜

细胞膜（cell membrane），也称单位膜或质膜，主要由脂类和蛋白质等组成。细胞膜的结构可以液态镶嵌模型解释，即以脂质双分子层作为细胞膜的基本骨架，其中镶嵌着不同生理功能的蛋白质（图2-1）。根据与膜脂的结合方式不同，膜蛋白包括内在膜蛋白和外在膜蛋白。内在膜蛋白以不同程度嵌入脂质双分子层内部。外在膜蛋白主要分布在细胞膜的内侧与外侧表面。膜蛋白分子可作为载体、通道、离子泵参与物质的跨膜转运，或作为受体特异性地与某些激素或递质结合等。

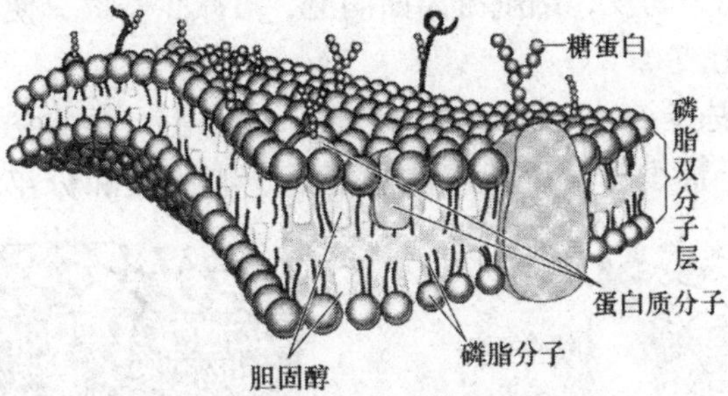

图2-1　细胞膜液态镶嵌模型

在质膜外表面，膜蛋白或膜脂结合形成糖蛋白或糖脂，其可被细胞外液中的某些化学物质识别并特异性结合，与细胞间的识别、信息交换、细胞免疫以及对药物和激素的反应等密切相关。

第二节　人体的基本组织

组织（tissue）由细胞和间质组成。人体的细胞数量众多，形态多样，每一种细胞都具有一定的形态、结构特点和特定的功能。间质由细胞产生，构成细胞生存的微环境，包括纤维、基质和流动的液体（血浆、淋巴和组织液）。人体组织可分为4种基本类型：上皮组织、结缔组织、肌组织和神经组织，称为基本组织（primary tissue）。

一、上皮组织

上皮组织（epithelia tissue）简称上皮，细胞多而密，形状较规则，间质少。覆盖在人体外表或衬贴于有腔器官腔面者为被覆上皮，以腺细胞为主组成的为腺上皮。上皮细胞的各个面常形成某些特殊结构，如游离面有微绒毛、纤毛等。上皮组织内有丰富的神经末梢，无血管，由结缔组织的毛细血管渗透供给营养。上皮组织主要有保护、吸收、分泌等功能。

（一）被覆上皮

根据上皮细胞的形状及层数，被覆上皮可分为以下几种。

1. 单层扁平上皮

单层扁平上皮（simple squamous epithelium）又称单层鳞状上皮，由一层扁平细胞组成（图2－2）。衬贴于心脏、血管和淋巴管腔面者，称为内皮。内皮细胞很薄，游离面光滑，有利于血液和淋巴流动；衬于心包膜、胸膜和腹膜表面的单层扁平上皮称为间皮，细胞游离面润滑，可减少摩擦，便于内脏活动。

2. 单层立方上皮

单层立方上皮（simple cuboidal epithelium）由一层立方形细胞组成（图2－3），多分布于肾小管、甲状腺滤泡等处，有吸收和分泌功能。

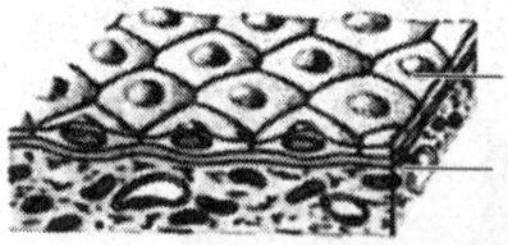

图2－2　单层扁平上皮

（引自高英茂，2010）

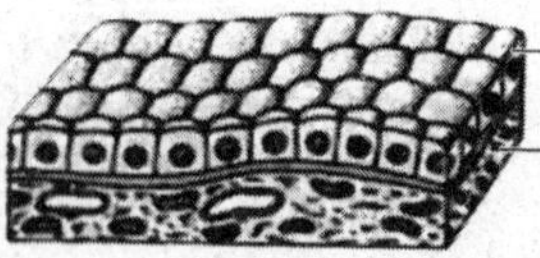

图2－3　单层立方上皮

（引自高英茂，2010）

3. 单层柱状上皮

单层柱状上皮（simple columnar epithelium）由一层柱状细胞组成（图2－4）。垂直切面看，细胞呈柱状，核椭圆形，位于细胞基底部，这种上皮主要分布于胃、肠等腔面，有吸收和分泌功能。光镜下，分布于小肠和大肠腔面的单层柱状上皮细胞的游离面有呈粉红色的纹状缘；电镜下观察，纹状缘是由上皮细胞游离面伸出的细小的指状突起，主要扩大细胞的表面积，有利于物质的吸收。小肠上皮的单层柱状细胞之间散在分布着形似高脚酒杯的杯状细胞，分泌黏液，有润滑、保护上皮的作用。

4. 假复层纤毛柱状上皮

假复层纤毛柱状上皮（pseudostratified ciliated columnar epithelium）由柱状细胞、杯状细胞、梭形细胞和锥形细胞组成。该上皮细胞形态不同、高矮不等，胞核的位置不在同一平面，侧面观貌似复层，实为单层。柱状细胞游离面有纤毛，故称假复层纤毛柱状上皮（图2－5）。此种上皮主要分布在呼吸道黏膜表面，有保护和分泌功能。

5. 复层扁平上皮

复层扁平上皮（stratified squamous epithelium）由多层细胞组成，基底层为低柱状或立方形细胞，具有较强的分裂增殖能力；中间数层为多边形细胞，表层为数层扁平细胞（图2－6）。分布于体表的复层扁平上皮，浅层细胞的核已经消失，胞质中充满角蛋白，形成角质层，称为角化的复层扁平上皮；分布于口

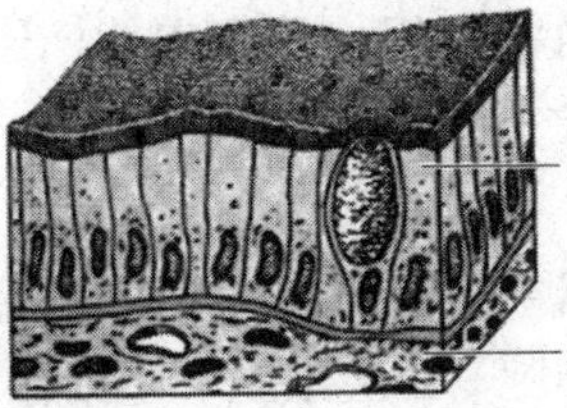

图2－4　单层柱状上皮

（引自高英茂，2010）

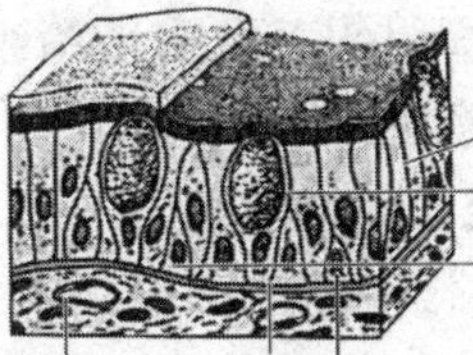

图2－5　假复层纤毛柱状上皮

（引自高英茂，2010）

腔、食管和阴道等处的复层扁平上皮，浅层细胞有细胞核，角蛋白相对较少，称为未角化的复层扁平上皮。复层扁平上皮具有较强的机械保护作用，损伤后有很强的再生修复能力。

6. 复层柱状上皮

复层柱状上皮（stratified columnar epithelium）的表层为一层排列整齐的柱状细胞，深层为多边形细胞，主要分布于眼睑结膜和男性尿道等处。

7. 变移上皮

变移上皮（transitional epithelium）由多层细胞组成，细胞层数和形状可随所在器官容积的大小而改变。主要分布于肾盂、输尿管、膀胱等的腔面（图2－7）。

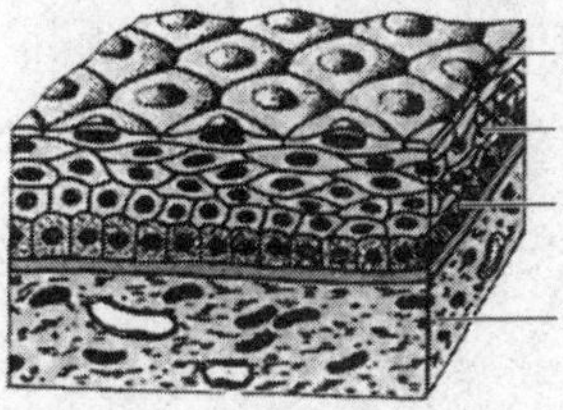

图2－6　复层扁平上皮

（引自高英茂，2010）

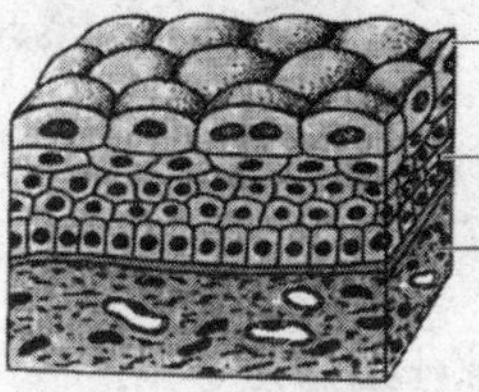

图2－7　变移上皮

（引自高英茂，2010）

（二）腺上皮

以分泌功能为主的上皮称为腺上皮（glandular epitheliurn），以腺上皮为主构成的器官称为腺（gland），如甲状腺、腮腺等。腺的分泌物经导管排至体表或器官腔内，称为外分泌腺，如汗腺、唾液腺等；无导管腺体的分泌物（激素）直接进入毛细血管者，称为内分泌腺，如甲状腺、肾上腺等。

二、结缔组织

结缔组织（connective tissue）由少量细胞和大量间质组成。细胞种类多，形态多样，分散于间质中。间质包括基质、纤维和组织液。广义的结缔组织包括固有结缔组织、软骨、骨和血液。通常所说的结缔组织一般指固有结缔组织，包括疏松结缔组织、致密结缔组织、脂肪组织和网状组织，具有支持、连接、营养、保护等功能。

（一）疏松结缔组织

疏松结缔组织（loose connecive tissue）又称蜂窝组织，细胞种类较多、纤维数量较少，排列稀疏（图2－8）。细胞包括成纤维细胞、巨噬细胞、浆细胞、肥大细胞、脂肪细胞等；纤维包括胶原纤维、弹性纤维和网状纤维。疏松结缔组织分布广泛，位于器官之间以及组织细胞之间，具有支持、连接、营养、保护等功能。

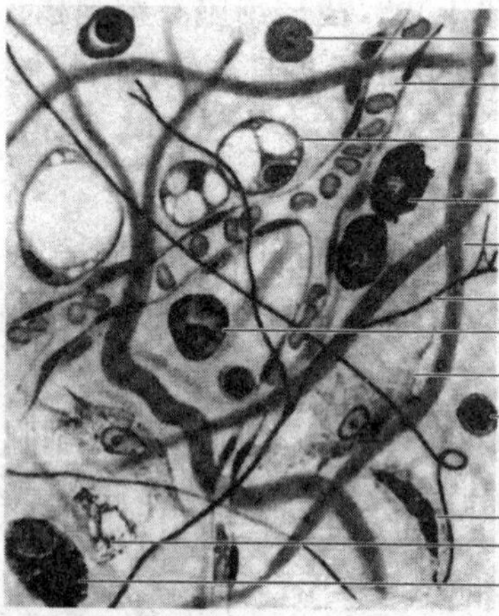

图2－8　疏松结缔组织

（引自高英茂，2010）

（二）致密结缔组织

致密结缔组织是以纤维为主要成分的固有结缔组织，分为规则致密结缔组织、不规则致密结缔组织和弹性组织。规则致密结缔组织主要由成束的胶原纤维平行排列，构成肌腱和腱膜，抗拉能力强。不规则致密结缔组织由粗大的胶原纤维束彼此交织成致密的板层结构，主要分布于真皮、硬脑膜、巩膜及器官的被膜等处，具有韧性。弹性组织以弹性纤维为主平行排列成束，形成韧带，具有弹性，如黄韧带及大动脉中膜等。

（三）网状组织

网状组织由网状细胞、网状纤维构成。网状细胞呈星状，多突起，相互连接成网；网状纤维交织成网，附着网状细胞。网状组织参与构成造血组织和淋巴组织，为血细胞增殖、发育提供微环境。

（四）脂肪组织

脂肪组织是以脂肪细胞为主的结缔组织，包括黄（白）色脂肪组织和棕色脂肪组织。黄（白）色脂肪组织主要分布于皮下、网膜、骨髓腔等处，有储存脂肪、保温、缓冲保护等作用。黄（白）色脂肪组织代谢失衡，将导致肥胖等病变。棕色脂肪组织在新生儿及冬眠动物体内较多，主要为机体提供热能。

（五）软骨与骨

1. 软骨

软骨由软骨组织及其周围的软骨膜构成。软骨组织由软骨细胞、基质及纤维构成。软骨分为透明软骨、纤维软骨和弹性软骨。透明软骨新鲜时呈半透明状，较硬，略有弹性，能承受压力，耐摩擦，有一定的支持和保护作用，如关节软骨、气管软骨等。纤维软骨内有大量的胶原纤维束平行排列，具有韧性，分布于椎间盘、关节盘、耻骨联合等处。弹性软骨含有大量交织成网的弹性纤维，具有弹性，如耳廓软骨、喉软骨等。

2. 骨组织

骨组织坚硬而有韧性，由多种细胞和大量钙化的细胞间质构成。钙化的细胞间质称骨基质，包括有机质和无机质。有机质含大量胶原纤维，使骨具有韧性；无机质主要为骨盐，如羟基磷灰石结晶，使骨坚硬。

骨组织的细胞包括骨祖细胞、成骨细胞、骨细胞和破骨细胞。骨祖细胞是骨组织的干细胞，当骨组织生长、改建及骨折修复时，骨祖细胞可增殖分化为成骨细胞。成骨细胞位于骨组织表面，合成、分泌胶原纤维和基质，形成类骨质，类骨质钙化为骨基质。当成骨细胞被其分泌的类骨质包埋并有钙盐沉积时，转变为骨细胞。骨细胞单个分散于骨板内或骨板间，多突起，位于骨陷窝内，突起位于骨小管内（图2－9）。骨陷窝和骨小管内的组织液可营养骨细胞，同时运走代谢产物。骨细胞具有一定的溶骨和成骨作用。骨陷窝周围的薄层骨质钙化程度较低，当机体需要时，骨细胞可溶解此层骨质使钙释放进入骨陷窝的组织液，参与调节血钙平衡。破骨细胞数量较少，散布于骨组织边缘，释放溶酶体酶和乳酸等，主要溶解、吸收骨质，参与骨组织重建，维持血钙平衡。

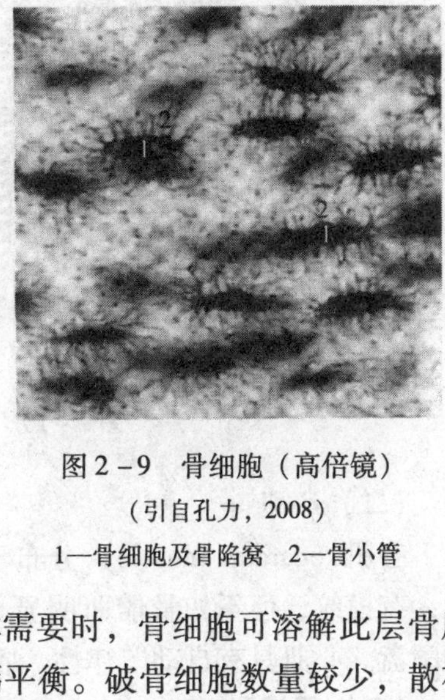

图2－9　骨细胞（高倍镜）
（引自孔力，2008）
1—骨细胞及骨陷窝　2—骨小管

三、肌组织

肌组织（muscle tissue）主要由纤维形的肌细胞组成，又称肌纤维。肌细胞膜称肌膜，胞质称肌浆。肌浆内有与细胞长轴平行排列的肌丝以及肌质网（特化的滑面内质网）。依据形态、功能和分布，肌组织可分为骨骼肌、心肌和平滑肌。骨骼肌和心肌是横纹肌。骨骼肌受躯体神经支配，为随意肌；心肌和平滑肌受植物神经支配，为不随意肌。

（一）骨骼肌

骨骼肌（skeletal muscle）一般借肌腱附着于骨。每一块肌肉都由许多平行排列的骨骼肌纤维组成。肌纤维周围有少量结缔组织为肌内膜，若干肌纤维形成肌束，外包肌束膜；若干肌束构成整块肌肉，外包肌外膜。肌外膜、肌束膜和肌内膜都是结缔组织，含血管和神经，有支持、连接、营养和保护的作用。

骨骼肌纤维为长圆柱多核细胞，肌浆内含许多与细胞长轴平行排列的肌原纤维，每条肌原纤维上都有明、暗相间的带，由于各条肌原纤维的明、暗带都相应排列在同一平面上，肌纤维呈现明、暗相间的横纹，故称横纹肌（图2-10）。

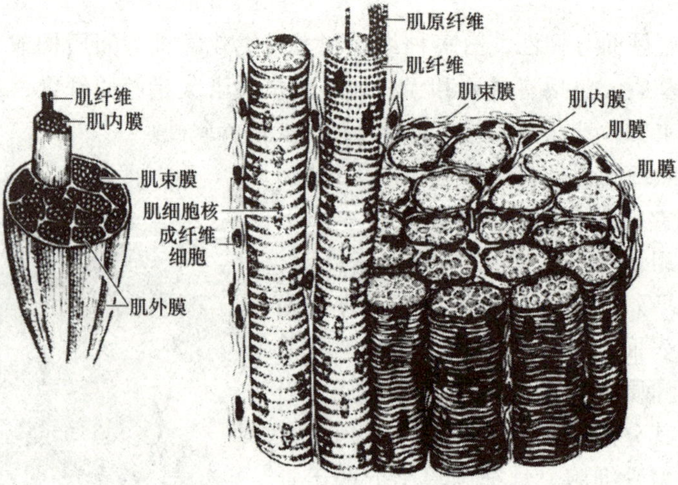

图2-10 骨骼肌与周围结缔组织膜

（二）心肌

心肌（cardiac muscle）分布于心和邻近心的大血管近段。心肌纤维呈短柱状，有横纹，但不如骨骼肌明显。心肌纤维有分支，相互连接成网，连接处称为闰盘。心肌具有自动节律性，收缩缓慢而持久，不易疲劳。

（三）平滑肌

平滑肌（smooth muscle）主要分布于血管壁和内脏器官，又称内脏肌。光镜下，平滑肌纤维呈梭形，无横纹，大部分成束或呈层排列。平滑肌收缩缓慢而持久，属不随意肌。

四、神经组织

神经组织（nerve tissue）主要由神经细胞（nerve cell）和神经胶质细胞（neuroglial cell）组成。神经细胞又称神经元（neuron），是神经系统基本的结构和功能单位，具有接受刺激、整合信息和传导冲动的功能。神经胶质细胞对神经元起着支持、营养、保护、绝缘和修复等作用。

（一）神经元

1. 神经元的结构

神经元可分为胞体和突起两部分。

（1）胞体　为细胞营养和信息整合中心。细胞质称核周质，除有发达的高尔基复合体和一般细胞器外，富含尼氏体（Nissl's body）和神经原纤维。电镜下，尼氏体为粗面内质网和游离核糖体，主要合成神经递质等。在银染切片上，神经原纤维为棕黑色细丝，在胞体内交织成网。神经原纤维构成细胞的骨架，参与物质运输。细胞膜是可兴奋膜，具有接受刺激、处理信息并传导冲动的功能（图2－11）。

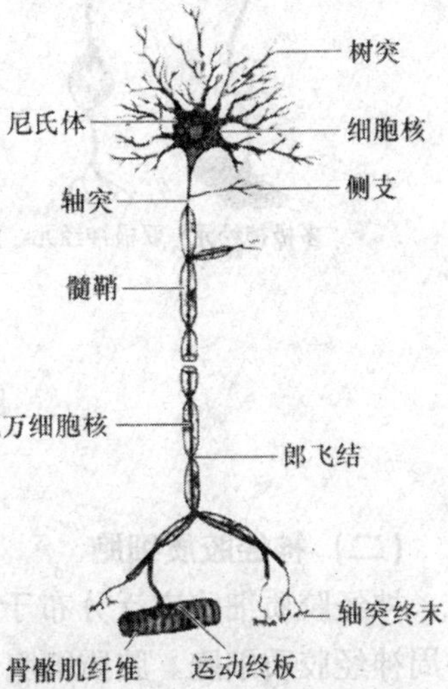

图2－11　运动神经元模式图

（2）突起　包括轴突与树突。每个神经元由胞体发出一条细长的轴突。

轴突的细胞膜称为轴膜，细胞质称为轴质。合成神经递质所需的酶、轴膜更新所需蛋白质等由胞体合成后快速流向轴突终末，称为快速顺向轴突运输；轴突末端的神经营养因子、轴质代谢产物等逆向流往胞体，称为快速逆向轴突运输。轴突主要将胞体的信息传至其他神经元或效应器。

每个神经元有一条或多条树突，树突表面可见许多棘状突起，称树突棘，是神经元间形成突触的主要部位。树突和树突棘扩大了神经元接受刺激的表面积。树突主要接受、整合信息，并将信息传向胞体。

2. 神经元的分类

神经元依据功能可分为三类：①感觉神经元（传入神经元），胞体位于外周神经节，可接受内、外环境刺激，并将信息传入中枢；②运动神经元（传出神经元），胞体位于中枢的灰质和自主神经节，将神经冲动传向肌细胞和腺细胞；③中间神经元，位于感觉神经元与运动神经元之间，起联络和传递作用。

神经元依据突起可分为三类：①多极神经元，有一条轴突和多条树突；②双极神经元，有一条轴突和一条树突；③假单极神经元，由胞体发出一个突起，然后呈“T”形分为两支，一支进入中枢称中枢突，另一支分布至外周组织或器官，称周围突（图2－12）。

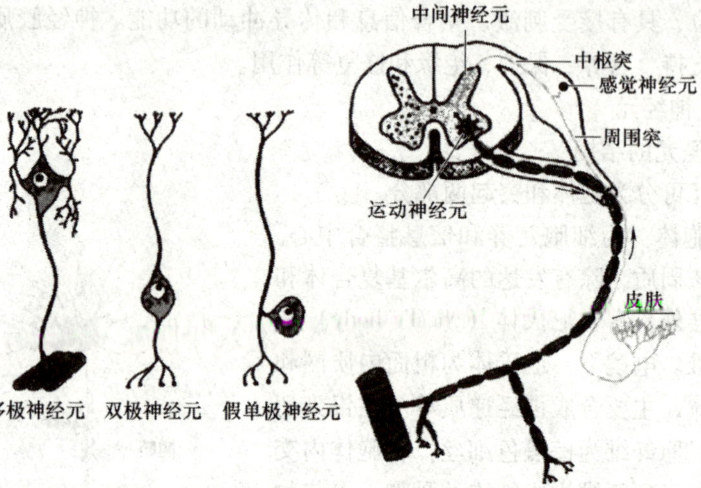

图2-12　神经元的分类
（引自高英茂，2009）

（二）神经胶质细胞

神经胶质细胞广泛分布于中枢和周围神经系统，分为中枢神经胶质细胞和外周神经胶质细胞。胶质细胞也有突起，但无树突与轴突之分，不能传导冲动，具有支持、绝缘、营养、保护等作用。

1. 中枢神经系统胶质细胞

中枢神经系统胶质细胞包括星形胶质细胞、少突胶质细胞、小胶质细胞和室管膜细胞。

星形胶质细胞由胞体发出许多突起，突起末端膨大形成脚板，在脑和脊髓表面形成胶质界膜或贴在毛细血管基膜上，是形成血－脑屏障的结构基础。中枢神经系统损伤时，星形胶质细胞增生形成瘢痕。星形胶质细胞还能合成、分泌神经营养因子，维持神经元的正常生理活动。少突胶质细胞是中枢神经系统髓鞘形成细胞，突起末端扩展成扁平膜状，包绕轴突形成髓鞘。小胶质细胞是由血液单核细胞迁入神经组织演化而成。中枢神经系统损伤时，小胶质细胞变为巨噬细胞，吞噬细胞碎屑及变性的髓鞘等。室管膜细胞是覆盖于脑室和脊髓中央管腔面的单层立方细胞，形成室管膜，具有支持和保护作用，并参与脑脊液的形成。

2. 周围神经系统的神经胶质细胞

周围神经系统的神经胶质细胞包括施万细胞和卫星细胞。施万细胞又称为神经膜细胞，包绕周围神经系统神经元的轴突，是周围神经系统髓鞘形成细胞。卫星细胞又称为背囊细胞，是包绕在神经节细胞周围的一层扁平细胞，对神经节细胞有营养和保护作用。

（三）神经纤维

神经纤维（nerve fiber）由神经元的轴突外包胶质细胞构成，包括有髓神经纤维和无髓神经纤维。周围神经系统的有髓神经纤维由施万细胞包绕轴突形成。相邻施万细胞之间不完全连接形成无髓鞘节段性缩窄，称为郎飞结，该部位轴膜裸露，可发生膜电位变化。相邻郎飞结之间的一段神经纤维称为结间体。电镜下可见，髓鞘是由一个施万细胞的双层胞膜呈同心圆反复环绕轴突构成的明暗相间的板层样结构（图2－13）。髓鞘有保护和绝缘作用，可防止神经冲动的扩散。有髓神经纤维的神经冲动是由一个郎飞结传到下一个郎飞结，即跳跃式传导，传导速度快。

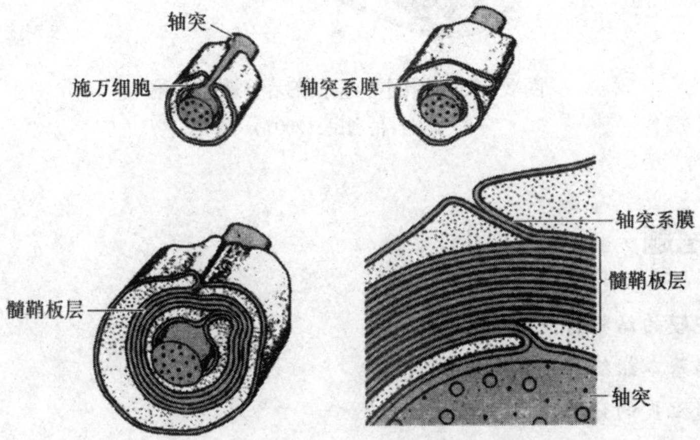

图2－13　周围神经系统的有髓神经纤维
（引自高英茂，2009）

中枢神经系统有髓神经纤维由少突胶质细胞突起末端形成扁平薄膜包绕轴突而成（图2－14）。一个少突胶质细胞有多个突起分别包卷多个轴突。

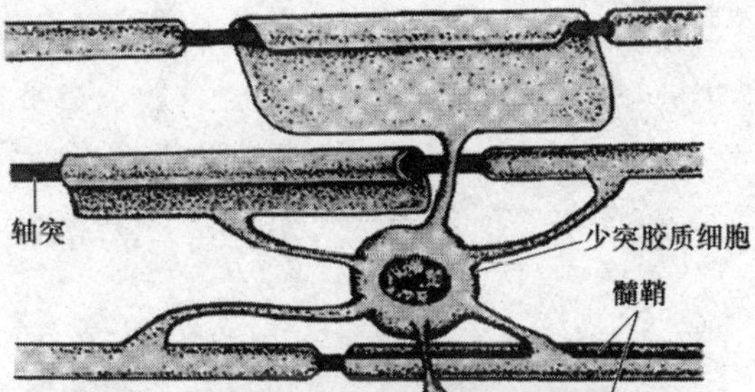

图2－14　中枢神经系统有髓神经纤维模式图
（引自高英茂，2009）

周围神经系统的无髓神经纤维由较细的轴突及外面的施万细胞构成。施万细胞沿轴突连续排列，但不形成髓鞘，也无郎飞结。一个施万细胞可包裹多条轴突（图2-15）。中枢神经系统的无髓神经纤维，轴突外无任何鞘膜，完全裸露，走行于有髓神经纤维和神经胶质细胞之间。

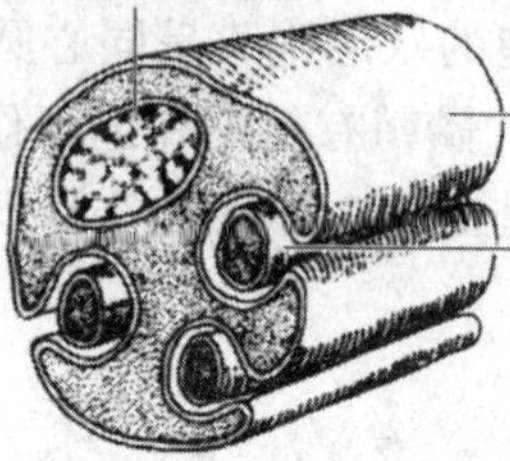

图2-15 周围神经系统无髓神经纤维
（引自岳利民，2007）

复习思考题

1. 细胞膜的结构特点有哪些？
2. 何谓基本组织？包括哪几种？
3. 被覆上皮的分布及其特点是什么？
4. 疏松结缔组织的组成及功能是什么？
5. 肌组织的分类、结构特点和功能是什么？
6. 神经元和神经胶质细胞的结构特点、分类及功能是什么？

（王 玢 徐金会）

第三章　细胞的基本功能

学习目的和要求

1. 掌握细胞膜的物质转运功能和信号传导功能。
2. 初步掌握刺激与兴奋的基本理论和生物电的基本知识。
3. 掌握细胞间信息传递的基本过程和骨骼肌收缩的基本机制。

细胞是构成人体的基本结构和功能单位，人体的一切生理活动都在细胞的功能基础上进行。神经和肌肉的一般生理基本可以阐明机体活组织和细胞的某些主要生理特征。因此，神经肌肉的一般生理规律和理论具有比较普遍的意义，如，刺激与兴奋的理论对于各种可兴奋细胞来说基本上是相通的；神经冲动的产生与传导是整个神经系统传递信息活动的基础；神经－骨骼肌接头的兴奋传递过程是化学性突触传递信息的典型；骨骼肌的收缩理论，也基本上体现了心肌、平滑肌收缩时的基本特征。

第一节　细胞的跨膜物质转运

细胞进行新陈代谢时，需要不断地与其生活环境进行物质交换。因此，细胞膜是物质进出细胞的必经之路和必要屏障。物质通过细胞膜的过程称为细胞膜的物质转运功能。细胞跨膜物质转运方式主要有以下几种。

一、被动转运

被动转运（passive transport）是指物质或离子顺浓度差或电位差通过细胞膜扩散的过程，不需要细胞供给能量。被动转运包括单纯扩散和易化扩散。

（一）单纯扩散

单纯扩散（simple diffusion）是指脂溶性的小分子物质（如 O_2 和 CO_2 等）通过细胞膜从浓度高的一侧定向运动到浓度低的一侧的过程。物质扩散的速度取决于细胞膜两侧该物质的浓度差（带电离子还取决于两侧的电位差）和该物质的脂溶性高低。一般说来，浓度差越大，扩散速度越快；脂溶性越高，则扩散速度越快。细胞膜对水的通透取决于细胞内液与细胞外液之间的渗透压（溶质浓度）差。

（二）易化扩散

非脂溶性小分子物质通过细胞膜运载蛋白的协助顺着浓度差和（或）电位差跨膜转运的过程，称为易化扩散（facilitated diffusion），也称为协助扩散，可分为以下两种类型。

1. 以载体为中介的易化扩散

载体（carrier）是镶嵌在细胞膜中的运载蛋白，具有一个或多个结合位点，能选择性地在细胞膜高浓度一侧与被转运的物质结合，将被转运物质转移到细胞膜的低浓度一侧，其后与被转运物质分离完成转运；最后运载蛋白的分子构型恢复原状，再进行新一轮的转运（图 3－1）。

2. 以通道为中介的易化扩散

通道（channel）是镶嵌于细胞膜中、贯穿于细胞膜全层的蛋白质，其由若干个亚单位围成一个水性孔道，水溶性的小离子经过通道实现扩散（图 3－2）。通道转运的速度远远快于载体转运。

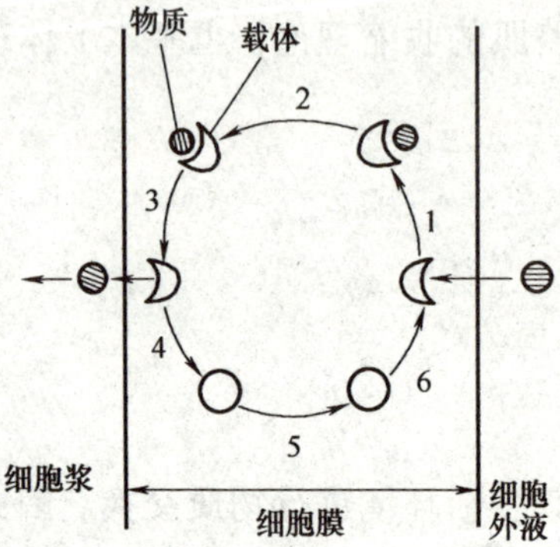

图 3－1　载体转运物质示意图

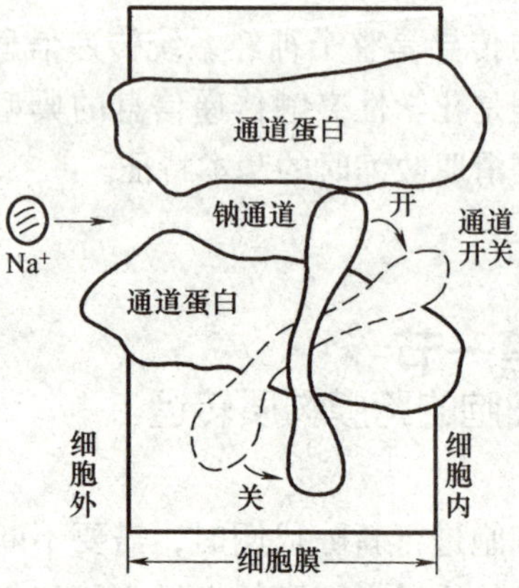

图 3－2　钠离子通道示意图

（引自钟国隆，1993）

控制通道开放的机制主要有两种。一种是电压门控通道，其开关取决于细胞膜两侧电位差，当膜两侧的电位差改变到一个临界数值时通道即自行开放。另一种是化学门控通道，其开关取决于环境中某种特殊化学信号物质（如激素、递质、药物等）的存在与否。

易化扩散在转运过程中所需能量主要来自该物质的浓度差或电位差所包含的势能，不需要细胞另外提供能量，都属于被动转运。

二、主动转运

主动转运（active transport）是指将物质逆着其浓度差或电位差从势能低的

一侧转运到势能高的一侧的过程，该过程消耗细胞代谢产生的 ATP。主动转运分为原发性主动转运和继发性主动转运。

（一）原发性主动转运

细胞直接利用代谢产生的 ATP 逆着浓度差或电位差进行跨膜转运物质的方式称为原发性主动转运，介导这一过程的转运蛋白称为离子泵，如钠-钾泵、钙泵、碘泵等。任何干扰细胞代谢的过程均可抑制此种转运。目前研究最为充分的是钠-钾泵。

钠-钾泵实际上是细胞膜上的一种 Na^+-K^+ 依赖式 ATP 酶。当细胞内 Na^+ 或细胞外 K^+ 浓度高于正常时，钠-钾泵被激活，于是利用其分解 ATP 释放的能量开始进行转运（图 3-3）。每消耗一个分子的 ATP，逆着浓度差将 3 个 Na^+ 转移到细胞外，同时将细胞外的 2 个 K^+ 转移到细胞内，从而维持了细胞内高 K^+ 和细胞外高 Na^+ 的不均匀分布状态，是生物电现象产生的物质基础。

（二）继发性主动转运

某些物质在逆浓度差或电位差跨膜转运时，所需的能量并不直接来自 ATP 的分解，而是直接利用某种离子的浓度差作为能量来源，当此种离子由高浓度一侧向低浓度一侧跨膜移动时，“携带着”被转运的物质由低浓度一侧逆向转运到高浓度一侧。这种间接利用 ATP 转运物质的方式称为继发性主动转运，如，小肠上皮细胞从肠腔中吸收葡萄糖时，肠腔上皮细胞刷状缘膜上的转运体同时结合 Na^+ 和葡萄糖分子，顺着 Na^+ 的浓度差将葡萄糖分子逆向转运进入上皮细胞内。

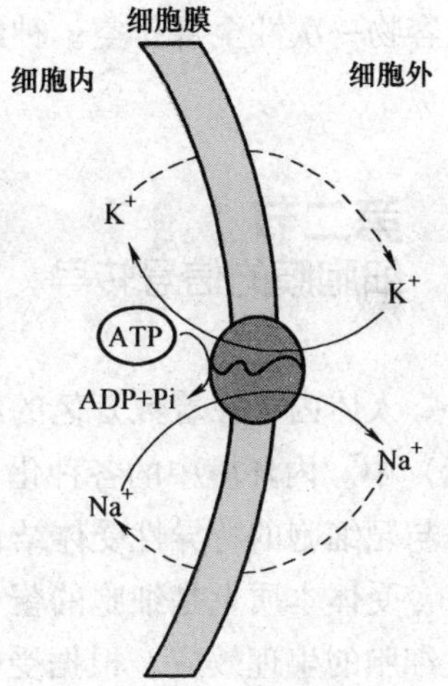

图 3-3　钠-钾泵

三、入胞和出胞

一些大分子物质和团块颗粒不能通过蛋白质通道和膜转运蛋白进出细胞，而通过入胞（胞吞）和出胞（胞吐）耗能方式进行（图 3-4）。

入胞（胞吞）是指某些团块物质和大分子与细胞膜接触，细胞膜内陷并向内卷曲将该物质包裹，使团块物质或大分子连同包裹它的细胞膜一起进入细胞内部的过程。入胞的物质是固体团块，称为吞噬；入胞的物质是液体，则称为吞饮。胰岛素、抗体等很多物质通过一种称为受体介导式入胞形式进入细胞。

出胞（胞吐）是指细胞内的物质以分泌囊泡的形式排出细胞的过程，如各种细胞的分泌活动，其分泌物大都在内质网形成，经高尔基复合体加工后形成分泌囊泡，再逐渐移向胞膜并与之贴靠，贴靠后的膜融合并出现裂孔，于是将

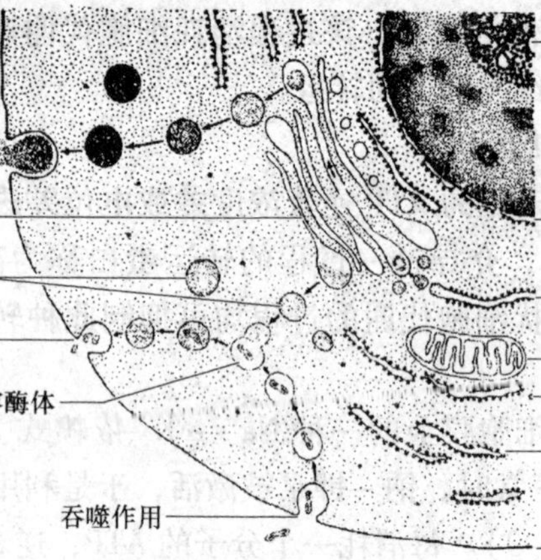

图3-4　细胞的吞饮、胞吐和分泌过程模式图
（引自左明雪，2008）

内容物一次性全部排空。神经递质的释放过程也属于胞吐方式。

第二节 细胞膜的信号转导

人体内存在着数万亿的细胞，它们绝大多数都直接浸浴在细胞外液（内环境）中。内环境中的各种化学信号分子，如神经递质、激素、体液调节因子等，需与靶细胞的特异性受体结合才能发挥其生理作用。

受体本质上是细胞的蛋白质，它能选择性地与某种化学信号分子结合并引发细胞的生理效应。根据受体在细胞中的存在部位不同，可分为膜受体、胞浆受体和核受体。

信号分子作用于靶细胞膜上的受体，从而引起靶细胞内部生理功能的改变，信息跨膜传入细胞内部的过程，称为跨膜信号转导。

一、离子通道受体介导的跨膜信号转导

离子通道受体介导的跨膜信号转导是一种重要的跨膜信号传递方式。某些细胞膜上的化学门控通道，其本身就具有受体的作用，具有与信号分子（主要是神经递质）结合的位点。信号分子与它结合之后，便可引起离子通道的开放（或关闭），通过引起跨膜离子流动的变化使细胞膜电位发生改变。这种信号转导途径称为离子通道受体介导的信号转导。神经-骨骼肌接头的兴奋传递属于这种方式。

二、G－蛋白偶联受体介导的跨膜信号转导

G－蛋白偶联受体是存在于细胞膜上的一种蛋白质，它与信号分子结合后可激活细胞膜上的G－蛋白（鸟苷酸调节蛋白）；激活的G－蛋白进而再激活G－蛋白效应器酶（如腺苷酸环化酶）；G－蛋白效应器酶再催化某些物质（如ATP）产生第二信使（如cAMP）；第二信使再通过蛋白激酶或离子通道发挥信号的转导作用。这类膜受体必须通过G－蛋白才能发挥作用，因此称为G－蛋白偶联受体；因为这种跨膜信号转导是通过G－蛋白偶联受体进行的，所以称为G－蛋白偶联受体介导的跨膜信号转导。含氮类激素多是通过G－蛋白偶联受体介导信号转导的。

三、酶偶联受体介导的跨膜信号转导

酶偶联受体也是位于细胞膜上的蛋白质，它既具有受体的作用又具有酶的作用。酶偶联受体上具有与信号分子结合的位点，当信号分子与其结合后便使其酶的活性被激活，从而产生催化作用。这种通过酶偶联受体的双重作用完成的信号转导，称为酶偶联受体介导的跨膜信号转导。人体内大部分生长因子通过这种方式进行跨膜信号转导。

第三节 细胞的兴奋性和生物电现象

神经、肌肉和腺体细胞在对刺激发生反应时都伴有电现象的发生。细胞在生命活动过程中所表现出来的电现象称为生物电（bioelectricity）。利用电生理学的方法深入研究细胞的电学特性及其在不同条件下的变化，对于揭示机体生理功能活动的规律具有重大意义。

一、刺激与细胞的兴奋和兴奋性

（一）刺激

人体生活在不断变化的环境中，经常要受到各种因素的影响。凡是能为机体所感知并引起机体发生反应的环境变化，统称为刺激，包括物理性刺激、化学性刺激、生物性刺激等。生理学最常使用的刺激是电刺激，因为电刺激对于大多数细胞和组织都是适宜刺激，电刺激的输出参数极为精确、容易控制，一般不损伤组织，并可反复使用。

（二）细胞的兴奋与兴奋性

1. 反应

由刺激引起机体细胞、组织、器官或整体活动状态的改变称为反应（response）。反应有两种基本的表现形式，即兴奋和抑制。

2. 兴奋和抑制

活细胞因受到刺激而产生电冲动的反应称为兴奋。换言之，兴奋是指受到刺激之后，细胞的生理活动由相对静止状态转变为显著活动状态，或者活动由弱变强。相反，如果受刺激后，细胞的生理活动由原来的显著活动状态转为相对静止状态，或者活动由强变弱，则称为抑制。抑制不是组织不再活动，而是兴奋程度的减弱。

3. 兴奋性

组织或细胞具有对刺激能发生反应的能力称为兴奋性。细胞具有兴奋性是对刺激发生反应的前提。兴奋性是生命现象的重要特征之一。

4. 刺激引起组织细胞兴奋的条件

刺激能否引起组织细胞发生反应，取决于组织细胞本身的机能状态和刺激的特征。

（1）组织细胞本身的机能状态　组织细胞具有兴奋性是它们能够产生兴奋的内在因素。组织细胞新陈代谢的状况决定其机能状态及兴奋性。由于经常受到生存环境各种变化因子的刺激，细胞的机能状态是可变的，因此其兴奋性也必然随之发生改变。

（2）刺激的特征　刺激是引起组织细胞产生兴奋的外界条件。使组织细胞产生兴奋，必须要具备一定的刺激量。以电刺激为例，其作用的有效性是由刺激强度、刺激持续时间和强度变化率这三个要素决定的。

①刺激强度：能引起组织细胞（如肌肉）产生反应（如收缩）的最小刺激强度称为该组织细胞的阈强度（threshold intensity），简称阈值（threshold）。不同的组织细胞其兴奋阈值是不相同的，同一组织细胞在不同的机能状态下也会发生较大的变化。强度等于阈值的刺激称为阈刺激。强度大于阈值的刺激能引起组织细胞产生兴奋，称为阈上刺激。强度低于阈值的刺激不能引起组织细胞兴奋，称为阈下刺激。

②刺激持续时间：足够的刺激持续时间也是引起组织细胞兴奋的必要条件。在一定范围内，刺激持续时间缩短，则阈强度增大；反之亦然。如果刺激持续时间过短，无论多大的刺激强度也不能引起组织细胞兴奋。

③强度变化率：强度变化率是指刺激强度随时间而改变的速率。同样强度的刺激，如果强度变化率很大，就容易引起组织细胞兴奋，如果强度变化率很小（强度缓慢上升），则不引起组织细胞兴奋。没有强度变化率，就不能对组织

细胞形成刺激效应。

5. 判断细胞兴奋性高低的指标

既然兴奋性是细胞本身对刺激产生兴奋反应的一种内在特性和能力，因此，其兴奋性的有无和高低，唯一的方法是通过刺激来检测。刺激阈值的大小是判断细胞兴奋性高低的重要指标。刺激阈值小说明细胞的兴奋性高，刺激阈值大说明细胞的兴奋性低。细胞的兴奋性高低与刺激阈值的大小呈反变关系，即兴奋性∝1/阈值。

二、细胞兴奋性的变化

组织细胞的兴奋性是经常变化的。可兴奋细胞在接受一次刺激之后的短暂时间内，无论是否导致兴奋，其兴奋性均要发生改变，从而影响到第二次刺激的效应。

用单个阈上刺激使细胞发生兴奋时，在兴奋及其后的短暂时间内该细胞的兴奋性会发生一系列有规律的变化。在图 3－5 中纵坐标表示细胞兴奋性的高低，正常水平以上表示兴奋性高于正常，以下表示兴奋性低于正常，零点表示兴奋性为零（即兴奋性完全消失）。横坐标表示时间。当在 a 点给细胞一个刺激并达到该细胞的阈值时，在细胞兴奋的同时，该细胞的兴奋性立即下降到零。在从 a 到 b 这一段时间内，无论再给予细胞任何强大的刺激均不会引起它再次兴奋。这段兴奋性完全消失、对任何强度的刺激都不再发生反应的时期，称为绝对不应期。从 b 到 c 这一段时间，细胞的兴奋性逐渐向着正常水平回升，此期内细胞的兴奋性低于正常，若使细胞产生第二次兴奋，必须要给予阈上刺激，这段刺激强度必须大于阈值才能引起细胞兴奋反应的时期，称为相对不应期。此后的从 c 到 d，兴奋性超过了正常水平。这段刺激强度低于该细胞原来刺激阈值

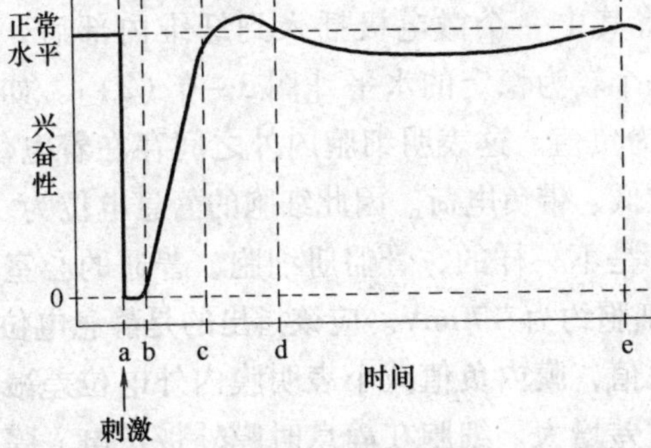

图 3－5 细胞兴奋性及其恢复过程中兴奋性变化示意图

（引自钟国隆，2000）

就能够引起细胞兴奋反应的时期，称为超常期。从d到e这段时间内，细胞的兴奋性又下降到正常水平以下，必须用该细胞原来的阈上刺激才能引起第二次兴奋，因此称为低常期。低常期之后细胞的兴奋性完全恢复正常。

细胞每兴奋一次，其兴奋性都依次经历绝对不应期、相对不应期、超常期和低常期这样的变化后，才恢复到兴奋以前的正常水平。

三、细胞的生物电现象及其产生机制

神经细胞的生物电主要包括细胞未受任何刺激时的静息电位和受刺激后兴奋时的动作电位。

（一）静息电位

1. 静息电位的概念

静息电位（resting potential）是指细胞处于静息（未受到刺激）状态时存在于细胞膜内、外两侧的电位差，又称为跨膜静息电位。它是一切生物电产生或变化的基础。

图3-6所示为测量静息电位的基本方法。

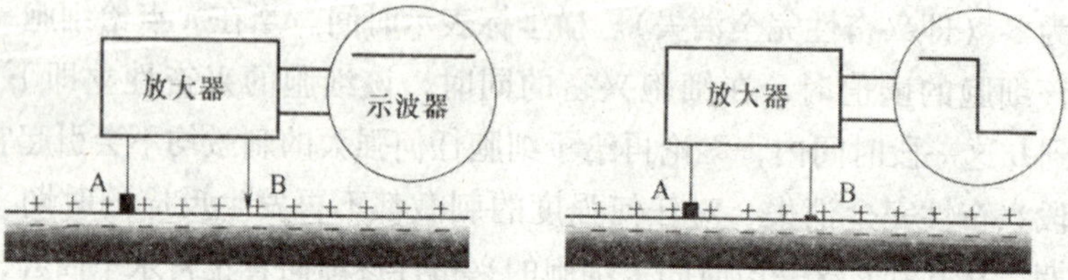

（1）两个测量电极均置于细胞膜外表面　　（2）其中一个电极插入到细胞内部

图3-6　测定神经纤维静息电位示意图

（引自刘玲爱，2003）

当两个测量电极置于神经纤维任何两点时细胞膜表面不存在电位差［图3-6（1）］；如果将其中一个微电极插入到纤维内部后，则表现为细胞内电位较低，并停留在一个较为稳定的水平［图3-6（2）］。如果以细胞外电位为0，细胞内的电位则为负值。这表明细胞内外之间存在着电位差，胞外电位高、带正电荷，胞内电位低、带负电荷。因此细胞的静息电位为“外正内负”。不同细胞的静息电位大小是不一样的，骨骼肌细胞、普通的心室肌细胞的静息电位约为-90mV，神经细胞约为-70mV。应该指出的是静息电位的负值是指膜内电位低于膜外电位的数值，膜内负值减小表明膜内外电位差减小，膜内的负值增大则表明膜内外电位差增大。细胞在静息时膜外带正电、膜内带负电的状态称之为极化。如果膜内外电位差较静息电位增大，则称为超极化。如果膜内外的电位差减小，则倾向于消除极化状态，称为去极化。

2. 静息电位的产生机制

目前，普遍用离子流学说解释静息电位的产生机制：①由于细胞膜上存在离子泵，静息状态下细胞内外各种离子分布不均匀；②由于细胞膜是有选择性的半透膜，在不同的状态下，它对各种离子的通透性不相同。

表3-1是细胞外液和细胞内液中几种主要离子的浓度分布状况。哺乳动物骨骼肌细胞外液中Na^+浓度比细胞内液高12倍多，而细胞内液中K^+浓度比细胞外液高出38倍多，细胞内液的负离子主要是大分子的蛋白质（A^-）。细胞在静息状态下，细胞膜对A^-不通透，对Na^+和Cl^-的透性也极小，只对K^+通透。K^+外流使细胞内的正电荷向细胞外转移，因此，细胞内液的正电荷数量减少（呈负电位）、细胞外液的正电荷增多（呈正电位）。随着K^+的外流，细胞内外K^+的化学浓度差越来越小；与此同时，细胞外形成的正电位排斥K^+外流的电场力则越来越大。当阻止K^+外流的电场力与促使K^+向外扩散的化学浓度力达到平衡时，此时的跨膜电位达到最大值且稳定下来，即细胞的静息电位。由此可见，膜内K^+向膜外扩散是形成静息电位的主要离子基础。

表3-1 细胞内液和细胞外液中主要离子的浓度和电位

组织	离子浓度	细胞外液/（mmol/L）	胞质/（mmol/L）	平衡电位/mV	静息电位/mV
枪乌鲗大神经					-60
	Na^+	440	50	+55	
	K^+	20	400	-75	
	Cl^-	560	52	-60	
	有机负离子		385		
哺乳动物骨骼肌					-90
	Na^+	145	12	+67	
	K^+	4	155	-98	
	Cl^-	120	4	-90	
	有机负离子		155		

（二）动作电位

1. 动作电位的概念

当细胞受到有效刺激后，其膜电位在静息电位的基础上发生一次可以沿着细胞膜快速传导的一过性的电位波动，称为动作电位（action potential）。神经纤维上的动作电位称为神经冲动。动作电位与静息电位的主要区别是：动作电位是电位连续快速变化的过程，静息电位则是膜内外之间一个稳定的电位差；动作电位一经产生便沿着细胞膜向四周快速传播，静息电位则不能传播；动作电位是细胞受刺激后处于兴奋状态的标志，静息电位则标志着细胞未受刺激处于静息状态。

2. 动作电位的变化过程及其产生机制

动作电位由上升支（去极相）和下降支（复极相）构成（图3－7）。快速去极化与快速复极化所形成的尖锋图形称为锋电位，历时约为0.5ms。当细胞受到刺激产生动作电位兴奋时，膜内电位快速升高，由静息电位的－70mV升高到0mV，极化状态迅速减弱乃至完全消失，即由原来的膜外电位正、膜内电位负变为膜内外电位差消失，这个过程是锋电位上升支的第一段，是去极化过程。进而膜内的电位继续升高，由0mV上升到大约＋30mV，这一段称为超射。此时膜内电位为正，而膜外电位为负，极化状态反转，因此称为反极化，是锋电位上升支的第二段。整个动作电位的幅度由静息电位加超射电位构成，大约为100mV。锋电位的上升支到达最顶点（＋30mV）后，立即快速下降，膜内电位由正又回到负，直到接近静息电位水平，由此构成锋电位的下降支。膜内电位向着静息电位方向恢复的过程，称为复极化。复极化是指在去极化的前提下，极化状态的恢复过程。通常为了叙述简便，把整个上升支统称为去极相，而下降支统称为复极相。锋电位过后，膜内电位下降速度缓慢，最终逐渐回落到静息电位水平，这段复极化过程称为后电位。其中位于静息电位以上的后电位部分称为负后电位，持续约15ms；位于静息电位以下的后电位部分呈超极化状态，称为正后电位，持续时间约70ms以上。

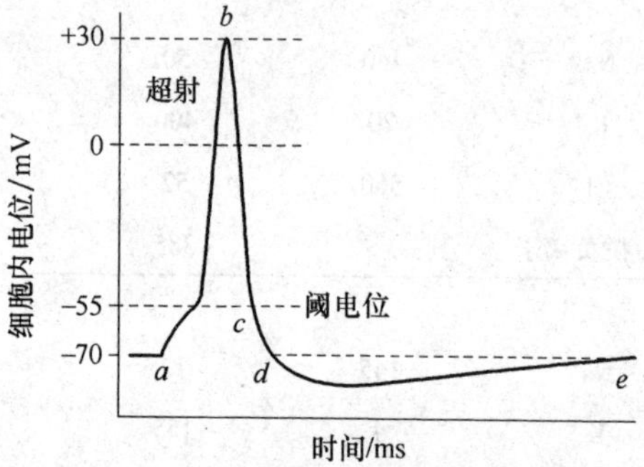

图3－7　神经纤维动作电位示意图

（引自刘玲爱，2003）

ab—锋电位上升支　*bc*—锋电位下降支　*cd*—负后电位　*de*—正后电位

研究表明，当细胞受到刺激兴奋时，Na^+通道大量开放，Na^+顺着浓度差和电位差流入细胞内，其速度超过了K^+外流，使细胞内电位上升，静息电位减小。当膜电位去极化减小到一定数值（阈电位）时，就会激活细胞膜上的电压门控钠通道大量自动开放。大量的Na^+迅速内流使细胞内的电位变正之后，膜内的正电荷则成为阻止Na^+继续内流的电场力量。当阻止Na^+内流的电场力与Na^+内流的浓度差化学力量相等时即达到了Na^+的平衡电位，动作电位的上升支也就达到了顶点（构成动作电位的上升支去极相）。此时钠通道自行关闭，停止 Na^+ 内流。与此同时，膜对 K^+ 的通透性进一步增大，K^+ 在电场和化学浓度差的推动下迅速向膜外扩散，使膜内电位由正变负，直至恢复到静息电位水平，构成动作电位的下降支复极相。简言之，动作电位的去极相主要是膜对 Na^+ 的通透性突然增大、Na^+ 迅速内流形成的；复极相主要是 Na^+ 通道关闭之后，膜对 K^+ 的通透性进一步增大、K^+ 快速外流形成的。

动作电位之后，膜内的 Na^+ 增加、膜外的 K^+ 增加，激活膜上的 Na^+-K^+ 泵。通过 Na^+-K^+ 泵的耗能转运将细胞内多余的 Na^+ 泵出细胞，将细胞外多余的 K^+ 移入细胞，迅速恢复静息时细胞内外的离子分布，为再次受到刺激产生兴奋做好了准备。

动作电位的特点：①具有"全或无"现象，即幅值高度不随刺激强度增强而增大；②可以沿着细胞膜不衰减性传导；③因为绝对不应期的存在，相继产生的动作电位互不融合。

3. 局部电位

阈下刺激因强度较小只能打开少量的 Na^+ 通道引起少量 Na^+ 内流，使膜产生轻度的去极化，但达不到细胞的阈电位水平，因此不能产生动作电位。阈下刺激所引起的微小的膜电位变化称为局部电位，也称为局部反应和局部兴奋。局部电位不是动作电位，故不具有"全或无"的特点。局部电位只能在局部呈电紧张性扩布；可以发生总和，即相继连续多个阈下刺激引起的局部电位或者是邻近多个局部电位叠加到一起可形成较大的局部电位。如果局部电位总和达到了阈电位水平，同样也可产生动作电位。

（三）动作电位在神经纤维上的传导机制及其特点

动作电位一经产生，便沿着膜迅速传遍整个细胞。动作电位在同一细胞沿着细胞膜传播的现象，称为传导。

1. 动作电位在神经纤维上的传导机制

发生动作电位的兴奋部位，膜两侧的电位极性暂时反倒，呈"内正外负"状态；而邻近未兴奋的静息膜则仍然处于"外正内负"状态。因此兴奋部位与其邻近静息膜之间出现电位差而产生电荷流动，形成局部环路电流，邻近静息膜受到局部环路电流的刺激足以使该处去极化达到阈电位水平而爆发动作电位。上述过程不断地在膜上继续下去，便会使动作电位传遍整个细胞。有髓神经纤维因为轴突外面有绝缘的髓鞘包裹，因此其传导的局部环路电流必须跨越髓鞘在郎飞结之间进行，称为跳跃式传导。一般无髓神经纤维的传导速度很慢，最快的也只有 2m/s 左右，而有髓纤维的传导速度大为增加，最快的可达 120m/s。

2. 动作电位在神经纤维上的传导特点

（1）生理完整性　动作电位只有在神经纤维的结构和生理功能完整时才能

正常传导；局部的低温、麻醉、损伤等都可使传导发生阻滞。

（2）双向性　在神经纤维上施加刺激，兴奋既可以传向胞体方向也可以传向末梢方向。

（3）绝缘性　同一神经干的各条神经纤维只能传导自己的兴奋而基本上互不干扰，绝对不会使动作电位“串线”到其邻近的纤维上，保证了神经调节的准确性。

（4）相对不疲劳性　对神经干施加电刺激，即使刺激频率高达100次/s、连续刺激数小时，神经干也始终保持传导兴奋的能力，表明神经纤维上传导兴奋不容易产生疲劳。

生物电的发现

人类对生物体有关电现象的注意可以追溯到很久以前。大约在2000年以前就知道尼罗河中生活的一种称作电鳗的鱼，可以对水中的动物或人施加放电震击，造成麻痹。

对生物电的深入研究，是在人类对于一般电现象的规律和本质认识之后，随着电学知识的积累以及电测量仪器的精密化逐渐发展的。18世纪末叶，意大利科学家Galvani（1737—1798）在研究蛙的神经肌肉标本时发现了这样的现象：他用铜制的钩子钩住新剥制的蛙体下肢，又将铜钩子挂到铁栏杆上。一个偶然的机会他发现，每当蛙的下肢与铁栏杆发生接触时，下肢肌肉就发生一次收缩。由此Galvani认为他发现了“动物电流”。他解释说蛙的神经与肌肉组织就像莱顿瓶一样，内外两侧带有不同的电荷，可以放电。金属导线只起着接通电路的作用。物理学家Volta（1745—1827）则认为，电不是来自动物组织，而是由于不同金属和溶液相接触时产生了电位差，后者刺激肌肉收缩的。为了说服Volta，1794年，Galvani把运动神经纤维与一条蛙肌肉的横断面和完好部位同时直接接触，也能引起运动神经纤维所支配的肌肉产生收缩。这个巧妙的实验设计无可争辩的证实了生物电的存在。

第四节　骨骼肌的收缩

骨骼肌的收缩活动是在中枢神经系统的控制下完成的。每一个骨骼肌细胞都受到来自运动神经元的轴突分支的支配，只有当支配骨骼肌的运动纤维兴奋，动作电位传至骨骼肌才能引起骨骼肌先兴奋、后收缩。

一、神经肌肉接头的兴奋传递

由于细胞之间膜的不连续性，兴奋一般不能以电信号直接传给另一个细胞。

兴奋在细胞之间的传播过程称为传递。

（一）神经－肌肉接头的结构

运动神经末梢与骨骼肌细胞之间传递信息的接触部位称为神经－肌肉接头，由接头前膜（神经轴突末梢的神经膜）、接头间隙和接头后膜（特化的肌细胞膜，又称终板膜）三部分构成（图3－8）。接头前膜内有贮存乙酰胆碱（ACh）的小囊泡（突触小泡）。接头间隙宽30～50nm，为细胞外液。接头后膜上有乙酰胆碱酯酶和能与乙酰胆碱特异性结合的N型乙酰胆碱受体，N型乙酰胆碱受体是化学门控通道，属于离子通道偶联受体。

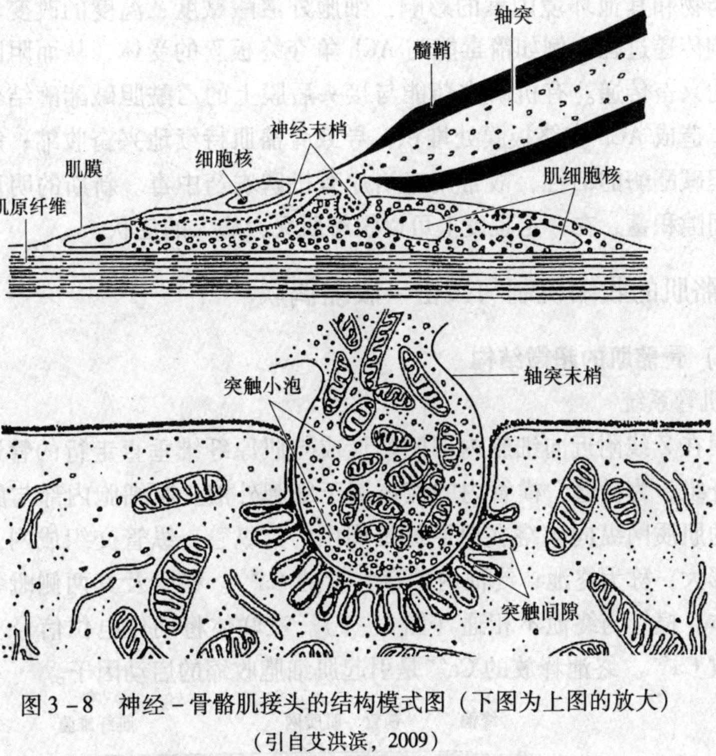

图3－8　神经－骨骼肌接头的结构模式图（下图为上图的放大）
（引自艾洪滨，2009）

（二）神经－肌肉接头的兴奋传递过程

当动作电位传到神经轴突末梢时，接头前膜去极化，由此引发前膜电压门控钙通道开放。Ca^{2+}内流，触发轴浆内的囊泡向接头前膜方向移动，最后以出胞的方式将囊泡内的ACh分子释放到接头间隙。ACh通过接头间隙扩散到接头后膜并与上面的N型乙酰胆碱受体结合，使离子通道开放，引起Na^{+}和K^{+}等离子跨膜流动，但以Na^{+}内流为主，因此使接头后膜电位差减小，产生去极化的电位，称为终板电位。终板电位属于局部电位，其大小与前膜释放ACh的量成正比。一次神经动作电位释放ACh产生的终板电位一般都大于邻近肌细胞膜阈电位的3～4倍，足以使肌细胞膜上的电压门控钠通道大量开放而爆发动作电位。囊泡释放的ACh只是在接头间隙起传递信息作用，很快被后膜乙酰胆碱酯酶分解为乙酸和胆碱而失去作用，从而保证了一次神经动作电位只引起骨骼肌兴奋一次。如果ACh在接头间隙聚集，将会使骨骼肌细胞持续兴奋和收缩而发生痉挛。

（三）神经－肌肉接头的兴奋传递特点

神经－肌肉接头的兴奋传递不同于神经纤维上的兴奋传导，其特点如下：①单向传递：兴奋只能由前膜传向后膜，而不能反传。②时间延搁：接头的兴奋传递速度缓慢、时间较长，称为时间延搁，一次传递的时间需要0.5～1.0ms。③易受药物和其他环境因素的影响：细胞外液酸碱度、温度的改变、药物等因素都影响传递过程。例如箭毒能与ACh争夺终板膜的受体，从而阻断神经－肌肉接头的兴奋传递。有机磷农药能与接头后膜上的乙酰胆碱酯酶结合而使其失去活性，造成ACh在终板膜处堆积，导致骨骼肌持续地兴奋收缩；解磷定可恢复乙酰胆碱酯酶的活性，故常用来治疗有机磷农药中毒。新斯的明可造成ACh在接头间隙积蓄，在一定程度上可以缓解肌无力病人的症状。

二、骨骼肌的收缩机制与兴奋－收缩偶联

（一）骨骼肌的超微结构

1. 肌管系统

肌膜在Z线附近向细胞内部凹陷形成与肌原纤维垂直走行的管道，横向包绕肌原纤维，为横管，横管内的液体属于细胞外液。肌细胞内部与肌原纤维平行走行的肌质网纵向包绕在肌原纤维周围，为纵管；纵管交织成网，在靠近横管附近膨大，称为终池；终池内贮存大量的Ca^{2+}。横管及其两侧毗邻的终池形成三联体；横管与终池不相通（图3－9）。三联体将动作电位信号从横管至终池，释放Ca^{2+}。终池释放的Ca^{2+}是引起肌细胞收缩的启动因子。

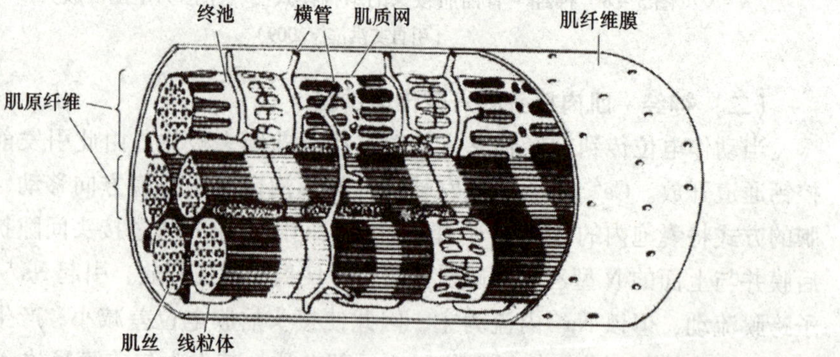

图3－9 骨骼肌肌管系统模式图

（引自艾洪滨，2009）

2. 肌原纤维、肌小节和肌丝

肌细胞内含有大量的肌原纤维，它们平行排列、纵贯细胞的全长。显微镜下的肌原纤维呈明暗相间的节段，分别称为明带和暗带。明带中间有一条与肌原纤维垂直的横线称为Z线；暗带中央有一条横线称为M线；两条相邻的Z线间的节段称为一个肌小节，它包括位于中间部位的暗带和其两侧各1/2的明带。暗带主要由粗肌丝组成，其中H带只有粗肌丝；H带两侧各有一个粗细肌丝重叠区。明带只有细肌丝（图3－10）。

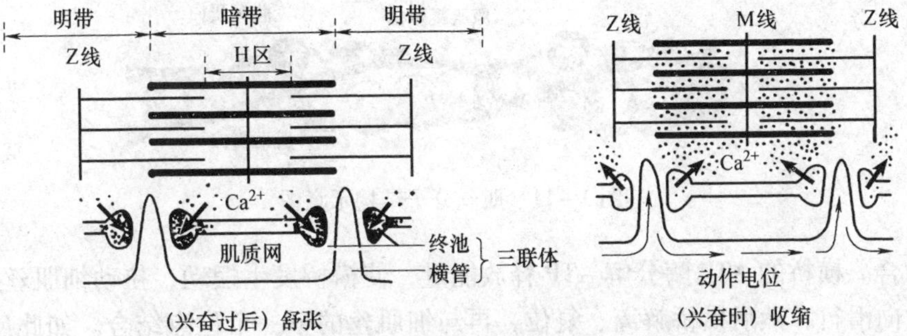

图3－10 骨骼肌肌小节、三联体及收缩舒张的示意图

（引自甘声华，2010）

粗肌丝由肌球蛋白（肌凝蛋白）组成。肌球蛋白分子分为头部和杆部，杆部朝向M线形成粗肌丝的主干，球形的头部突出于主干的表面形成横桥（图3－11）。横桥的作用是：①在一定条件下可与细肌丝上的结合位点可逆性结合，同时横桥向M线方向摆动，拉动细肌丝向M线方向移动，然后复位；②具有ATP酶活性，分解ATP释放能量，供横桥摆动时利用。

细肌丝由三种蛋白质分子构成，分别称为肌动蛋白（肌纤蛋白）、原肌球蛋白（原肌凝蛋白）和肌钙蛋白（图3－11）。许多球形的肌动蛋白分子聚合成双螺旋形状，构成细肌丝的主体，肌动蛋白上有与横桥结合的位点。原肌球蛋白分子首尾相接聚合成双螺旋结构缠绕在肌动蛋白上，掩盖着横桥的结合位点，阻止它们结合。肌钙蛋白是由三个亚单位组成的球形分子，结合在原肌球蛋白上，它是Ca^{2+}的受体，当它结合Ca^{2+}后可引发肌肉收缩。肌球蛋白和肌动蛋白是直接参与肌肉收缩的蛋白质，称为收缩蛋白；原肌球蛋白和肌钙蛋白不直接参与收缩，只对肌肉收缩起调控作用，称为调节蛋白。

（二）骨骼肌细胞的收缩机制

骨骼肌细胞的收缩机制可用肌丝滑行学说解释。

1. 肌丝的滑行过程

当肌浆中的Ca^{2+}浓度升高时，肌钙蛋白与Ca^{2+}结合，分子构型发生改变，从而牵拉原肌球蛋白移位，暴露出肌动蛋白上的结合位点，引发横桥与肌动蛋

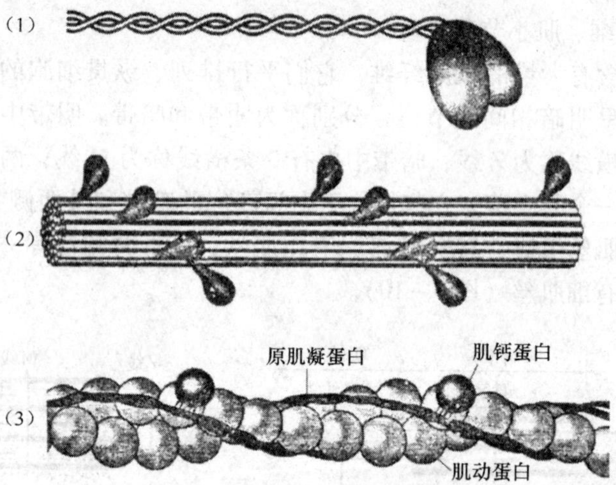

图 3-11 肌丝分子结构示意图

白结合。横桥的 ATP 酶分解 ATP 释放能量，使横桥发生摆动，拉动细肌丝向 M 线方向滑行，然后横桥解离、复位，再与细肌丝的下一个位点结合。如此反复，使肌小节缩短，肌肉收缩（图 3-12）。

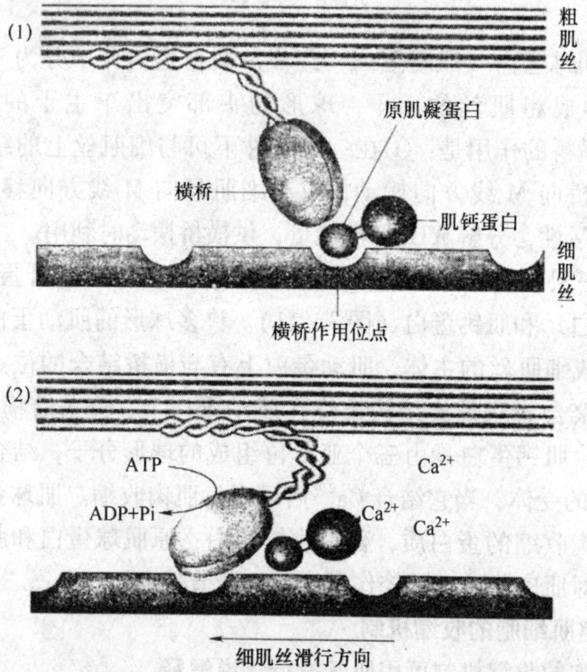

图 3-12 肌丝滑行机制示意图
（引自刘玲爱，2003）

2. 骨骼肌的兴奋－收缩偶联

骨骼肌受运动神经支配。当神经冲动经过神经－肌肉接头的传递导致骨骼肌细胞兴奋时，肌膜的动作电位便迅速传导到每一个三联体，引发终池膜上的钙通道开放。终池内的 Ca^{2+} 顺浓度差进入肌浆到达肌丝区域，引起骨骼肌细胞收缩。骨骼肌细胞兴奋过后，终池膜上的钙泵将肌浆中的 Ca^{2+} 重新泵回终池内贮存；肌浆中的 Ca^{2+} 浓度降低，肌钙蛋白上结合的 Ca^{2+} 解离下来，于是肌细胞舒张（图 3－10）。

肌细胞膜的电兴奋活动与肌细胞内部肌丝机械滑行收缩联系起来的中介过程，称为兴奋－收缩偶联。由上可见，偶联的结构基础是三联体；偶联的关键因子是 Ca^{2+}。

三、骨骼肌收缩的形式和影响因素

（一）等长收缩与等张收缩

1. 等长收缩

肌肉收缩时只有张力的增加而无长度的缩短，称为等长收缩。等长收缩时，粗肌丝产生的力作用于细肌丝，没有发生细肌丝的滑行运动，被肌肉作用的物体不发生位移。在体内，等长收缩主要维持人体的姿势。

2. 等张收缩

肌肉收缩时只有长度的缩短而无张力的增加，称为等张收缩。等张收缩时，粗肌丝产生的力作用于细肌丝，拉动细肌丝滑动，肌肉缩短使作用的物体发生位移，而张力不再增加。伸直的手臂提高物体时是等张收缩。

骨骼肌的收缩大多数情况下是混合式的，既有等长收缩又有等张收缩。肌肉收缩首先进行等长收缩，只有张力等于或超过物重后肌肉才会缩短。

（二）单收缩与强直收缩

1. 单收缩

肌肉受到一次直接或间接的刺激，爆发一次动作电位，紧接着产生一次收缩，称为单收缩（single twitch）。实验记录的单收缩曲线依次可分为潜伏期、缩短期和舒张期三个时期。

2. 强直收缩

当一系列的连续刺激作用于骨骼肌，如果每次刺激都落在前一刺激产生的收缩曲线的舒张期内，可使骨骼肌的收缩曲线发生部分重叠融合，即每次收缩之后的舒张中途又开始下一次收缩。这种收缩称为不完全强直收缩（incomplete tetanus）。如果刺激频率再加大，使后一个刺激都分别落在前一个刺激产生的收缩曲线的缩短期内，骨骼肌就会在前一次缩短的过程中继续缩短，形成波形没有舒张、完全融合、持续稳定的收缩状态，这种收缩称为完全强直收缩（complete tetanus）。经测定，完全强直收缩产生的肌张力和幅度比单收缩大 3～4 倍，因而产生更大的收缩效果（图 3－13）。

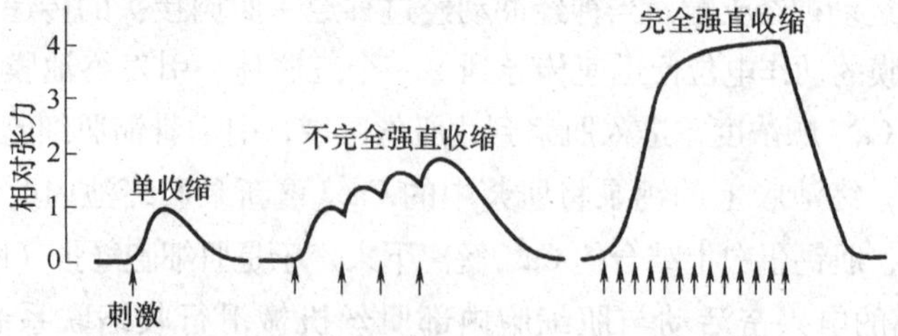

图 3－13 随着刺激频率增高肌肉逐渐呈强直收缩状态

（引自白波、高明灿，2010）

（三）骨骼肌收缩的影响因素

影响骨骼肌收缩的因素主要有前负荷、后负荷及肌肉收缩能力。

1. 前负荷

肌肉收缩需要克服的阻力称为负荷。肌肉收缩前所承受的负荷称为前负荷。前负荷决定了肌肉在收缩前的长度，即肌肉的初长度。如果其他条件不变，增加前负荷可以增加肌肉的初长度；在一定范围内，前负荷与肌肉的收缩张力成正比。但是前负荷超过一定范围后，肌肉的收缩张力反而减小。使肌肉产生最大收缩张力的肌肉初长度，称为最适初长度。在最适初长度时，粗肌丝的横桥与细肌丝结合位点的结合数量最多，所以此时产生的主动张力最大；前负荷过小或者过大时，粗肌丝的横桥与细肌丝结合位点的结合数量都将减少。

2. 后负荷

肌肉在开始收缩以后才遇到的负荷称为后负荷。后负荷是肌肉收缩的阻力或做功对象。如果其他条件不变，随着后负荷的增大，肌肉收缩前产生的最大张力增加。当后负荷增加到使肌肉不能缩短时，肌肉可产生最大收缩张力，只能进行等长收缩。

3. 肌肉收缩能力

肌肉收缩能力（contractility）是指肌肉本身与前负荷和后负荷无关的、决定收缩效能的内在特性，即肌肉内部的功能状态。凡是能影响兴奋－收缩偶联过程中肌浆中 Ca^{2+} 水平和横桥 ATP 酶活性的因素均可改变肌肉的收缩能力。酸中毒、缺氧等可使肌肉的收缩能力降低。

复习思考题

1. 名词解释

易化扩散、原发性主动转运、继发性主动转运、跨膜信号转导、受体、刺激、反应、兴奋、抑制、兴奋性、刺激阈值、绝对不应期、相对不应期、静息电位、去极化、复极化、超极化、反极化、动作电位、局部电位、阈电位、神经－肌肉接头、终板电位、三联体、肌小节、兴奋－收缩偶联、等张收缩、等长收缩、单收缩、强直收缩。

2. 简述细胞膜对物质转运的常见形式及其特点。
3. 简述膜受体的基本功能和跨膜信号转导的基本方式。
4. 说明刺激的要素、反应的形式、兴奋性的衡量指标。
5. 阐述细胞兴奋及其恢复过程中兴奋性的变化过程。
6. 静息电位和动作电位的产生机制是怎样的?
7. 神经纤维传导兴奋有哪些特点?
8. 简述神经－骨骼肌接头的兴奋传递过程和传递特点。
9. 骨骼肌有哪些收缩形式?单收缩和强直收缩是如何形成的?

（崔庚寅）

第四章 运动系统

学习目的和要求

1. 掌握骨的分类和结构。
2. 掌握关节的基本构造。
3. 熟悉骨骼肌的形态和组成。

运动系统由骨、骨连接和骨骼肌组成。运动系统构成人体支架，赋予人体基本形态，起着支持、保护和运动的作用，其中，骨与骨连接是运动系统的被动部分，受神经系统支配的骨骼肌是运动系统的主动部分。

第一节 骨与骨连接

一、骨

人体的骨数目众多，成人为206块，各骨以骨连接构成骨骼。

（一）骨的分类

人体骨形态各异，种类较多，按其形态分为四类（图4－1）。

1. 长骨

长骨呈管状，位于四肢，包括一体、两端。体部为骨干，两端膨大为骨骺，如，肱骨、股骨等。

2. 短骨

短骨呈立方形，多分布于运动较复杂或受力较大的部位，如腕部、踝部等。

3. 扁骨

扁骨呈板状，可保护和支持内脏。如，胸骨、颅骨等。

4. 不规则骨

不规则骨形状不规则，功能多样，如，上颌骨、椎骨等。

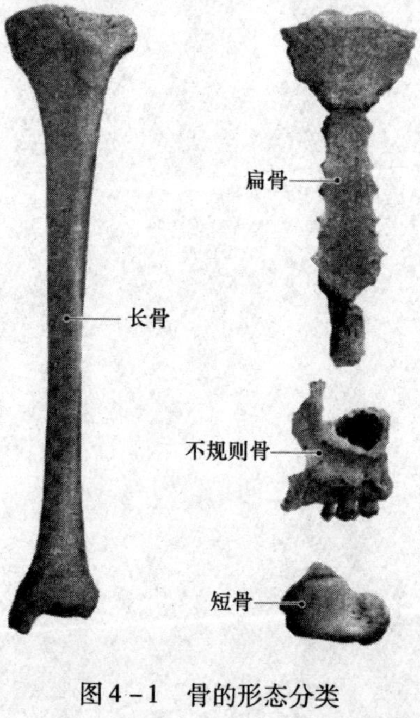

图4－1 骨的形态分类

（二）骨的构造

骨由骨膜、骨质、骨髓和神经血管构成。

1. 骨质

骨质由骨组织构成，表现为密质和松质两种形式。骨密质较厚、致密、坚硬、抗压、抗扭曲。骨松质形成杆状或片状的骨小梁，骨小梁的排列方式与其所受外力有关。

2. 骨膜

骨膜是纤维结缔组织膜，包裹除关节以外的整个骨，分为内外两层。骨髓腔内面和松质骨腔隙内衬有骨内膜。骨膜内层和骨内膜可产生成骨细胞和破骨细胞，参与骨质的破坏和再塑。

3. 骨髓

骨髓存在于长骨骨髓腔及各种骨骨松质内，包括红骨髓和黄骨髓。在胚胎和婴幼儿时期，所有的骨髓都是红骨髓，均有造血功能。约从六岁起，长骨骨髓腔内的骨髓逐渐为脂肪组织所代替，失去造血功能，称为黄骨髓。成人的红骨髓只存在于骨骺、肋骨、髂骨等，具有造血功能。

（三）骨的化学成分和物理特性

骨由有机质和无机质组成。有机质主要为胶原纤维等，赋予骨基本形态，使骨具有韧性；无机物主要是碱性磷酸钙为主的无机盐，呈细针状，沿胶原纤维的长轴排列。无机质使骨挺硬坚实。

骨的年龄特征

人的不同年龄阶段，有机质和无机质的比例会发生变化，骨的性质也因之发生改变。少年儿童时期，骨的有机质含量相对较高，有机质与无机质之比可达1∶1，因而骨的韧性较大，受到外力时容易变形，出现青枝骨折。成人骨有机质与无机质之比约为3∶7，比例适中，使骨既有良好的韧性又具有较强的刚性。当年老时，无机质含量相对较高，骨的韧性变差，刚性和脆性增加，稍受外力即易引起骨折，一般形成多个骨折块即粉碎性骨折。

二、骨连接

骨与骨之间借纤维结缔组织、软骨和骨等结构相连。骨连接包括直接连接和间接连接。

（一）直接连接

直接连接是骨与骨之间由结缔组织（如颅顶骨之间的缝）、软骨（如椎体之间的椎间盘）或韧带（椎骨棘突之间的棘间韧带）等直接连接，骨与骨之间无间隙，不活动或仅有小幅度的活动。

（二）间接连接

间接连接又称关节，由两块或两块以上的骨构成。相对的骨面称关节面；附着在关节面以外的纤维结缔组织膜为关节囊；包于囊内，位于关节面之间的空隙为关节腔（图4-2）。关节活动范围较广泛。

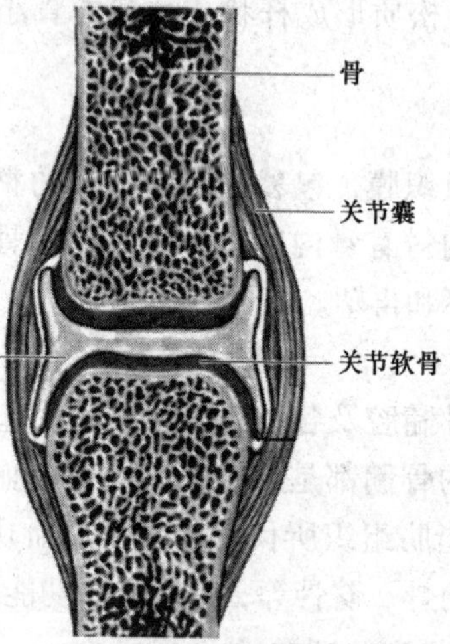

图4-2　关节基本结构

除以上基本结构外，不同功能的关节有不同的辅助结构，包括韧带、关节盘等。韧带连接相邻的骨，对关节起加固作用。关节盘是两个关节面之间的纤维软骨板，使关节面更加适合，缓冲外力对关节的冲击和震荡。

关节在肌肉的牵引下，可做多种多样的运动：屈和伸、外展和内收、旋转、环转等。

三、人体骨骼的组成及主要特征

全身诸骨通过骨连接构成骨骼（图4-3）。骨按所在部位可分为颅骨、躯干骨和四肢骨。

（一）躯干骨

躯干骨包括椎骨、肋骨、胸骨，借骨连结组成脊柱和胸廓。

1. 脊柱

脊柱（vertebral column）位于背部正中，由7块颈椎、12块胸椎、5块腰椎、1块骶骨和1块尾骨及其骨连结组成（图4-4）。脊柱上承头颅，其胸段、腰段、骶尾段分别构成胸腔、腹腔和盆腔骨性壁的一部分；脊柱的椎管内容纳脊髓。脊柱具有支持、保护胸、腹、盆内脏器，保护脊髓以及进行多种运动的功能。

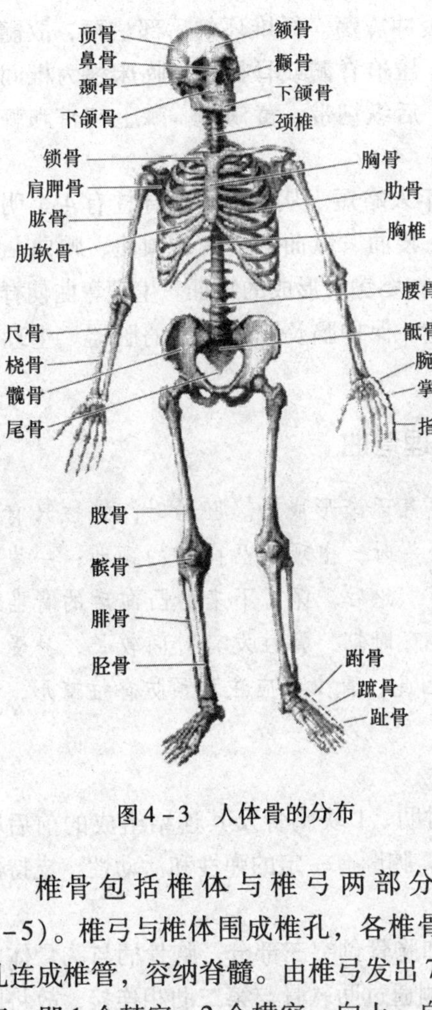

图 4－3　人体骨的分布

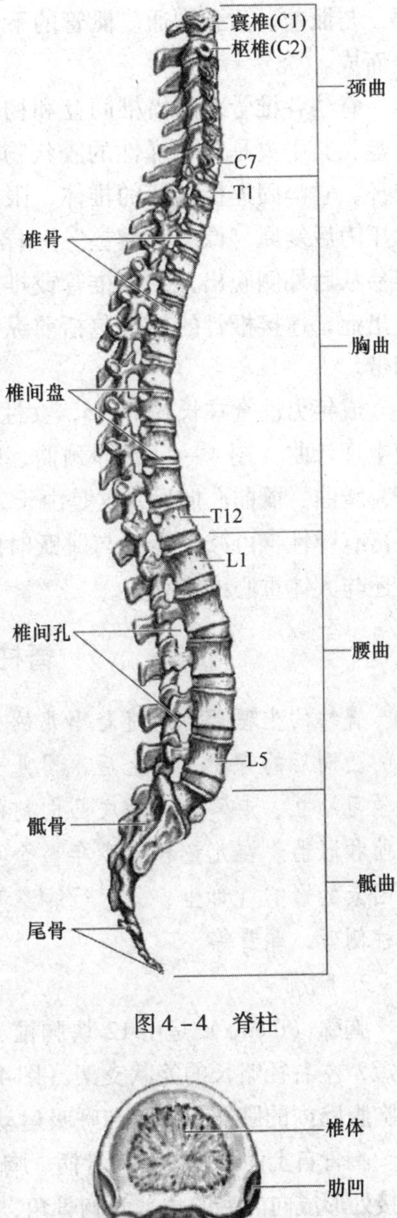

图 4－4　脊柱

椎骨包括椎体与椎弓两部分（图 4－5）。椎弓与椎体围成椎孔，各椎骨的椎孔连成椎管，容纳脊髓。由椎弓发出 7 个突起，即 1 个棘突、2 个横突，向上、向下各有 2 个关节突，4 个关节突分别与上、下椎骨形成关节。椎弓与椎体相连处称为椎弓根。两个相邻椎弓根围成椎间孔，脊神经由此通过（图 4－4）。骶骨由 5 块骶椎融合而成，前面有 4 对骶前孔，后面有 4 对骶后孔。骶骨内有纵行的骶管，构成椎管的下

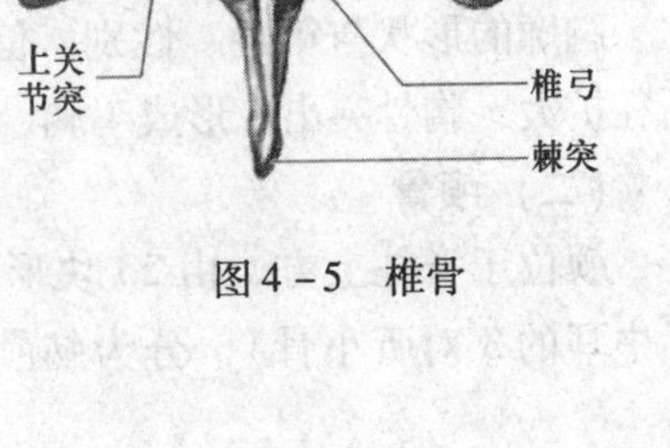

图 4－5　椎骨

部，与骶前、后孔沟通。骶管的下口称为骶管裂孔。尾骨由 4 块退化的尾椎融合而成。

脊柱各椎骨之间借椎间盘和韧带等连接。椎间盘是连接相邻椎体的纤维软骨盘，其中央是富有弹性的胶状物质，为髓核；周围是按同心圆排列的纤维软骨环，它牢固连接相邻的椎体，限制髓核膨出。椎间盘承受压力时被压缩，去除压力后复原，像“弹簧垫”一样，可缓冲震荡。纤维环的后部最薄，故髓核容易从后外侧脱出，突入椎管或椎间孔，压迫脊髓或脊神经，临床称为椎间盘突出症。连接椎骨的韧带包括前纵韧带、后纵韧带、黄韧带、棘上韧带和棘间韧带。

成年男性脊柱长约 70cm，女性和老年人略短。从侧面看，脊柱有 4 个明显的生理弯曲（图 4 - 4），即颈曲、胸曲、腰曲、骶曲，其中，颈曲、腰曲凸向前，胸曲、骶曲凸向后，这是由于人类直立姿势所形成的特征。生理弯曲使脊柱更富有弹性，可减少走路与跳跃时的震荡，保护脑及胸腹腔内的脏器。生理弯曲还与人体重心维持有关。

脊柱的生理弯曲

脊柱的生理弯曲是随着小儿的生长发育逐渐形成的。胚胎时，脊柱只有简单的凸向后的背曲。出生后，婴儿开始抬头时，出现了凸向前的颈曲；一岁左右学习站立、走路时，形成凸向前的腰曲，此后，保留下来的凸向后的背曲即胸曲和骶曲。在儿童和青少年整个生长发育时期，脊柱发育时间较长，易受多种因素的影响（如坐、立、行的姿势）。因此，青少年应注意预防脊柱畸形，如脊柱侧弯，驼背等。

2. 胸廓

胸廓（thorax）是由 12 块胸椎、12 对肋、1 块胸骨及其连结组成的前后径略短，左右径略长的笼状支架（图 4 - 6）。胸廓有一定的弹性和活动性，支持保护胸腹腔内的脏器，并参与呼吸运动。

胸骨自上而下可分为胸骨柄、胸骨体和胸骨剑突三部分。胸骨柄与胸骨体的连接处形成向前突的角，为胸骨角，其两侧通过肋软骨与第二肋相连接，故将胸骨角作为记数肋的骨性标志。肋由肋骨与肋软骨构成。肋一端借骨连接与胸椎相连，另一端（除第 11 和 12 肋外）通过肋胸关节直接或经肋软骨间接与胸骨相连。

胸廓的形状与年龄、性别、健康状况有关。如果婴幼儿缺钙，易使胸廓前后径扩大，胸骨突出，形成鸡胸，影响心、肺的正常发育和生理功能。

（二）颅骨

颅位于脊柱上方，由 23 块形状、大小不同的扁骨和不规则骨组成（不包括中耳的 3 对听小骨），分为脑颅骨和面颅骨（图 4 - 7）。脑颅 8 块，包括 1

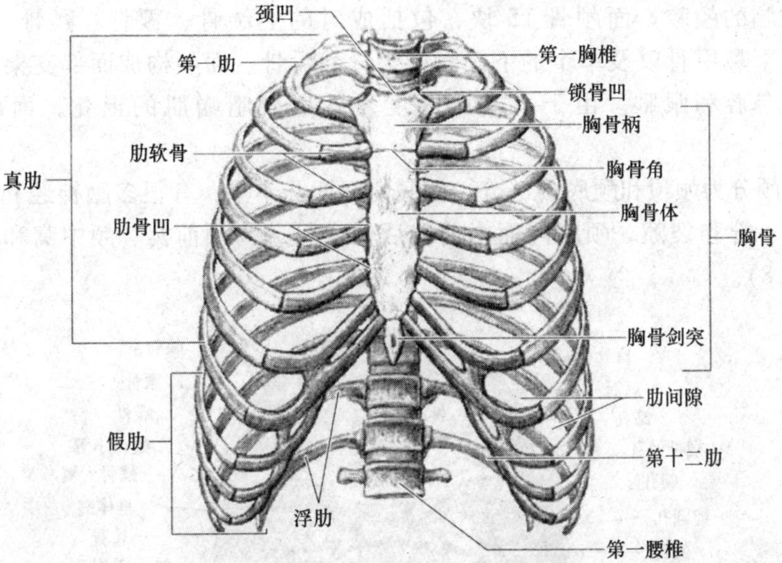

图4－6　胸廓

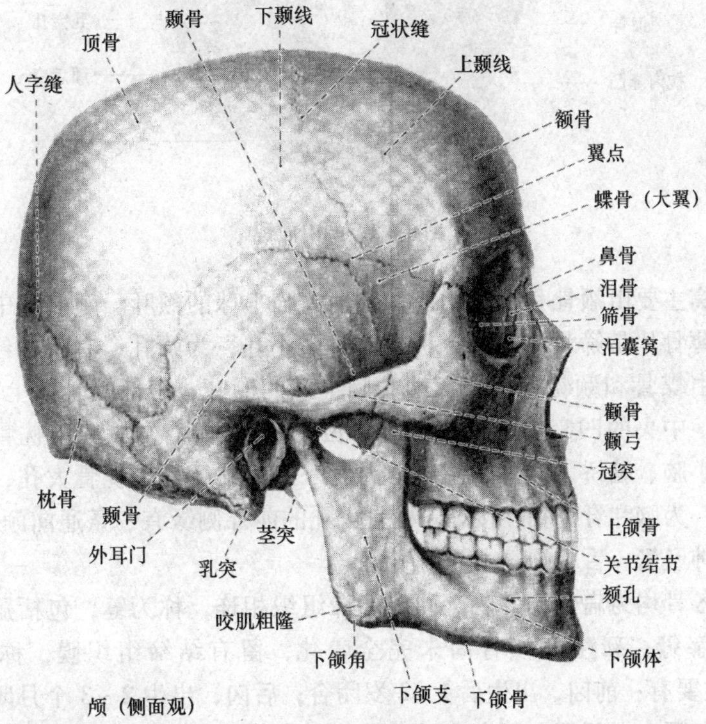

图4－7　颅的外侧面

块额骨、1 块枕骨、1 块蝶骨、1 块筛骨、2 块顶骨、2 块颞骨。脑颅共同围成容纳脑的颅腔。面颅骨 15 块，包括成对的上颌骨、颚骨、颧骨、鼻骨、泪骨、下鼻甲骨以及单个的下颌骨、梨骨和舌骨。面颅构成面部支架，围成口腔、鼻腔和眼眶。由于人类脑高度发达以及咀嚼肌的退化，面颅小于脑颅。

脑颅分为颅顶和颅底两部分。颅底内面凹凸不平，有很多脑神经和血管穿行的孔、管和裂隙。颅底内面由前向后依次可分为颅前窝、颅中窝和颅后窝（图 4－8）。

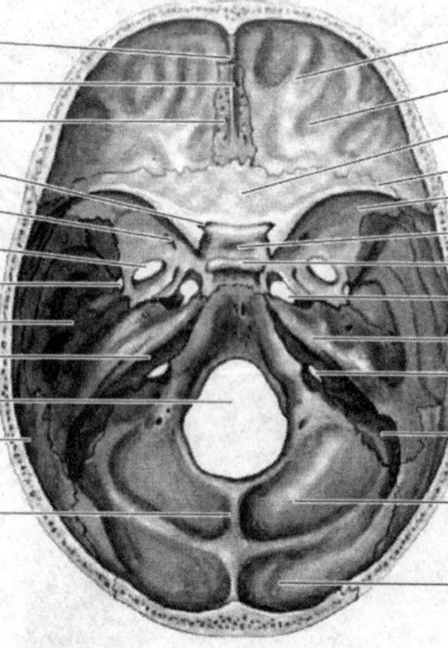

图 4－8　颅内面观

颅前窝主要由额骨和筛骨构成，容纳大脑半球的额叶。颅前窝中部低陷处的长方形薄骨片是筛骨的筛板，板上有许多小孔，为筛孔，有嗅神经通过。颅中窝主要由蝶骨和颞骨构成，容纳大脑半球的颞叶。中部蝶骨体上面呈鞍形，称为蝶鞍，中央的凹窝为垂体窝（垂体位于此）。颅后窝主要由枕骨和颞骨构成，容纳小脑、脑桥、延髓。颅后窝内有一个大孔，称为枕骨大孔，向下与椎管相接通，为脑和脊髓相连接处。枕骨大孔的前外侧缘有一条通向颅外的短管，称为舌下神经管，舌下神经由此出颅腔。

颅顶各骨均为扁骨，各骨之间以结缔组织相连，称为缝，包括冠状缝、矢状缝和人字缝。新生儿颅骨尚未完全骨化，留有结缔组织膜，称颅囟（图 4－9），主要有：前囟，出生后 1～2 岁闭合；后囟，出生 2～3 个月闭合。佝偻病患儿颅囟闭合期延迟。颅囟为胎儿分娩时提供了有力的结构支持，在产道内受挤压变形，便于产妇成功分娩。

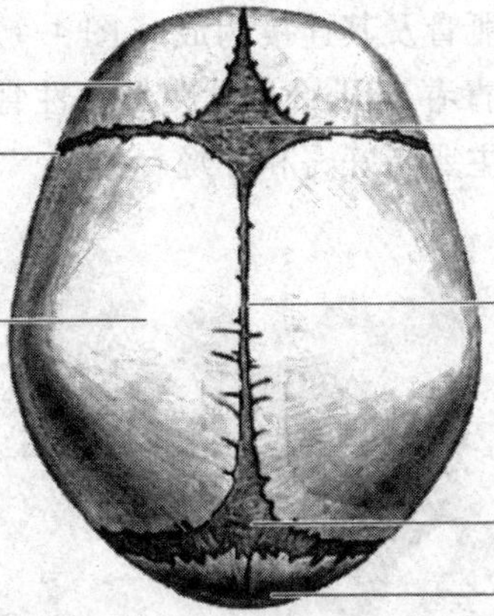

图4－9　新生儿颅的上面观

（三）四肢骨

四肢骨分上肢骨和下肢骨。上、下肢骨都由与躯干相连结的肢带骨和自由肢骨组成。上肢骨轻巧灵活，下肢骨粗大结实。

1. 上肢骨

上肢骨包括上肢带骨（锁骨和肩胛骨）和自由上肢骨（肱骨，桡骨，尺骨，手骨）（图4－3）。自由上肢骨借上肢带骨与躯干相连，如，肩关节由肱骨的肱骨头和肩胛骨的关节盂构成，该关节头大，关节盂浅，关节囊较松，故灵活性大，可做多种方向运动，如前屈、后伸、内收、外展、旋内、旋外和环转等运动。

2. 下肢骨

下肢骨包括下肢带骨（髋骨）和自由下肢骨（股骨、髌骨、胫骨、腓骨及足骨）（图4－3）。自由下肢骨借下肢带骨连于躯干。

髋关节由股骨头和髋臼组成。髋臼很深，周围的韧带和肌肉加强了关节的稳定性，故髋关节活动范围较肩关节小，可做屈伸、展收、旋转、环转等运动。

膝关节是人体内最大、结构最复杂的关节，由股骨下端、胫骨上端和髌骨构成（图4－10）。关节囊内有前交叉韧带和后交叉韧带；股骨、胫骨之间有纤维软骨构成的内侧半月板和外侧半月板，以加深关节窝，加强膝关节的稳定性。半月板还有弹性垫的作用，可传递负荷、减轻震荡。膝关节主要做屈、伸运动。

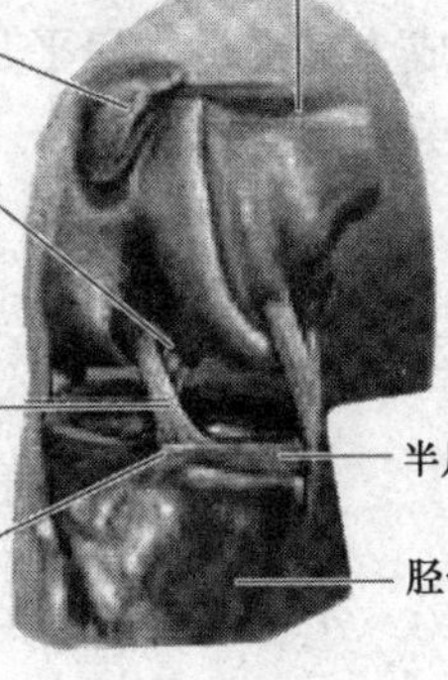

图4－10　膝关节结构

3. 骨盆

骨盆由左、右髋骨、骶骨及其连接构成（图4－11）。髋骨由髂骨、耻骨和坐骨3块骨愈合而成。从青春期开始，男性与女性骨盆逐渐出现明显的性别差异。女性骨盆的形态特点主要与妊娠和分娩有关。

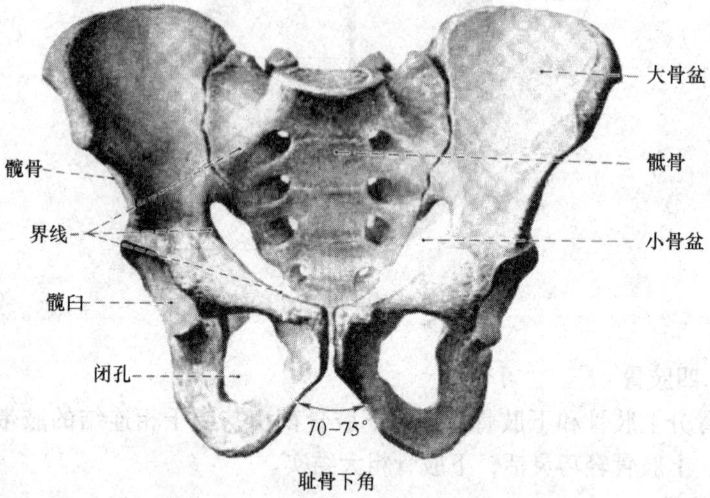

图4－11　骨盆

4. 足弓

足跗骨和跖骨借韧带牢固相连形成凸向上的弓形，称为足弓（图4－12），包括前后方向的内、外侧纵弓和内外方向的一个横弓。站立时，足跗骨的跟骨与第一、第五跖骨头着地，因此，人足类似三脚架，能稳固地站立在高低不平的地面，也使足底的神经血管免受压迫。足弓有弹性，有利于行走、跑跳；还可缓冲震荡，保护脑和胸腹腔内的脏器。如果足底韧带被拉长受损，则足弓塌陷，成为扁平足。扁平足者长时间站立、行走时，足底神经血管受压迫，易造成疲劳和足底疼痛。

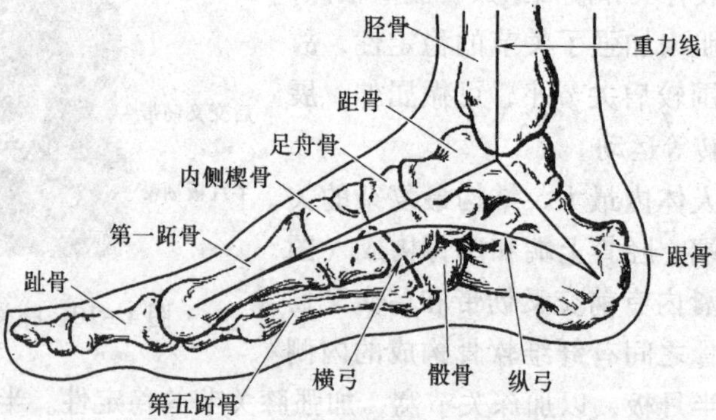

图4－12　足弓

第二节 肌

运动系统的肌均属横纹肌。骨骼肌附着于骨，在神经系统支配下牵引骨，通过关节产生运动，故称为骨骼肌或随意肌。骨骼肌是运动系统的动力部分。每块骨骼肌都具有一定的形态、结构、位置和辅助装置，并有血管、淋巴管和一定的神经支配。

根据形状、分布和功能等的不同，骨骼肌大致可分为长肌、短肌、阔肌、轮匝肌（图 4－13）。长肌多分布在四肢，收缩时可引起大幅度的运动。短肌多分布在躯干深部，具有明显的节段性，收缩时只能产生小幅度的运动。阔肌扁而薄，多分布在胸壁、腹壁。除运动外，还对内脏器官起保护和支持作用。轮匝肌主要由环形的肌纤维构成，位于眼裂、口裂的周围，收缩时可以关闭孔裂。

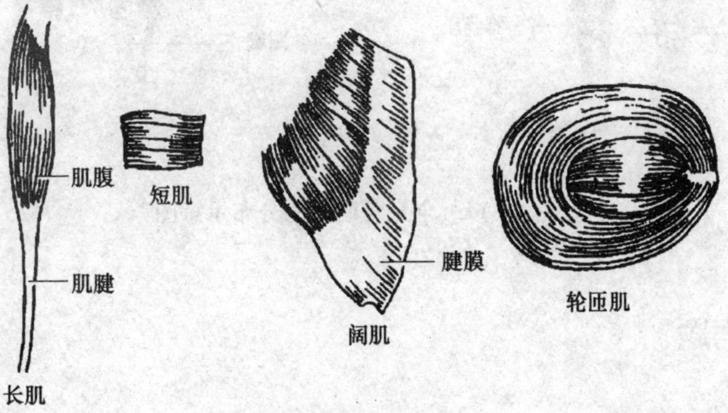

图 4－13　肌的形态

人体骨骼肌有 600 余块，分为躯干肌、头肌和四肢肌（图 4－14）。每块骨骼肌分为肌腹和肌腱两部分。肌腹外包有结缔组织外膜。肌腹主要由横纹肌纤维组成，色红，柔软，有收缩能力。肌腱位于肌腹两端，主要由平行的胶原纤维囊构成，色白，坚韧，无收缩能力。骨骼肌一般以腱附着在骨骼上，是力的传递结构。长肌肌性部（肌腹）呈梭形，肌腱细呈索形；阔肌的肌性部呈薄片状，其腱性部分也相应呈膜状，称为腱膜。

骨骼肌分布在关节周围，通常以两端附着于两块或两块以上的骨面，中间跨过一个或多个关节。骨骼肌收缩时，使两骨彼此靠近而产生运动。肌肉的配布特点与人体直立姿势，行走、劳动及身体重心位置有关，一切复杂运动都由作用不同的肌群在神经系统的统一支配下完成。

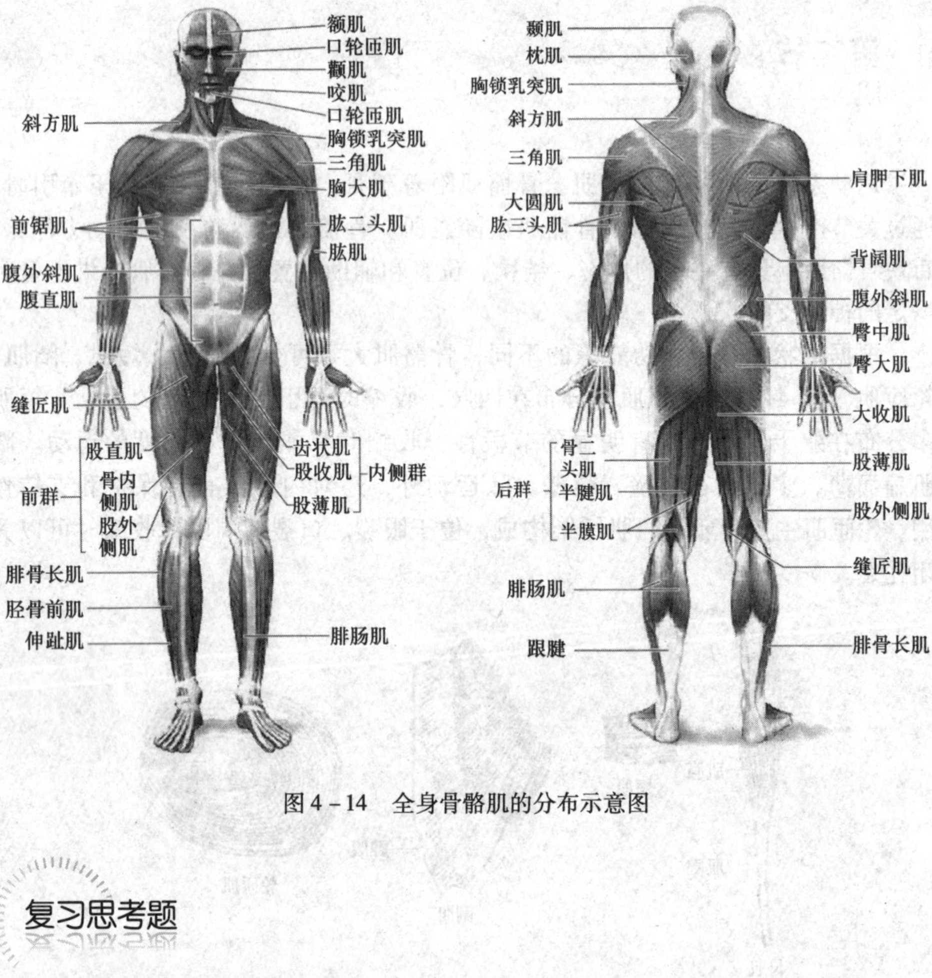

图 4－14　全身骨骼肌的分布示意图

复习思考题

1. 简述运动系统的组成。
2. 老人和小孩比较，谁更易发生粉碎性骨折，原因何在？
3. 试述膝关节的结构特点。
4. 试述关节的基本结构。
5. 根据外形描述骨的分类有哪些？

（侯新江　孙洪兆）

第五章　神经系统

学习目的和要求

1. 熟悉神经系统的组成与结构。
2. 掌握神经元之间的信息传递。
3. 熟悉主要的神经传导通路。
4. 熟悉神经系统的感觉分析功能。
5. 掌握神经系统对躯体运动和内脏活动的调节。
6. 了解脑的高级功能。

神经系统（nervous system）是调节人体生理活动的主导系统。神经系统借助感受器接受内、外环境的各种刺激，经脑和脊髓各级中枢的整合发出信息，调节各器官系统的机能活动，以适应内、外环境的变化，维持正常的生命活动。

神经系统分为中枢神经系统（central nervous system）和周围神经系统（peripheral nervous system）。中枢神经系统包括位于颅腔内的脑和椎管内的脊髓；周围神经包括脑神经和脊神经。脑神经与脑相连，主要分布于头部；脊神经与脊髓相连，分布于躯干和四肢。内脏神经与脑和脊髓相连，主要分布于内脏、心肌、血管平滑肌和腺体，其中，支配内脏运动的神经称为植物神经，包括交感神经和副交感神经。

第一节　神经系统的组成与结构

一、脊髓与脑

（一）脊髓

1. 脊髓的位置和外形

脊髓（spinal cord）位于椎管内，呈前后略扁的圆柱形，外包被膜，与脊柱的弯曲一致。成年男性脊髓平均长 42～45cm。脊髓上端在枕骨大孔处续于延髓，下端逐渐变细称脊髓圆锥。脊髓圆锥向下延为细长的终丝，止于尾骨背面。脊髓分为 31 节，发出 31 对脊神经，即每一对脊神经根所连的一段脊髓为一个节段（图 5－1），其中颈节 8 个、胸节 12 个、腰节 5 个、骶节 5 个、尾节 1 个。

脊髓的全长粗细不等，有两个膨大部，自颈髓第 4 节至胸髓第 1 节，为颈膨

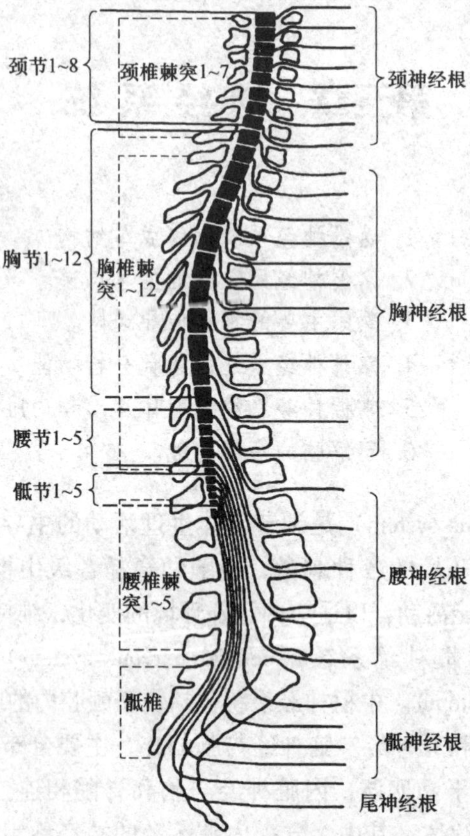

图 5－1　脊髓节与椎骨的关系

（引自朱长庚，2002）

大；自腰髓第 2 节至骶髓第 3 节为腰骶膨大。膨大的出现系该节段内神经细胞和纤维较多所致，与四肢功能发达程度有关。

脊髓表面有 6 条纵沟：前正中裂、后正中沟、一对前外侧沟、一对后外侧沟。脊神经前根自前外侧沟发出，后根经后外侧沟进入脊髓；每节段的前、后根在椎间孔处汇合，构成脊神经。在汇合之前，后根有膨大的脊神经节，由假单极神经元的胞体聚集形成（图 5－2）。

2. 脊髓的内部结构

在脊髓的横切面上，中央有一纵贯脊髓全长的中央管，内含脑脊液；中央管周围有 H 形的脊髓灰质，灰质周围是白质。

灰质主要由神经元胞体、短树突等组成。灰质前部扩大为前角，后端狭长为后角。胸髓和上 2～3 节腰髓，前后角之间有侧角。中央管前、后联通左右两部分的灰质分别称为灰质前连合、灰质后连合（图 5－3）。骶髓第 2～4 节段，在相当于胸段侧角的位置有副交感神经元的胞体，称为骶副交感核，其发出纤

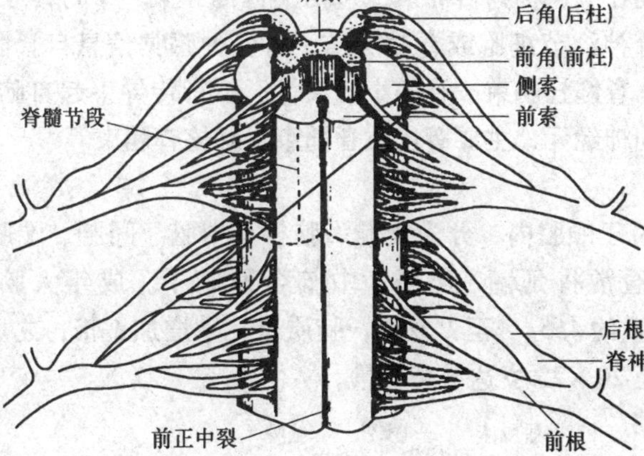

图5-2 脊髓与脊神经根
（引自朱长庚，2002）

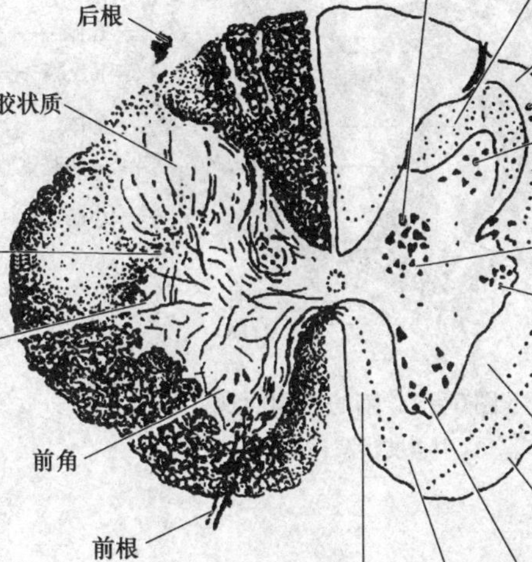

图5-3 脊髓的内部结构

维经盆神经分布至膀胱、直肠等盆腔器官。

后角有胶状质、后角固有核等。胶状质贯穿脊髓全长，主要完成节段间联系。Rexed 提出，脊髓灰质细胞构筑呈板层排列，即由灰质后角尖向前角方向分为10个板层（Ⅰ-Ⅹ层）。

白质主要由纵行的有髓纤维组成脊髓各节段间、脊髓与脑之间的上下通路。每侧白质借脊髓表面的纵沟分为三个索：前索、外侧索、后索。同起止、同机能的一束纤维聚集在一起称为传导束，包括上行传导束、下行传导束和固有束。上行传导束起自脊神经节细胞或脊髓灰质，将各种感觉信息自脊髓传至脑，主要有薄束、楔束、脊髓丘脑束、脊髓小脑束等。下行传导束起自脑的不同部位，止于脊髓前角运动神经元，主要有皮质脊髓束、红核脊髓束等。

（二）脑

脑（brain）位于颅腔内，分为延髓、脑桥、中脑、间脑、端脑和小脑 6 部分（图 5－4）。通常将延髓、脑桥、中脑合称脑干。成年人脑平均质量为 1400g，新生儿脑重约 455g，至 1 岁末，脑质量几乎增加 1 倍，之后，脑的增长速度明显降低，至 20～25 岁达最高质量。

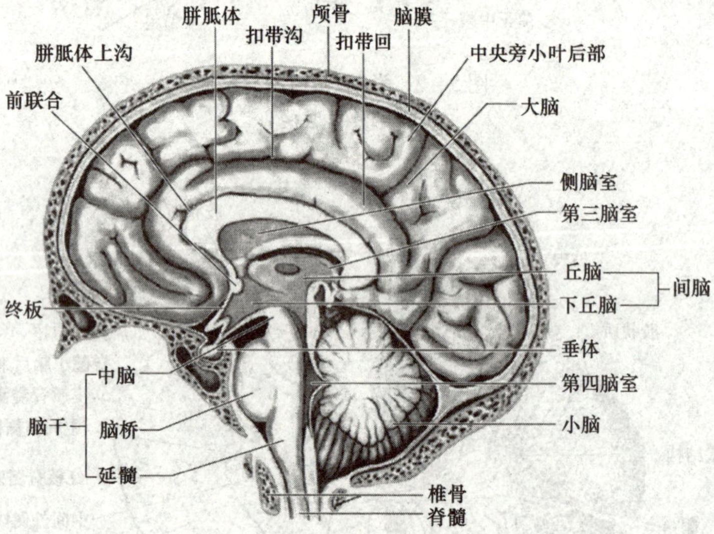

图 5－4 脑的内侧面观

（引自艾洪滨，2009）

1. 脑干

脑干（brain stem）位于颅后窝枕骨大孔上方，自下而上由延髓、脑桥和中脑三部分组成（图 5－5 和图 5－6）。延髓、脑桥和小脑之间的室腔为第四脑室，其向下通脊髓中央管，向上通中脑水管。

（1）脑干的外形

①延髓的外形：延髓（medulla oblongata）形似倒置的圆锥体，在枕骨大孔处与脊髓相连。延髓腹面，前正中裂两侧的纵行隆起称为锥体，由大脑皮质发出的锥体束（主要为皮质脊髓束）构成；锥体下端大多数纤维左右交叉，为锥体交叉。延髓背面，上部中央管开放为第四脑室，构成菱形窝的下部。延髓背面下部，脊髓后索的薄束和楔束向上延续，形成两个膨大，分别为薄束结节和楔束结节，其内分别有薄束核和楔束核。

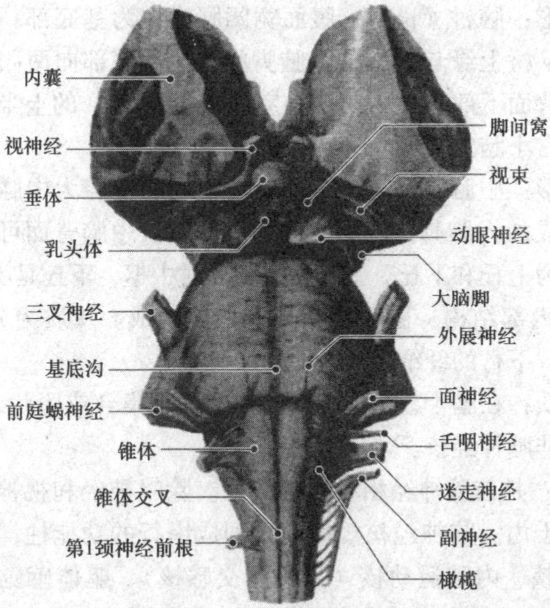

图 5-5　脑干腹侧面观

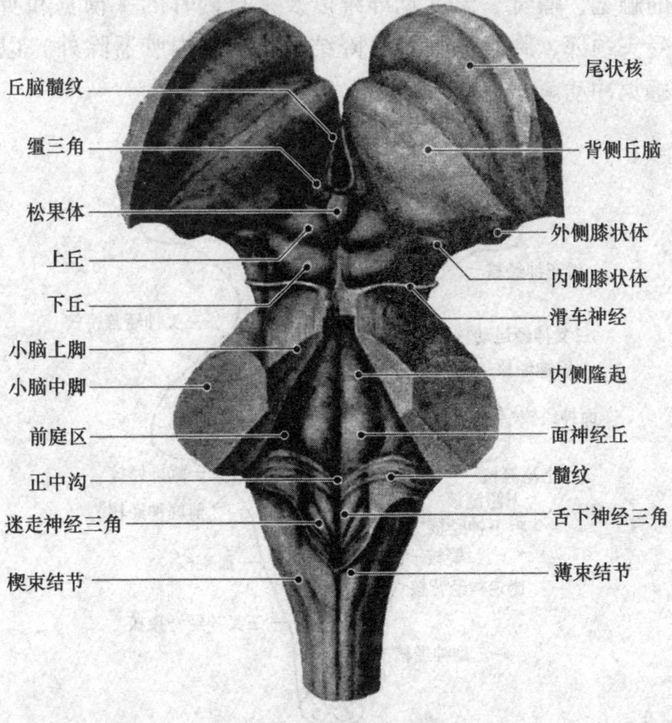

图 5-6　脑干背侧面观

②脑桥的外形：脑桥（pons）腹面宽阔膨隆，为基底部。下面借延髓脑桥沟与延髓分界，脑桥上缘与中脑的大脑脚相连。基底部向两侧逐渐缩窄移行于小脑中脚。脑桥背面下部扩大为第四脑室底（菱形窝）的上半部分。第四脑室底的外侧壁为左右小脑上脚。

③中脑的外形：中脑（mesencephalon）中间的室腔为中脑水管。两侧为粗大的纵行纤维构成的大脑脚，两脚之间为脚间窝。中脑背面可见上、下两对圆形隆起，分别称为上丘和下丘。上丘是视觉反射中枢，下丘是听觉反射中枢。

（2）脑干的内部结构　脑干由灰质和白质构成。灰质为分散的神经核团，白质主要为上行、下行的纤维束。

①脑干的灰质：在脑干，机能相同的神经细胞集合成团状或柱状的神经核，包括脑神经核和非脑神经核。

a. 脑神经核：是与脑神经相联系的核团。除嗅神经和视神经外，其余脑神经核团都位于脑干内。脑神经核规律地排列成纵行的功能柱，由中线向外侧依次为：躯体运动核、内脏运动核（又称副交感核）、躯体感觉核、内脏感觉核（图 5－7）。躯体运动核发出纤维支配头颈部骨骼肌运动；内脏运动核（副交感核）发出纤维支配心肌、平滑肌和腺体。躯体感觉核主要接受头面部皮肤和口腔、鼻黏膜的触觉、痛觉、温度觉纤维以及来自内耳的平衡觉和听觉纤维；内脏感觉核接受头颈部、胸腹部脏器（降结肠、盆腔内脏器除外）以及味蕾等感受器的内脏感觉冲动。

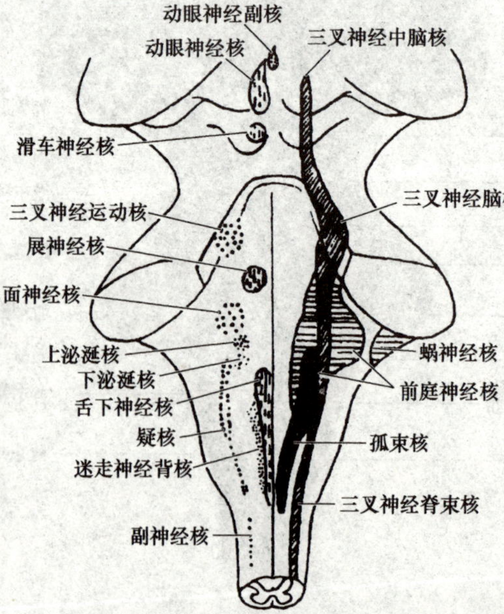

图 5－7　脑神经核在脑干背面的投影

（引自段相林等，2006）

b. 非脑神经核：一般不与脑神经直接相关，包括：薄束核、楔束核、脑桥核、下丘、上丘、红核和黑质等。

②脑干的白质：主要由上行、下行的神经传导束组成，是大脑、小脑和脊髓相互联系的重要通路。上行传导束主要有脊髓丘脑束、内侧丘系、外侧丘系、脊髓小脑束等，下行传导束主要有皮质脑干束、皮质脊髓束、红核脊髓束等。

③脑干网状结构：除脑神经核和其他边界明确的核团（如薄束核、楔束核等）及传导束以外，在脑干中央区域，纤维纵横交叉，其间散布大量大小不等的神经核，称为网状结构，是中枢神经系统内重要的整合系统，主要影响躯体运动，参与睡眠、觉醒调节内脏活动。

2. 间脑

间脑（diencephalon）位于中脑和端脑之间。每侧间脑分为背侧丘脑、上丘脑、下丘脑、后丘脑、底丘脑五部分。间脑的室腔为第三脑室，以室间孔与两侧大脑半球的侧脑室相通，下接中脑水管。下面主要介绍背侧丘脑和下丘脑。

（1）背侧丘脑　背侧丘脑（dorsal thalamus）也称为丘脑，由两个卵圆形的灰质团块借丘脑间黏合（中间块）连接而成，外邻端脑的内囊；背面前端为丘脑前结节，后端称丘脑枕。

丘脑内部有一自外上斜向内下的Y形白质纤维板，称为内髓板，其将背侧丘脑的灰质分为三个核群：前核群、内侧核群和外侧核群（图5－8）。丘脑前核群与内脏活动有关；内侧核内侧部分与网状结构关系密切；外侧核是全身浅、深感觉传导路的换元站，并对感觉信息进行初步分析与综合。丘脑在感觉形成中起重要作用。

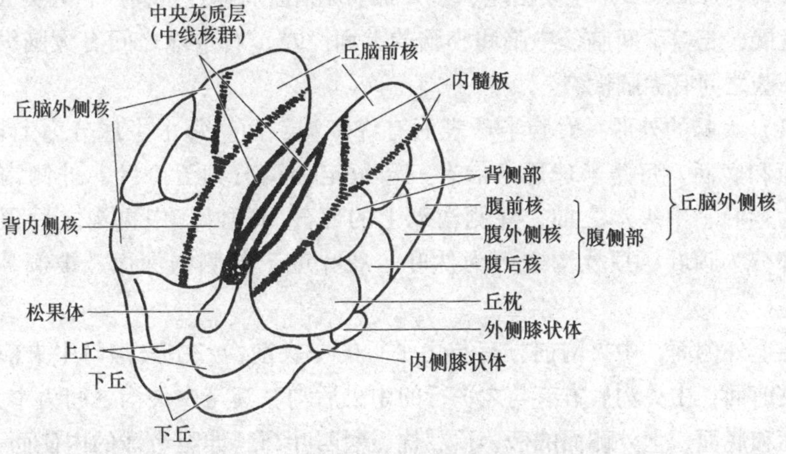

图5－8　丘脑核群模式图

（引自艾洪滨，2009）

在丘脑枕的下外方，有内侧膝状体和外侧膝状体，前者是听觉传导路中继站，后者是视觉传导路中继站。两个膝状体构成后丘脑。

(2) 下丘脑　下丘脑（hypothalamus）位于背侧丘脑下方，通过漏斗与垂体相连。下丘脑包括：视交叉、视束、灰结节、乳头体等。下丘脑是调节内脏和内分泌活动的皮层下较高级中枢，也参与情绪活动。下丘脑的主要核团包括：视上核、室旁核、漏斗核、视交叉上核等（图5-9）。

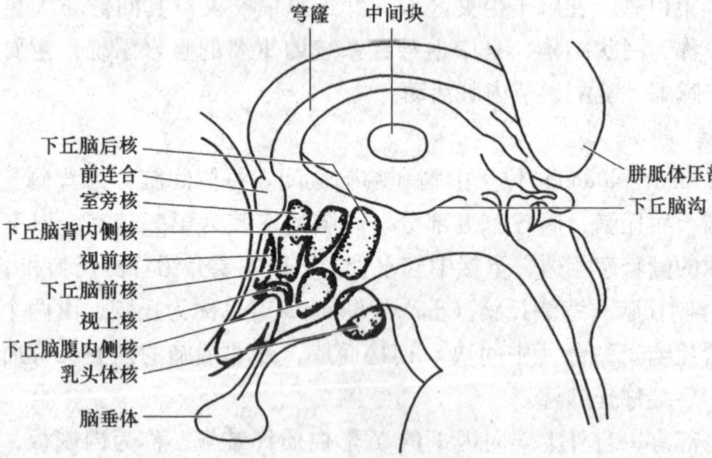

图5-9　下丘脑主要核团

（引自左明雪，2003）

3. 大脑

大脑（cerebrum）主要由左、右大脑半球借胼胝体连接而成。人类大脑半球高度发展，笼盖了间脑、中脑和小脑的上面。左、右半球之间有大脑纵裂，大脑与小脑之间有大脑横裂。

(1) 大脑的外形　大脑半球表面有许多沟、回。每个半球分为上外侧面、内侧面和底面。每侧半球通常借有三条恒定的沟分为五个叶。外侧沟以下的部分为颞叶；中央沟之前，外侧沟以上的部分为额叶，中央沟之后顶枕沟之前的部分为顶叶；顶枕沟之后为枕叶；岛叶位于外侧沟深面，被额、顶、颞叶掩盖。

在上外侧面，中央沟前方有与之平行的中央前沟，中央沟与中央前沟之间为中央前回；中央沟后方有与之平行的中央后沟，其与中央沟之间为中央后回。内侧面和底面，上外侧面的额、顶、枕、颞四叶都延伸至半球的内侧面和底面。中央前、后回延入内侧面的部分为旁中央小叶（图5-10和图5-11）。

(2) 大脑皮质　大脑半球表面覆盖的灰质称为大脑皮质，皮质的神经元主要有大型锥体细胞（数量多，是投射神经元）和小型星形细胞（颗粒细胞，是

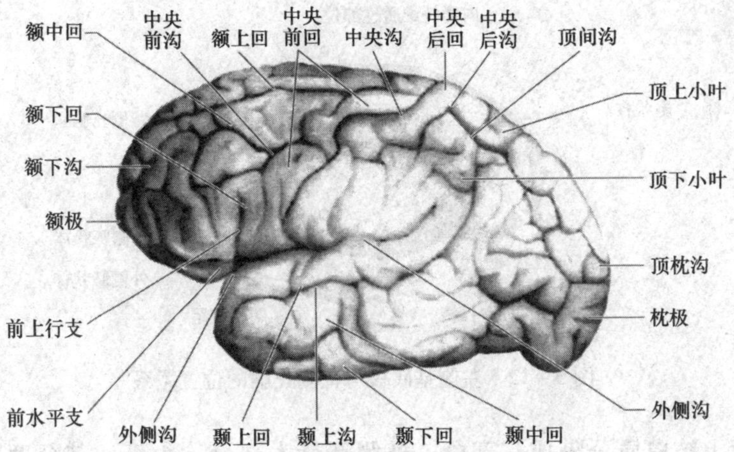

图5－10 大脑半球外侧面

（引自师蔚，2003）

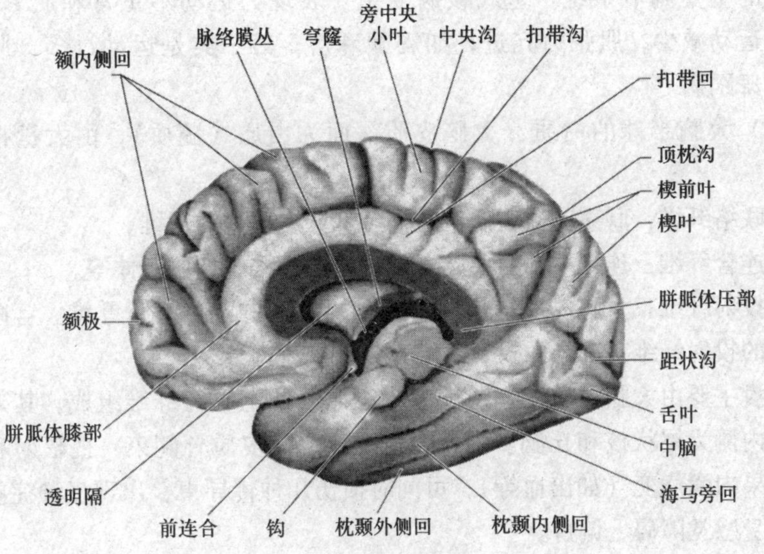

图5－11 大脑半球内侧面

（引自师蔚，2003）

局部神经元）。经过漫长的进化过程，人类大脑皮质发生了质的飞跃，成为思维和语言的物质基础。

（3）基底神经核 大脑半球髓质内的灰质核团称为基底神经核，包括豆状核、尾状核、屏状核和杏仁体（图5－12）。

尾状核全长伴随侧脑室，包括尾状核头、体、尾，其终端连接杏仁核。豆状核的前下方与尾状核头相连，其余部分借内囊与尾状核和丘脑隔开。豆状

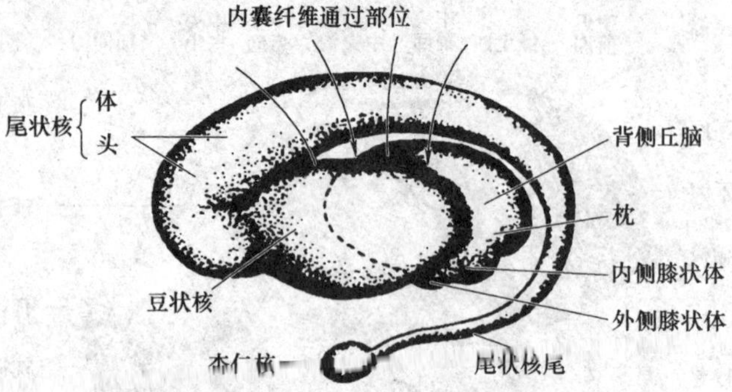

图 5－12　左侧基底核与背侧丘脑的位置关系

核在切面上被白质分隔成三部分，外侧部最大部分称为壳，其余两部分称为苍白球。尾状核、豆状核合称为纹状体，在种系发生上，苍白球较古老，称旧纹状体，尾状核和壳较新称为新纹状体，二者合称为纹状体。纹状体是控制运动的主要调节系统。基底核病变主要表现为运动不正常和肌紧张改变：一类是运动减少，肌张力亢进，如震颤麻痹；另一类是运动过多，肌张力低下，如舞蹈病。

（4）大脑半球的白质　大脑皮质深面为白质（髓质），由大量神经纤维组成。

①联络纤维：联系同侧大脑半球内各部分皮质间的纤维。

②连合纤维：连接左、右大脑半球皮质的纤维，如胼胝体等。

③投射纤维：大脑皮质与皮质下各中枢之间的上、下行纤维。穹窿是自海马发出的投射纤维，其余的投射纤维大多数经过内囊。

内囊主要由大脑皮质与皮质下各中枢之间的上下行纤维组成，其外侧为豆状核，内侧为尾状核和丘脑。内囊含皮质核束、皮质脊髓束、视辐射和听辐射等。如果内囊病变（如出血等），可同时损伤几种传导束，出现多种症状，如偏瘫、偏身感觉障碍、偏盲。

（5）侧脑室　是位于两侧大脑半球内的腔隙，左右各一。侧脑室分别借各自的室间孔与第 3 脑室相通。中央部和下角有丰富的脉络丛，产生脑脊液。

4. 小脑

小脑（cerebellum）位于脑干背侧，与脑桥、延髓围成第四脑室。小脑上面平坦，下面中间部凹陷，容纳延髓。小脑表面有许多平行的浅沟，两沟之间是一个叶片（图 5－13 和图 5－14）。

根据小脑的发生、机能和纤维联系，将小脑分为前叶、后叶和绒球小结叶三部分。小脑表面被覆一层灰质，称为小脑皮质；内部为白质，称为小脑髓质。髓质内有 4 对灰质核团，称为小脑核，由外向内依次为顶核、球状核、栓状核

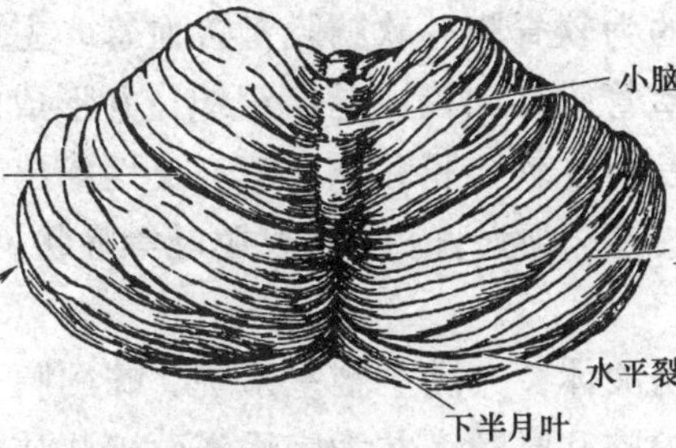

图 5－13 小脑上面观

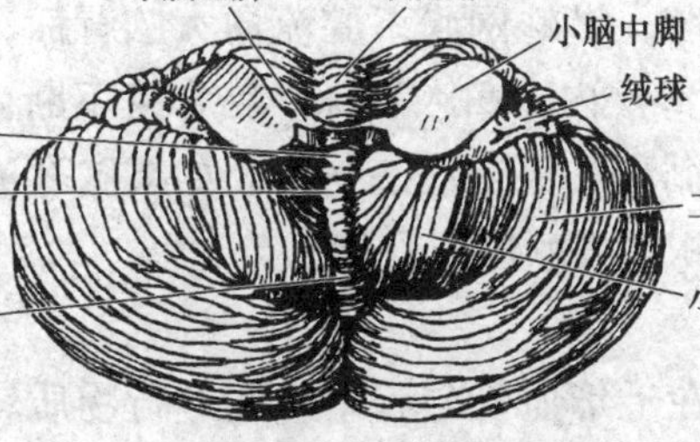

图 5－14 小脑下面观

和齿状核。

（三）脑和脊髓的被膜、脑脊液及脑屏障

1. 脑和脊髓的被膜

脑和脊髓的表面均包有 3 层被膜，由外向内依次为硬膜、蛛网膜和软膜，有保护、支持脑和脊髓的作用。3 层膜在脑和脊髓间经枕骨大孔相连结。

硬膜是坚韧的致密结缔组织膜，包被脊髓的称为硬脊膜，包被脑的称为硬脑膜。硬脊膜与椎管内面骨膜之间有硬膜外腔，硬膜外腔不与颅部相通，有脊神经根通过。临床上进行硬膜外麻醉即将药物注入此腔，阻滞脊神经的传导。硬脑膜由两层合成，兼具脑膜及颅骨骨膜的作用，硬脑膜与颅盖骨连接疏松，颅顶骨损伤出血时，易形成硬膜外血肿。硬脑膜与颅底结合紧密，颅底骨折时，易将硬脑膜和脑蛛网膜同时撕裂，脑脊液外漏，如颅前窝中部靠近筛板处发生骨折，脑脊液可流入鼻腔，形成鼻漏。硬脑膜在某些部位两层分开，内面衬内皮细胞，称为硬脑膜窦，如上矢状窦、横窦等，脑的静脉直接注入窦内。硬脑膜窦损伤时出血较多，容易形成颅内血肿。

蛛网膜位于硬膜与软膜之间，疏松网状，薄而透明。蛛网膜与硬膜之间有硬膜下隙，蛛网膜与软膜之间有蛛网膜下隙。蛛网膜在硬脑膜窦附近，形成绒毛状突起突入窦内，称为蛛网膜粒，脑脊液由此渗入硬脑膜窦。

软膜很薄，富含血管，深入脑和脊髓的沟、裂之中，紧贴在脑表面的为软脑膜，贴在脊髓表面的为软脊膜。软脑膜富含血管，主要为脑提供营养。软脑膜及其所含的血管与室管膜共同构成脉络组织，并形成脉络丛突入脑室，产生脑脊液。脑膜炎主要发生在软脑膜和蛛网膜。炎性渗出物及颅内压增高等刺激软脑膜，可出现剧烈头疼、项强直及喷射性呕吐等症状。

2. 脑脊液

脑脊液为无色透明液体，充满于脑室系统、蛛网膜下腔和脊髓中央管。脑脊液可缓冲震荡，保护脑和脊髓，并为脑运送营养物质，带走代谢产物。脑脊液循环对维持颅内压的相对恒定有一定作用。脑脊液主要由侧脑室、第三脑室和第四脑室的脉络丛产生，依次经侧脑室、室间孔、第三脑室、中脑水管和第四脑室，流入蛛网膜下腔，沿蛛网膜下腔流向大脑背面，经蛛网膜粒渗透到硬脑膜窦（主要是上矢状窦）内，归入静脉。脑脊液不断由脉络丛产生，又不断被重吸收回血液，如此循环，保持动态平衡。如果脑脊液循环通路阻塞，脑脊液循环障碍，可导致脑积水或颅内压升高。

3. 脑屏障

中枢神经系统内，在毛细血管与脑组织间进行物质转运过程中，对物质有一定的限制或选择的结构称为脑屏障（brain barrier）（图 5－15），包括三部分：血－脑屏障、血－脑脊液屏障、脑脊液－脑屏障。

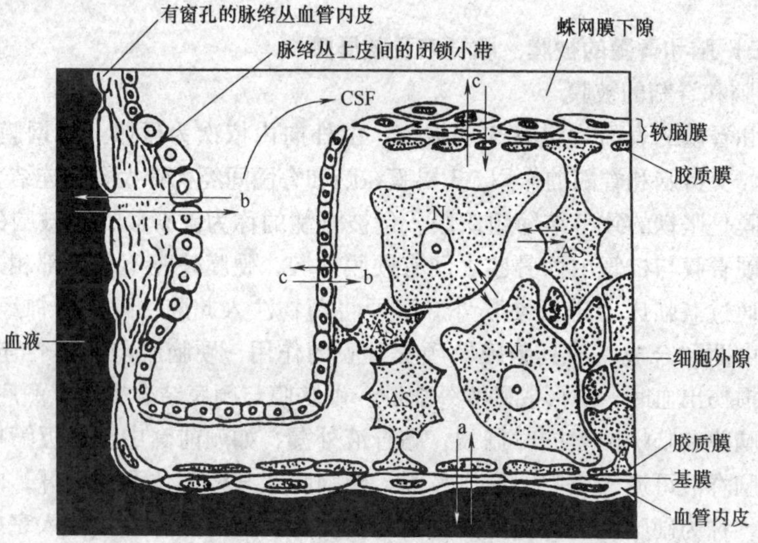

图 5－15 脑屏障的结构和位置关系

（引自艾洪滨，2009）

a—血－脑屏障 b—血－脑脊液屏障 c—脑脊液－脑屏障

AS—星形胶质细胞 N—神经元 CSF—脑脊液

血－脑屏障是毛细血管腔与围绕神经元和神经胶质细胞外液之间（血液和

脑组织之间）的屏障，由毛细血管内皮及内皮细胞之间的紧密连接、毛细血管基膜、神经胶质细胞（星形胶质细胞）突起构成。血脑屏障严格地选择、控制物质通过，如 O_2、CO_2、某些麻醉药以及乙醇等容易通过血脑屏障；另一些物质，如甘露醇、蔗糖和许多离子则不易甚至不能通透，这对维持脑内微环境的稳定及神经元的正常功能十分重要。在应用药物治疗脑部疾病时应考虑该屏障的存在。

二、脊神经与脑神经

（一）脊神经

脊神经（spinal nerves）31 对，包括颈神经 8 对，胸神经 12 对，腰神经 5 对，骶神经 5 对，尾神经 1 对。脊神经由前根和后根在椎间孔处合并而成。每一对脊神经都是混合性的，包括 4 种纤维成分：躯体感觉、躯体运动、内脏感觉和内脏运动。

脊神经干出椎间孔后立即分为 4 支：前支、后支、脊膜支和交通支。人类除胸神经前支保持明显的节段性外，其余的前支分别交织成颈丛、臂丛、腰丛和骶丛，再由各丛分支分布于相应的区域（图 5 – 16 和图 5 – 17，表 5 – 1）。

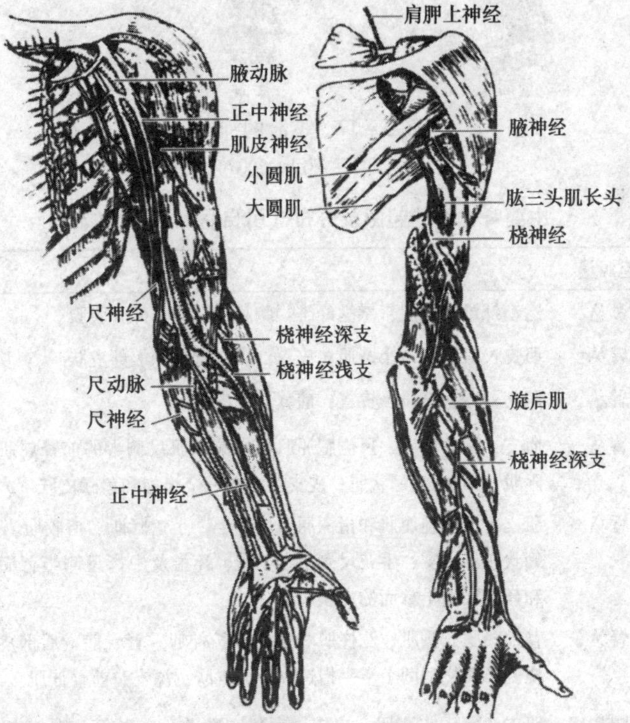

图 5 – 16　上肢的神经

（引自岳利民，2007）

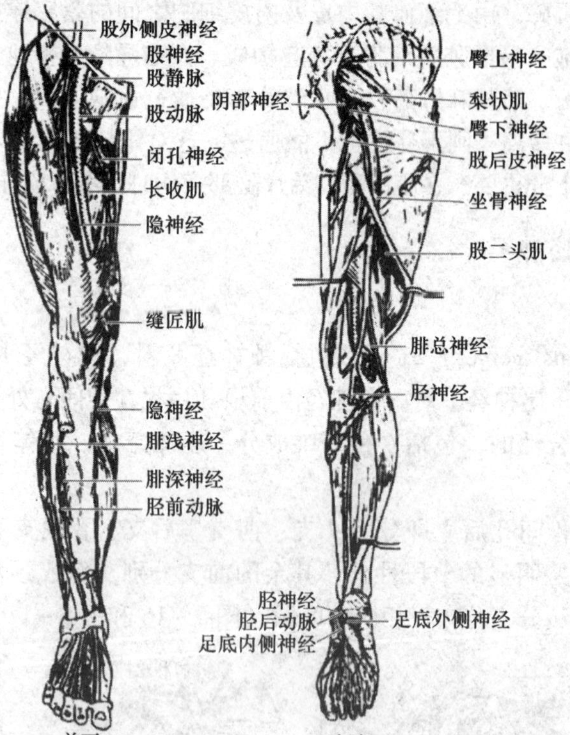

图 5－17　下肢的神经

（引自岳利民，2007）

表 5－1　　主要脊神经的起源及分布（引自岳利民，2007）

名称	起源丛	分　布
膈神经	颈丛	运动纤维：膈肌；感觉纤维：胸膜、心包、部分腹膜
腋神经	臂丛	肌支：三角肌、小圆肌；皮支：肩、臂外侧上部皮肤
肌皮神经	臂丛	肌支：臂前群肌；皮支：前臂外侧皮肤
正中神经	臂丛	肌支：除肱桡肌、尺侧腕屈肌和指深屈肌尺侧半的前臂屈肌，除拇收肌的鱼际肌，第 1、2 蚓状肌；皮支：桡侧三个半指和鱼际皮肤
尺神经	臂丛	肌支：尺侧腕屈肌和指深屈肌尺侧半，小鱼际肌、拇收肌、骨间肌及第 3、4 蚓状肌；皮支：手背尺侧半和小指、环指及中指尺侧半背面，小鱼际、小指和环指尺侧半掌面的皮肤
桡神经	臂丛	臂部：肱三头肌、肱桡肌和桡侧腕长伸肌，臂、前臂后部皮肤；浅支：手背桡侧半和桡侧两个半手指近节背面皮肤；深支：前臂伸肌
股神经	腰丛	肌支：大腿前群肌；皮支：大腿和膝前面、髌下、小腿内侧面和足内侧缘皮肤
闭孔神经	腰丛	闭孔外肌、大腿内侧群肌，大腿内侧面皮肤
坐骨神经	骶丛	肌支：大腿后群肌；分支：胫神经、腓总神经（见下）

续表

名称	起源丛	分 布
胫神经	骶丛	肌支：小腿后群肌和足底肌；皮支：小腿后部、足底和足背外侧缘皮肤
腓总神经	骶丛	肌支：小腿外侧群肌、前群肌，足背肌；皮支：小腿外侧、足背大部和趾背侧皮肤

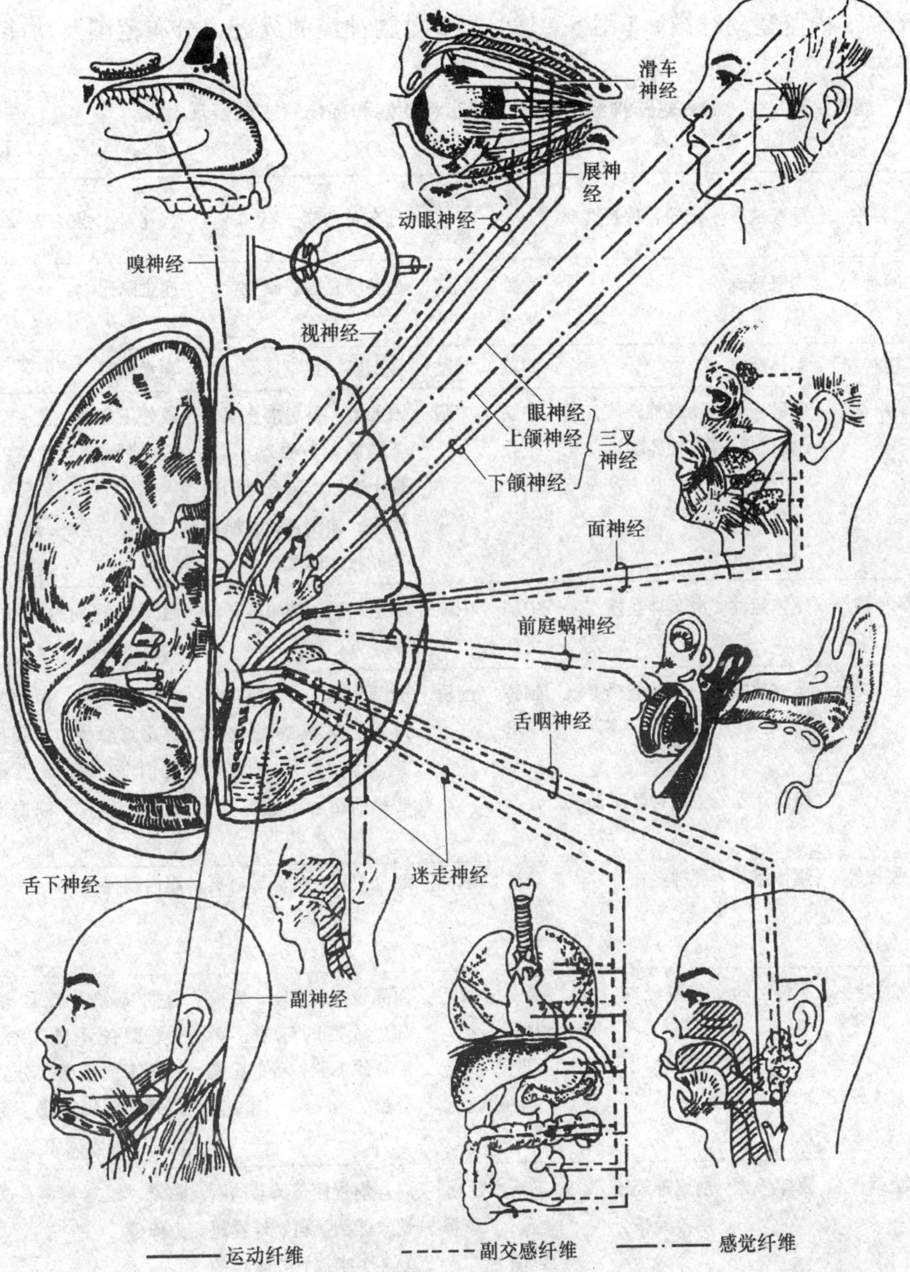

图 5－18 脑神经概观

（引自段相林等，2006）

（二）脑神经

脑神经（cranial nerve）是由脑发出的周围神经，共12对。按所含纤维成分，脑神经可分为运动神经、感觉神经和混合性神经，其中，第Ⅰ、Ⅱ、Ⅷ对脑神经为感觉性神经；第Ⅲ、Ⅳ、Ⅵ、Ⅺ、Ⅻ对为运动性神经；第Ⅴ、Ⅶ、Ⅸ、Ⅹ对是混合性神经。此外，在第Ⅲ、Ⅶ、Ⅸ、Ⅹ对脑神经中含有副交感纤维（内脏运动纤维）（图5－18）。12对脑神经的成分、分布范围及功能等见表5－2。

表5－2　12对脑神经的成分、分布、功能和损伤后主要表现（引自艾洪滨，2009）

名称	纤维成分	核的名称及性质	核的位置	连接的脑部	分布及功能	损伤后主要表现
嗅神经	内脏感觉		大脑半球	端脑	鼻腔嗅黏膜，嗅觉	嗅觉障碍
视神经	躯体感觉		间脑	间脑	视网膜，视觉	视觉障碍
动眼神经	内脏运动（副交感）	动眼神经核，动眼神经副核	中脑上丘	中脑	眼的上、下、内直肌和下斜肌调节眼球运动；提上睑肌；瞳孔括约肌使瞳孔缩小及睫状肌调节晶状体曲度	眼外下斜视，上睑下垂，对光反射消失
滑车神经	躯体运动	滑车神经核	中脑下丘	中脑	眼上斜肌，使眼球转向下外方	眼不能转向外下方，轻微内斜视
三叉神经	躯体感觉 躯体运动	三叉神经感觉核 三叉神经运动核	脑桥中部	脑桥	脸部皮肤、上颌黏膜、牙龈、角膜等的浅感觉、舌前2/3一般感觉 咀嚼肌运动	头面部皮肤、鼻腔黏膜感觉障碍，角膜反射消失，咀嚼肌瘫痪，张口时下颌偏向患侧
展神经	躯体运动	展神经核	脑桥中下部	脑桥	眼外直肌；使眼球外转	眼内斜视
面神经	躯体运动	面神经核上泌涎核 孤束核	脑桥中下部	脑桥	面部表情肌运动，舌前2/3黏膜的味觉，泪腺、颌下腺、舌下腺的分泌	面肌瘫痪、额纹消失、眼睑不能闭合、口角歪向健侧、分泌障碍、角膜干燥、舌前2/3味觉障碍
前庭蜗神经	躯体感觉	前庭神经核 蜗神经核	脑桥及延髓	延髓、脑桥	内耳蜗管柯蒂氏器的听觉；椭圆囊斑、球囊斑及3个半规管壶腹嵴的平衡功能	眩晕、眼球震颤、听力障碍

续表

名称	纤维成分	核的名称及性质	核的位置	连接的脑部	分布及功能	损伤后主要表现
舌咽神经	躯体运动 内脏运动（副交感） 内脏感觉	疑核、下泌涎核、孤束核、三叉神经脊束核	延髓	延髓	咽肌运动；咽部感觉、舌后1/3的味觉和一般感觉、颈动脉窦的压力感受器和颈动脉体的化学感受器的感觉	咽反射消失、分泌障碍、咽感觉障碍、舌后1/3味觉障碍，一般感觉障碍
迷走神经	内脏运动（副交感） 躯体运动 躯体感觉	疑核、迷走背核、孤束核、三叉神经脊束核	延髓	延髓	咽喉肌运动和咽喉部感觉；心脏活动；支气管平滑肌；横结肠以上消化管平滑肌的运动和消化腺体的分泌	发音困难、声音嘶哑、吞咽困难、内脏运动障碍、腺体分泌障碍、心率加快、内脏感觉障碍、耳廓及外耳道皮肤感觉障碍
副神经	躯体运动	疑核 副神经脊髓核	延髓	延髓	胸锁乳头肌使头转向对侧，斜方肌提肩	面不能转向健侧、不能提患侧肩胛骨
舌下神经	躯体运动	舌下神经核	延髓	延髓	舌肌的运动	舌肌瘫痪、伸舌时舌尖偏向患侧

第二节 神经系统活动的一般规律

一、神经元

（一）神经元的功能分区

神经元的胞体和树突（图2－11）接受输入的信息，树突可与其他神经元的轴突末梢形成许多突触。胞体主要对信息进行整合（integration）；轴丘和始段产生动作电位，轴突传导动作电位，轴突末梢与下一个神经元或效应器细胞构成突触并释放神经递质。

（二）神经元的联系方式

中枢神经系统的神经元形成复杂的网络，主要联系方式（图5－19）：①单线式，指一个突触前神经元的轴突末梢仅与一个突触后神经元发生突触联系。②辐散式，一个神经元的轴突可通过其末梢分支与许多神经元建立突触联系。传入神经元进入中枢后与其他神经元发生的突触联系以辐散式为主。这种联系可使与之相联的许多神经元同时兴奋或抑制。③聚合式：一个神经元的胞体与树突可与许多神经元的轴突末梢建立突触联系，这种方式在传出通路较多见。由于许多神经元末梢聚集到一个神经元的胞体或树突上，使兴奋或抑制活动在该神经元上实现整合，形成传出神经元最后公路原则的结构基础，如脊髓灰质前角运动神经元的联系。④链锁式，中间神经元之间，辐散式与聚合式联系同时存在而形成链锁式联系。链锁式联系空间上扩大了影响范围，也可使与之相联系的许多神经元按时间顺序发生兴奋，使神经系统的调节更为精确。⑤环路式，指一个神经元通过其轴突侧支与中间神经元形成突触联系，中间神经元的轴突返回来直接或间接地再与这个神经元的胞体或树突形成突触联系。由中间神经元返回的信息称反馈信息。若中间神经元是兴奋性神经元，则反馈信息将加强或延长原神经元的活动，为正反馈；若环路结构中的中间神经元是抑制性神经元，则反馈信息将减弱或终止原神经元的活动，为负反馈。

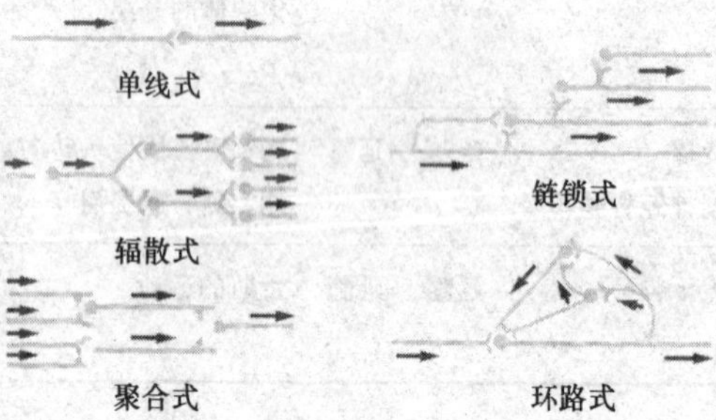

图5-19　中枢神经元的联系方式

二、突触

突触（synapse）指一个神经元的轴突末梢与另一个神经元之间发生接触并进行信息传递的结构。通过突触联系，神经元可对其他神经元产生兴奋或抑制效应。

（一）突触的分类

依据突触形成的部位，突触可分为轴突-树突突触、轴突-胞体突触、轴突-轴突突触；依据突触前神经元对突触后神经元的影响，突触可分为兴奋性突触和抑制性突触。通过化学物质传递信息的突触称为化学性突触，携带信息的化学物质称为神经递质；突触后膜上接受神经递质的结构称为受体。以电传递信息的突触称为电突触。脑和脊髓内绝大部分都是化学性突触。

（二）突触的结构

1. 化学性突触

电镜下，化学性突触可分为突触前部、突触间隙和突触后部（图5-20）。

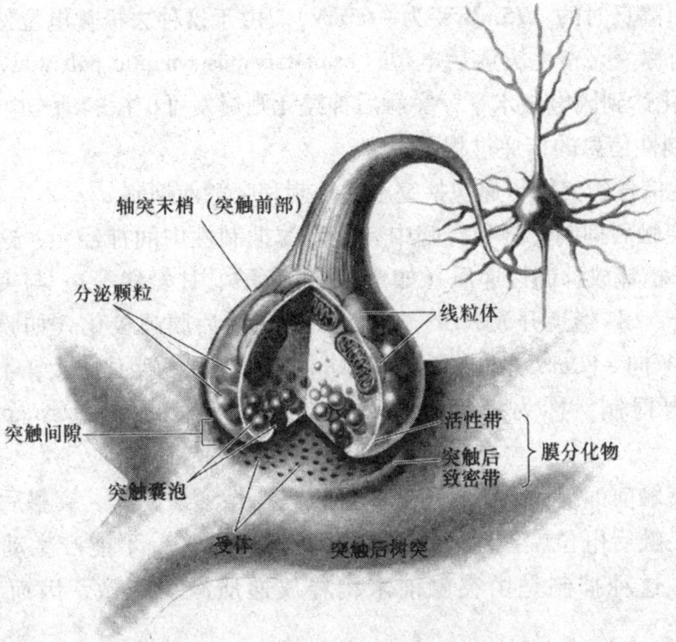

图 5－20 化学性突触结构模式图

（1）突触前膜 一个神经元的轴突末梢分成许多小支，每个小支的末端膨大呈小球状，称为突触小体。突触小体与突触后神经元相对的细胞膜称为突触前膜，膜上有 Ca^{2+} 通道；突触小体内有大量突触小泡，内含化学递质。

（2）突触后膜 与突触前膜相对的突触后神经元细胞膜称突触后膜。突触后膜上有接受化学递质的化学门控通道以及分解递质的酶。

（3）突触间隙 指突触前、后膜之间狭窄的细胞间隙，宽 15～30nm。

2. 电突触

电突触是两个神经元之间的缝隙连接。因缝隙连接处电阻很低，一个神经元的膜电位波动可通过这种突触直接传递给另一个神经元。

（三）突触的信息传递

当神经冲动到达轴突末梢时，末梢膜上的 Ca^{2+} 通道开放，Ca^{2+} 顺浓度梯度流入膜内，导致部分突触小泡移向突触前膜，并使小泡的膜与突触前膜贴附、融合、破裂，向突触间隙释放化学递质。释放出的递质弥散到突触后膜，递质分子立即与突触后膜的受体结合，改变突触后膜对离子的通透性，使突触后神经元膜电位发生改变。

1. 兴奋性信息的传递过程及原理

突触前部释放兴奋性递质（如谷氨酸、去甲肾上腺素等）时，该递质与突触后膜的受体结合，使突触后膜 Na^+ 通道开放，Na^+ 内流，突触后神经元局部去极化（如由静息时的 -75mV 变为 -65mV）。由于这种去极化电位使膜的兴奋性升高，因而称为兴奋性突触后电位（excitatory postsynaptic potential，EPSP）。当 EPSP 去极化达到阈电位水平，突触后神经元则爆发可扩播的动作电位。

2. 抑制性信息的传递过程及原理

抑制性信息的突触传递包括突触后抑制和突触前抑制。

（1）突触后抑制　脑和脊髓中有大量的抑制性中间神经元，这些神经元兴奋时，其末梢释放抑制性递质（如 γ-氨基丁酸、甘氨酸等），与突触后膜的相应受体结合，Cl^- 通道开放，Cl^- 内流，引起突触后膜超极化（如膜电位由静息时的 -70mV 向 -80mV 方向发展），膜电位离阈电位的距离加大，不产生动作电位，表现为抑制，称为抑制性突触后电位（inhibitory postsynaptic potential，IPSP）。

（2）突触前抑制　指突触前末梢释放兴奋性递质减少，突触后神经元产生的兴奋性突触后电位幅度减小，不能打开 Na^+ 通道，不能产生动作电位，表现为抑制。这种抑制是由突触前末梢释放递质减少所致，因而称为突触前抑制。

（四）突触传递的特征

兴奋在化学性突触部位的传递，需经神经递质的释放、扩散、与突触后膜的受体结合、递质灭活等复杂的过程，因而与兴奋在神经纤维上传导的特征有许多不同之处，主要表现在以下几方面。

1. 单向传递

由于递质通常由突触前部释放，而接受递质的特异性受体位于突触后膜，因此，兴奋只能由突触前神经末梢传向突触后神经元，而不能进行双向传播。近年来，虽然发现突触前膜也存在受体，但其作用主要是调节递质的释放，与兴奋传递没有直接关系。

2. 突触延搁

信息在突触部位传递须经递质的释放、突触间隙内的扩散、与后膜的受体结合、通道开放、离子内流等多个复杂的环节，因而消耗一定的时间（0.3～0.5ms），称为突触延搁。脑和脊髓的突触延搁称为中枢延搁。

3. 总和作用

一个神经元的树突膜、胞体膜上有很多突触，突触前部传来的信息有兴奋性的，也有抑制性的，而突触后神经元可对这些信息进行总和或曰整合。突触前的一个轴突末梢兴奋一次释放的递质只能引起突触后神经元产生一个小幅度的 EPSP。如果有多个突触前轴突末梢同时兴奋，可引起一个更大幅度的 EPSP，此为 EPSP 的空间总和。如果一个轴突末梢连续多次兴奋，后一次兴奋引起的 EPSP 可在前一次 EPSP 的基础上增大幅度，此为 EPSP 的时间总和。

4. 相对易疲劳性

相对于神经纤维而言，突触是容易发生疲劳的部位。对突触前快速反复的刺激，突触后神经元活动会逐渐减少，即发生了突触疲劳。疲劳现象的发生与神经递质减少、信息通过突触的效率下降有关。

5. 对内环境变化的敏感性

突触部位的信息传递涉及递质的释放、扩散、与突触后膜上特异性受体的结合、膜上离子通道的开关等复杂的过程，又由于突触间隙与细胞外液相通，因此，容易受内环境理化因素变化的影响，如缺氧、CO_2 过多、麻醉剂、细菌毒素、某些药物（如有机磷农药）、植物毒素（如筒箭毒）、动物毒素（如蛇毒）等，均可通过细胞外液影响突触传递。许多中枢性药物的作用部位也在突触而非作用于神经纤维。

三、递质与受体

神经递质（neurotransmitter）是神经元合成的，由突触前部释放，能特异性地作用于突触后膜上的受体，并产生突触后电位的信息传递物质。中枢神经系统参与突触传递的化学物质称为中枢递质，其在中枢神经系统的活动中起重要作用。中枢递质的研究对了解脑的高级机能以及某些神经系统疾病的诊断和治疗有重要意义。

1. 神经递质需具备的基本条件

（1）突触前神经元内具有合成递质的前体及酶系统，能够合成该递质。

（2）具有贮存递质的囊泡；当神经冲动到来时，递质即从突触前膜释出，进入突触间隙。

（3）递质通过突触间隙作用于突触后膜的特殊受体，引起突触后膜产生兴奋性突触后电位或抑制性突触后电位。

（4）递质发挥效应后，被有关的酶破坏或摄取，即递质被突触前膜或突触后膜所摄取。

（5）该物质的作用可被特异性药物所阻断或加强。

2. 中枢递质的种类

（1）胆碱类　乙酰胆碱（Acetylcholine，ACh）。

（2）单胺类　多巴胺（dopamine，DA）、去甲肾上腺素（norepinephrine，NE）和肾上腺素（epinephrine，E）、5-羟色胺（5-hydroxytryptamine，5-HT）等。

（3）氨基酸类　谷氨酸、甘氨酸、γ-氨基丁酸（GABA）和门冬氨酸等。

（4）其他　前列腺素（PG）、P 物质和组胺等。

3. 兴奋性递质与抑制性递质

递质可分为兴奋性和抑制性两种。通常一个神经元的轴突末梢只释放一种递质，但同一种递质由于结合的受体不同，对突触后膜产生的影响也可能不同，有时起兴奋性作用，有时起抑制性作用。因此，对某些递质来说，不能简单地划分为兴奋性或抑制性。一般认为，谷氨酸、天冬氨酸、乙酰胆碱等属于兴奋性递质；γ-氨基丁酸、甘氨酸等属于抑制性递质。

4. 递质共存

递质共存是指一个神经元中可存在两种或两种以上递质，共存的递质可共同释放，共同完成细胞间通讯的调节。

5. 神经调质

某些神经多肽直接起信息传递作用；而另一些神经多肽不对效应细胞直接起作用，而是控制突触前末梢递质的释放量或突触后成分对递质的反应，称为神经调质。一般认为神经调质本身不参与跨突触信号传递，而是对主递质起调制作用。

6. 受体

受体（receptor）是指嵌在细胞膜内的蛋白质大分子，能识别特定的递质并与之结合，产生相应的生理效应，改变细胞膜对某些离子的通透性。神经递质必须通过与受体相结合才能发挥作用。由于某些药物的化学结构与递质相似，也能与受体结合，当受体的结合部位被占据，特定的递质很难再与该受体结合，不能发挥生理作用。能与受体相结合，占据受体或改变受体的空间构型，使递质不能发挥作用的药物，称为受体阻断剂（receptor blocker）。

四、反射活动的规律

（一）反射与反射弧

反射（reflex）是指在中枢神经系统参与下，机体对内外环境的刺激所发生的规律性反应。神经系统主要通过反射实现对各器官、系统活动的调节。反射活动的结构基础是反射弧，完整的反射弧由感受器、传入纤维、神经中枢、传出纤维、效应器五部分组成。感受器是将内外环境作用于机体的刺激转化为神经冲动的换能装置；传入神经将感受器产生的神经冲动传至中枢神经系统；神经中枢为中枢神经系统内参与某一反射的神经元群及其突触联系。传出神经为运动神经元的轴突，其将神经冲动由中枢传向效应器。效应器为发生应答反应的器官，由肌细胞和腺细胞组成。反射弧中任何一部分结构和功能损伤，反射活动将不能发生。

（二）反射活动的基本特征

1. 因果关系的规律性

反射是动物体对一定刺激的规律性反应。所谓规律性，即有什么样的刺激必有与之相应的反应。例如，眨眼反射，异物刺激角膜一定引起眨眼，而不会引起睁眼。

2. 交互抑制

交互抑制是使反射活动协调进行的主要方式之一。中枢的兴奋过程可导致功能上与之相拮抗的另一个中枢的抑制，反之亦然，此种中枢间的相互作用称为交互抑制。如，当某一肢体关节的屈肌收缩时，同侧肢体关节的伸肌则松弛，肢体才能顺利地屈曲，即该关节的屈肌中枢兴奋时，其伸肌中枢抑制。

3. 扩散

扩散为反射活动协调的另一重要方式。例如，当一个人脚部受到图钉刺激时，可引起踝关节，甚至膝关节、髋关节有关的肌肉收缩，如受伤再严重，还可引起对侧下肢甚至两上肢的活动。原因是一个中枢的兴奋通过突触联系扩布到了其他中枢，这种现象称为兴奋的扩散。扩散的结构基础是神经元的辐散式排列。

4. 反馈

反馈为中枢常见的反射协调方式。中枢内某些中间神经元形成环路式突触联系是反馈作用的结构基础。反馈能提高控制系统的稳定性，使反射活动的调节精确、协调、自动化。

5. 后放

中枢兴奋都由刺激引起，但当刺激作用停止后，中枢兴奋并不立即消失，反射常会延续一段时间，即中枢兴奋的后放。在一定范围内，刺激越强，或刺激作用时间越久，后放延续越久。后放发生的机制之一在于反射中枢内神经元环路式结构中有兴奋性中间神经元；效应器本身感受器的活动也是产生后放的机制之一。

第三节 神经系统的感觉机能

人们的一切知识都是通过感觉器官获得的。感觉器官将内外环境变化的刺激作用转化为信息，以神经冲动的方式传至中枢不同水平，到达大脑皮层的不同区域，经分析处理后，产生感觉。

一、感觉传入通路

各种感受器产生的感觉信息最终经两条途径传入大脑皮层，一条是特异性感觉传入通路，一条是非特异性感觉传入通路。

（一）特异性感觉传入通路

特异性感觉传入通路是指感觉信息经脊髓和脑干的特定传导束到达大脑皮层的特定区域，产生特定感觉的通路。

1. 浅感觉传入通路

浅感觉传入通路是指传导皮肤、黏膜的痛觉、温度觉和粗略触觉冲动的神经通路，由3级神经元组成。

（1）躯干和四肢的浅感觉传入通路　第一级神经元的胞体位于脊神经节内（假单极神经元），其周围突随脊神经分布到躯干和四肢皮肤的痛觉、温度觉和触觉感受器，中枢突经后根入同侧脊髓的后外束，在束内上升1、2个节段止于后角固有核。第二级神经元的胞体位于固有核，其轴突一部分交叉到对侧外侧索，传导痛觉和温度觉冲动，组成脊髓丘脑侧束上行经脑干终止于丘脑腹后外侧核；另一部分交叉到对侧前索，组成脊髓丘脑前束，传导粗略触觉，上行止于丘脑腹后外侧核，这两束总称为脊髓丘脑束。第三级神经元的胞体位于丘脑腹后外侧核，其轴突参与组成丘脑皮质束，经内囊投射到中央后回的中、上部和旁中央小叶后部（图5-21）。

（2）头面部的浅感觉传入通路　第一级神经元的胞体位于三叉神经半月神经节内（假单极神经元），其周围突分布到头面部皮肤以及口腔、鼻腔的大部分黏膜，中枢突组成三叉神经感觉根进入脑桥，分成短的升支和长的降支，止于三叉神经感觉核。第二级神经元的胞体位于三叉神经感觉核，其轴突交叉至对侧组成三叉丘系，上行止于丘脑腹后内侧核。第三级神经元的胞体位于丘脑腹后内侧核，其轴突参与组成丘脑皮质束，经内囊投射至中央后回的下部（图5-21）。

2. 深感觉传入通路

深感觉又称本体感觉，指来自肌肉、肌腱、关节的位置觉、振动觉以及精细触觉（辨别两点距离，感受物体性状及纹理粗细等）。深感觉传导路也由3级神经元组成。

（1）躯干和四肢的深感觉传入通路　第一级神经元的胞体位于脊神经节，周围突分布于肌肉、肌腱、骨膜、关节等处的深部感受器（如游离神经末梢、肌梭、腱器官等）和皮肤的精细触觉感受器（如触觉小体）；中枢突经后根入同侧脊髓后索。来自躯干下部和下肢的纤维在后索内侧部排列成薄束，来自躯干上部和上肢的纤维在后索外侧部排列成楔束。因此，脊髓第5胸节段以下，后索内只有薄束而无楔束，第5胸节段以上开始出现楔束。薄束和楔束在后索中上行至延髓，止于薄束核和楔束核。第二级神经元的胞体位于薄束核和楔束核，其轴突交叉至对侧组成内侧丘系，上行至丘脑腹后外侧核。第三级神经元的胞

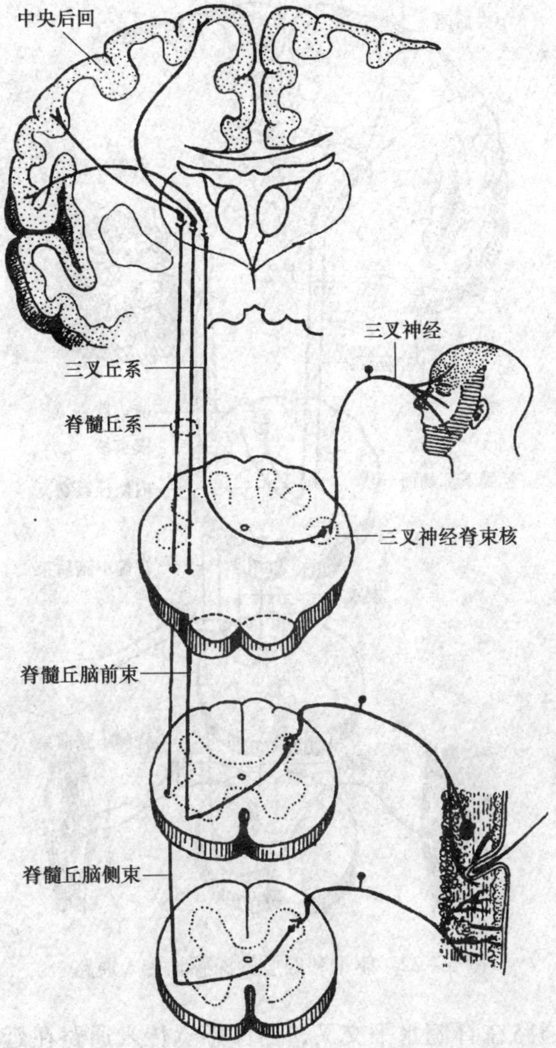

图 5－21 躯干、四肢、头面部的浅感觉传入通路

体位于丘脑腹后外侧核，其轴突参与组成丘脑皮质束，经内囊投射到大脑皮质中央后回的中、上部，旁中央小叶后部和中央前回（图 5－22）。

（2）头面部的深感觉传入通路 一般认为，头面部的深感觉冲动由三叉神经中的感觉纤维传导，胞体位于三叉神经中脑核（中枢神经系统）。到目前为止，初级感觉神经元的胞体位于中枢内的现象，只在三叉神经中脑核发现，这是非常奇怪的现象。由三叉神经中脑核至大脑皮质的传导路径尚不明确。

由上述可见，躯干和四肢浅感觉传入通路和深感觉传入通路的第二级神经元发出的轴突都交叉到对侧，然后再上行到丘脑腹后外侧核。但交叉的部位不

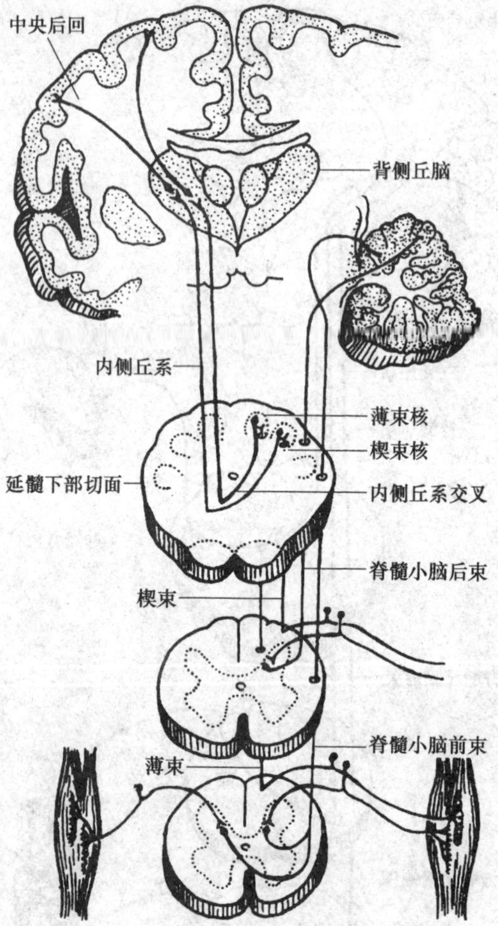

图 5－22　躯干和四肢的深感觉传入通路

同，浅感觉传入通路在脊髓水平交叉，而深感觉传入通路在延髓水平交叉。因此，在脊髓半横切的情况下，浅感觉障碍发生在横切侧的对侧，而深感觉障碍则发生在横切侧的同侧。

特异性感觉传入通路的主要功能是引起特定的感觉并激发大脑皮层产生传出冲动。

（二）非特异性感觉传入通路

非特异性感觉传入通路，是指上述特异性感觉传入通路第二级神经元的轴突，经脊髓和脑干上行时，发出许多侧支，分别与脑干网状结构的神经元形成突触联系，在网状结构内经多次交换神经元上行，到达丘脑的中央中核等结构，由丘脑的这些核团再发出纤维弥散地投射到大脑皮层的广泛区域。感觉信息经该通路到达大脑皮层的过程中，由于多次交换神经元，失去了感觉冲动原有的特异性，加之投射到大脑皮层的广泛区域，所以并不形成特定的感觉（即主观上说不出的感觉)，但可维持大脑皮层神经元处于兴奋状态。

(三) 丘脑的感觉分析机能

丘脑是感觉上行传导的重要中继站，丘脑内神经核团大致可分为三类。第一类是特异性丘脑投射核团，如腹后外侧核等，其发出的纤维进一步投射到大脑皮层感觉区。这些核团是机体大部分特定的感觉冲动（浅、深感觉）传向大脑皮层交换神经元的部位，称为感觉接替核。第二类是非特异性投射核团，主要是靠近中线的内髓板以内的核团，可以间接地通过丘脑网状核等多突触接替换元后，弥散地投射到大脑皮层的广泛区域，维持大脑皮层兴奋状态。第三类是联络核，接受边缘系统、丘脑感觉接替核和其他皮质下中枢来的纤维（但不直接接受感觉的投射纤维)，经过换元后，发出纤维投射到大脑皮层的特定区域。这些核团起着在丘脑和大脑皮层水平联络各种感觉中枢、协调它们活动的作用。

丘脑既向大脑皮层发出投射纤维，同时也接受由大脑皮层下行的纤维，即丘脑与大脑皮层具有双向性联系，构成皮层-丘脑间的环路。通过这种联系，大脑皮层可以在丘脑水平控制和调节上行信息。

二、大脑皮层的感觉分析机能

外周感受器的冲动经特异性和非特异性传导传至皮层相应区域，由皮层神经元对传入的感觉信息做最后的分析综合，使之进入意识领域，转化为主观感觉。

人体的体表感觉代表区位于中央后回，称为第一体感区，是丘脑特异性核团（外侧核）发来纤维的主要投射区。全身体表感觉冲动主要投射于此（图5－23)。一侧大脑皮层的空间布局有如下特点：①躯体感觉冲动向皮质投射是交叉的，即一侧体表感觉冲动向对侧中央后回投射，但头面部的投射是双侧的；②上肢代表区在感觉区的中间部，下肢代表区在其上方，而头面部在底部，所以总的安排是头足倒置的，但头面部代表区内部的安排是正立的；③躯体各部位投射区面积与相应体表部位感受器数量以及传导冲动的纤维数量有关。手、口在皮质占有广大面积，功能活跃、动作精细的部位输入的信息量大，占据的皮质面积也大。

在人脑，第二感觉区位于中央前回与岛叶之间，面积远比第一感觉区小。全身体表感觉在第二感觉区的投射是正立的。第二感觉区仅对感觉做粗糙的分析。在人类切除第二感觉区后，并不产生显著的感觉障碍。有人认为，第二感觉区与痛觉有关系。

人类皮质感觉投射区、运动区不足整个大脑皮质面积的20%，而80%以上为皮质联络区。这些联络区通过联络纤维与感觉投射区相连。不同性质的感觉

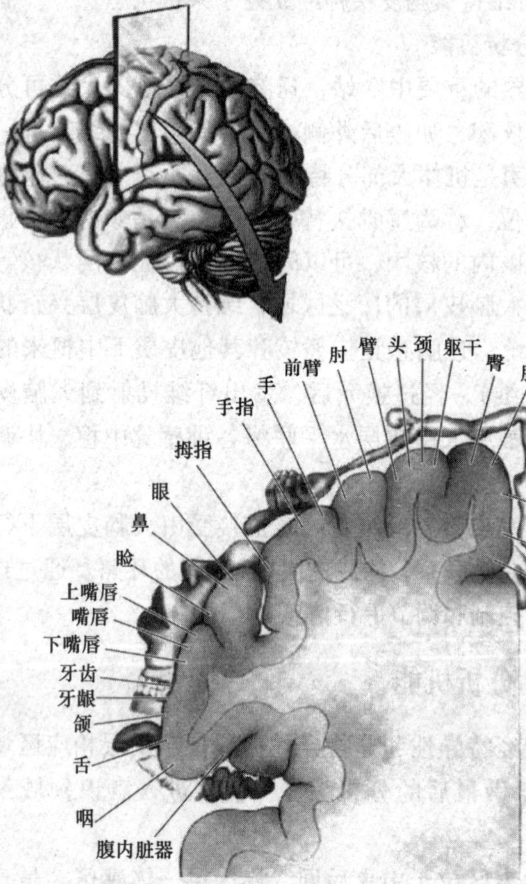

图5－23　中央后回第一体表感觉区的投射特点

信息在联络区被综合，形成复杂的意识。位于视觉投射区与躯体感觉区之间的顶叶联络区可能是产生空间运动主观感觉和自身形象之处。幼儿时期，联络皮质比较并分析躯体感觉、本体感觉、视觉信息，对于学习过程很重要。

三、痛觉

疼痛（pain）是与实际或潜在的组织损伤相关联的不愉快感觉和情绪体验，疼痛是机体的一种保护性机制，可促使机体去除疼痛刺激。

（一）痛觉的产生和传导

痛觉感受器是游离神经末梢，广泛分布于组织细胞之间。与其他感受器不同，痛觉感受器没有特定的适宜刺激。机械、温度和化学性刺激均能兴奋痛感受器。组织损伤释放致痛物质：如 K^+、H^+、5－羟色胺、组胺、缓激肽、前列腺素和P物质等，致痛物质使痛觉神经末梢去极化，继而传入神经纤维产生动作电位（痛觉冲动），可通过痛觉传导路传至大脑皮质引起痛觉。传导痛觉的神经纤维有两类：一类是较细有髓鞘的Aδ纤维，传导速度快，兴奋阈值低，引起快痛，特点是感觉敏锐，定位清楚，一般不伴有明显的情绪变化；另一类是无髓鞘的C纤维，传导速度慢，兴奋阈值高，引起慢痛，特点是感觉比较模糊，定位不很精确，一般伴有明显的情绪反应和心血管、呼吸等内脏反应。痛觉传入冲动发生在体表的疼痛可先后出现快痛和慢痛，而发生在躯体深部（如骨、关节、骨膜、肌腱、韧带和肌肉等）的疼痛一般为慢痛。

（二）内脏痛和牵涉痛

内脏痛觉感受器对机械性牵拉、痉挛、缺血及炎症等刺激敏感，而对切割、烧灼等不敏感，疼痛发生缓慢、持久、定位不清。来自内脏的传入神经通过交感和副交感神经进入中枢，沿躯体感觉通路上行至皮质，内脏感觉的皮质代表区与躯体感觉代表区交错在一起。

某些内脏疾病可引起身体体表特定部位疼痛或痛觉过敏，称为牵涉痛（referred pain）。如心绞痛患者常感到左肩、左臂内侧、心前区疼痛；胆囊炎患者常感到右肩疼痛等。牵涉痛产生的可能原因：一是，可能由于内脏和体表的痛觉传入纤维在脊髓同一水平的同一个神经元会聚后再上传至大脑皮质，由于平时疼痛刺激多来源于体表，因此，大脑习惯地将内脏痛误认为是体表痛，于是发生牵涉痛；其二，由于内脏传入纤维侧支在脊髓与接受体表痛觉传入的同一后角神经元构成突触联系，由患病内脏传来的冲动可提高该神经元的兴奋性，从而对体表传入冲动产生易化作用，使微弱的体表刺激成为致痛刺激产生牵涉痛。

第四节 神经系统对躯体运动的调节

人体的任何运动，都由骨骼肌在神经系统的控制下完成。神经系统通过各种复杂的反射完成对躯体运动的调节。

一、脊髓对躯体运动的调节

（一）脊髓运动神经元和运动单位

脊髓灰质前角中，存在大量的运动神经元。一类是α运动神经元，支配梭外肌，一类是γ运动神经元，支配梭内肌。α神经元在离开脊髓到达所支配的肌肉时，分成许多分支，每一分支末梢与一条骨骼肌纤维形成运动终板。一个α运动神经元可支配许多条肌纤维。当该神经元兴奋时，可引起它所支配的所有肌纤维收缩。一个 α 运动神经元及其所支配的全部肌纤维构成一个运动单位（motor unit），是骨骼肌正常活动的基础。γ 运动神经元胞体较小，其轴突（γ 纤维）与 α 纤维一起分布到同一块骨骼肌的梭内肌，调节肌梭对牵拉刺激的敏感性。

（二）脊髓动物与脊休克现象

将实验动物的脊髓与脑离断，去脑而保留完整的脊髓，称脊髓动物，用以观察脊髓反射活动的规律。离断脊髓与脑的联系后一段时间内，脊髓暂时丧失反射活动，进入无反应状态，称为脊休克。人类由于外伤导致脊髓横断，也会出现脊休克现象，主要表现：离断面以下的躯体感觉和运动功能丧失，骨骼肌肌紧张消失，外周血管扩张，血压下降，发汗反射不出现，膀胱内尿充盈，直肠内粪便积聚，表明躯体反射活动与内脏反射活动均减退以至于消失。

脊休克持续一段时间后，脊髓的反射功能可逐渐恢复。但在人类，横断面以下的脊髓所支配的骨骼肌的随意运动和感觉机能将永远丧失。

脊休克产生的原因：正常生理情况下，脊髓活动受高位中枢（脑）的控制，以易化作用（兴奋作用）占优势。一旦发生脊髓横断，下行冲动的作用消除，脊髓神经元兴奋性立即下降，随之处于抑制状态，以致断面以下脊髓所控制的反射活动消失——脊休克。这段时间内脊髓神经元的兴奋性逐渐恢复，因此，断面以下脊髓所控制的反射活动又逐渐恢复。

（三）骨骼肌的牵张反射

1. 牵张反射的概念

与神经中枢保持正常联系的肌肉受外力牵拉时，被牵拉的肌肉迅速缩短或产生张力称为牵张反射（stretch reflex），包括腱反射和肌紧张。

（1）腱反射　腱反射是快速敲击肌腱引起的牵张反射。表现为被牵拉的肌肉迅速而明显缩短，可引起关节大幅度活动，如膝跳反射。临床上常常为了了解神经系统的功能，检查某些腱反射，以判断某些神经系统的疾病。腱反射减弱或消退，提示反射弧某环节损害或中断；若腱反射亢进，则提示某高位中枢有病变。

（2）肌紧张　肌紧张指重力作用施加于肌肉，使其处于持续的轻度收缩状态。肌紧张主要产生张力，是维持各种姿势的基础。

2. 牵张反射的反射弧

牵张反射的感受器是肌梭，传入神经是直径较粗的Ⅰ类和Ⅱ类传入纤维，神经中枢是脊髓灰质，传出神经是 α 纤维，效应器是梭外肌纤维。肌梭外层有包囊，囊内为梭内肌纤维，囊外是梭外肌。梭内肌两端有横纹，可收缩，中间为感受装置。梭内肌与梭外肌纤维平行排列。肌梭的两端附着在梭外肌纤维上。

梭外肌纤维受 α 运动神经元支配，梭内肌纤维受 γ 运动神经元支配。γ 传出纤维的冲动使梭内肌纤维两端收缩，牵拉感受装置，增加传入冲动的发放，从而兴奋 α 运动神经元，使梭外肌纤维继续收缩或收缩加强。正常情况下，在中枢神经系统高级部位的调节下，α 与 γ 同时被激活以进行躯体运动。这种通过 γ 传出纤维决定肌肉收缩长度的反射活动称为 γ 环路活动（图 5－24）。

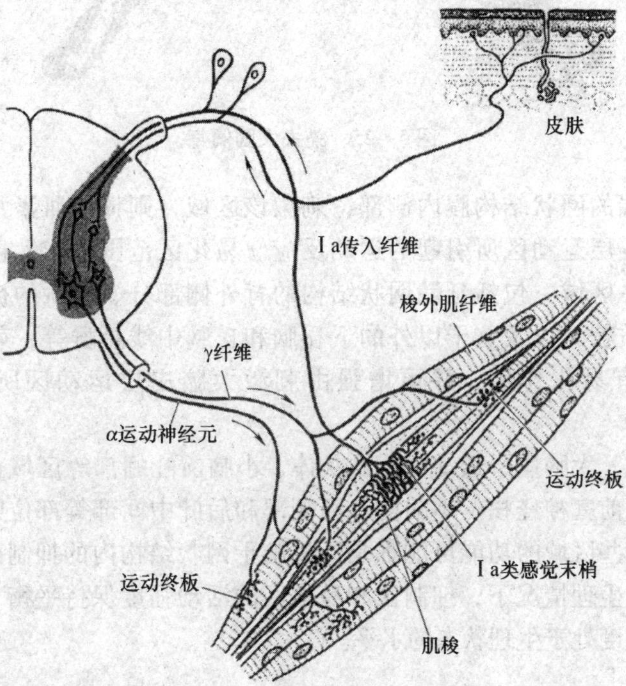

图 5－24　γ 环路活动机制示意图

3. 屈肌反射和对侧伸肌反射

伤害性刺激作用于肢体皮肤时，该肢体将立即出现屈曲反应，称为屈肌反射。屈肌反射使肢体躲避伤害性的刺激，具有保护意义。如果刺激增强，在屈肌反射的同时，还引起对侧肢体伸肌收缩加强、屈肌舒张，使对侧肢体伸直的反射活动，称为对侧伸肌反射，该反射可保持身体的重心平衡，维持姿势。

二、脑干对躯体运动的调节

去大脑动物实验可证实脑干对肌紧张有调节作用。将猫或家兔麻醉后，在其中脑上丘与下丘之间、红核后方切断脑干，动物立即出现四肢伸直，头、尾昂起，脊柱挺硬的现象，称为去大脑僵直（decerebrate rigidity）（图 5－25）。

脑干网状结构存在调节骨骼肌肌紧张的区域：抑制区和易化区。抑制区

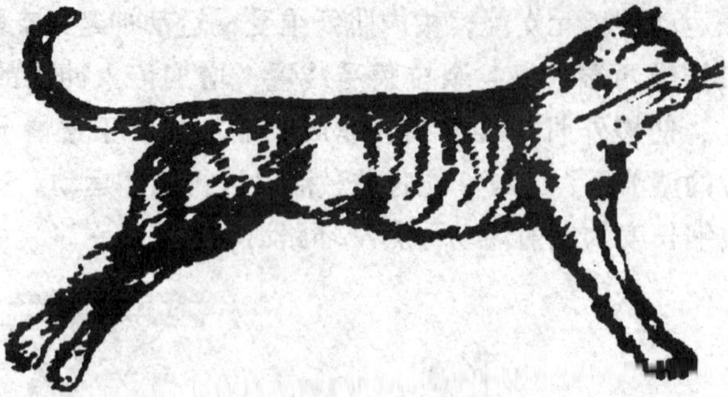

图5－25　猫去大脑僵直

位于脑干尾端的网状结构腹内侧部，刺激该区域，则抑制肌紧张，并可抑制由刺激大脑皮层运动区所引起的运动反应。易化区范围较广，位于脑干头端和中部的中央区域，包括延髓网状结构的背外侧部分、脑桥的被盖、中脑的中央灰质及被盖，以及脑干以外的下丘脑和丘脑中线核群等，刺激这些部位对肌紧张具有易化作用，并可增强由刺激大脑皮层运动区所引起的运动反应。

除脑干外，大脑皮层运动区、纹状体、小脑前叶蚓部等区域也有抑制肌紧张的作用；而前庭神经核、小脑前叶两侧部和后叶中间部等部位则有易化肌紧张的作用。这些区域的功能可能都是通过脑干网状结构内的抑制区和易化区而实现。在正常生理情况下，抑制区和易化区的活动强度保持平衡，使全身骨骼肌的肌紧张程度处于生理状态的水平。

三、大脑皮层对躯体运动的调节

（一）大脑皮层运动区

大脑皮层与运动有关的区域主要包括中央前回（第一运动区）、运动前区、辅助运动区等。中央前回运动区的特点：①一侧大脑皮层运动区主要控制对侧的肢体运动，但头面部肌肉运动则受双侧运动区支配；②具有精细的机能定位，即一定的皮层区支配躯体一定部位的肌肉，这种支配在空间方位关系上，呈现头足倒置的分布，但头面部代表区内部的安排是正立的；③身体不同部位在皮质代表区的大小与肌肉运动的精细、复杂程度有关，如，大拇指所占的皮层面积是大腿所占皮质面积的10倍（图5－26）。

大脑皮层运动区通过锥体系和锥体外系完成对躯体运动的调节。

（二）锥体系与锥体外系

1. 锥体系

锥体系是支配人体骨骼肌随意运动的主要传导路。由大脑皮质运动区至骨骼肌包括上、下两级运动神经元。上运动神经元主要是大脑皮质中央前回等部

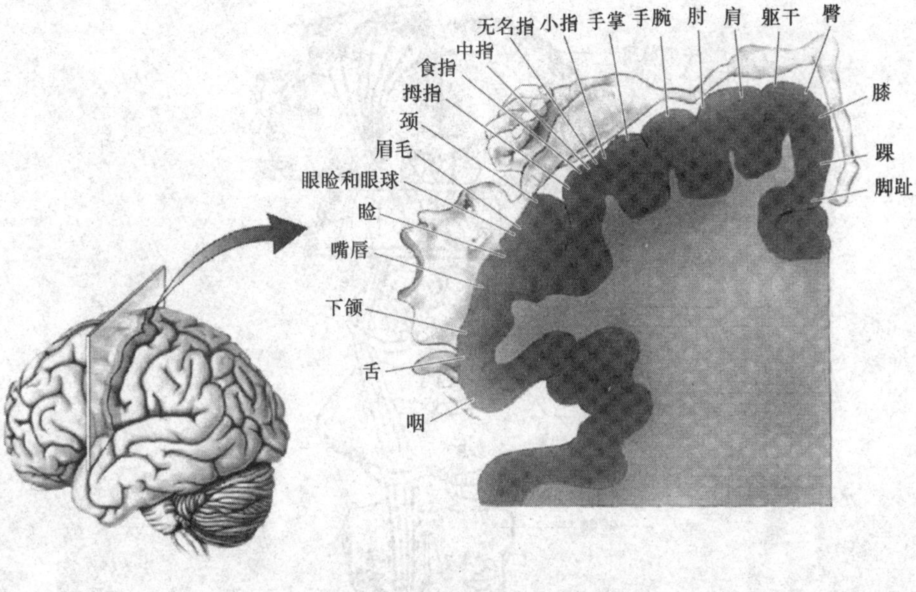

图5-26 人中央前回躯体运动区功能定位特点

位的大锥体细胞（贝茨细胞），其纤维经内囊下行，一部分止于脑神经躯体运动核，控制这些核团的活动，称为皮质脑干束（皮质核束）；大部分纤维下行经延髓锥体止于脊髓灰质前角，控制前角运动神经元的活动，称为皮质脊髓束。皮质脑干束和皮质脊髓束合称为锥体束。下运动神经元是指脑干内的脑神经躯体运动核和脊髓灰质前角运动神经元，它们发出的纤维分别组成脑神经和脊神经中的躯体运动纤维，止于骨骼肌。

皮质脊髓束经内囊下行，经大脑脚、脑桥基底部、延髓锥体，在锥体下端，大部分纤维（约80%）交叉至对侧，形成锥体交叉，交叉后的纤维至对侧脊髓侧索，组成皮质脊髓侧束下行，陆续止于脊髓各节段同侧的前角运动神经元。未交叉的纤维在脊髓前索内组成皮质脊髓前束下行，逐节经白质前连合交叉到对侧，止于对侧前角运动神经元（图5-27）。皮质脊髓前束一般只达颈部脊髓和上胸部脊髓。

2. 锥体外系

锥体外系是指锥体系以外协调骨骼肌运动的下行传导路，主要调节肌紧张和协调肌群的活动，维持和调整姿势，进行习惯性和节律性动作，如，某些防御性反射运动，走路时双臂摆动，手势和面部表情等。锥体外系起于大脑皮层的广泛区域，其纤维分别终止于基底神经核、红核、黑质、脑干网状结构、脑桥核等核团。这些核团发出的纤维有的至小脑，经过多次换元后再返回大脑皮质或红核、前庭神经核等（如皮质-脑桥-小脑系）；有的则下行至脊髓灰质前角运动神经元，如红核脊髓束、网状脊髓束、前庭脊髓束等。

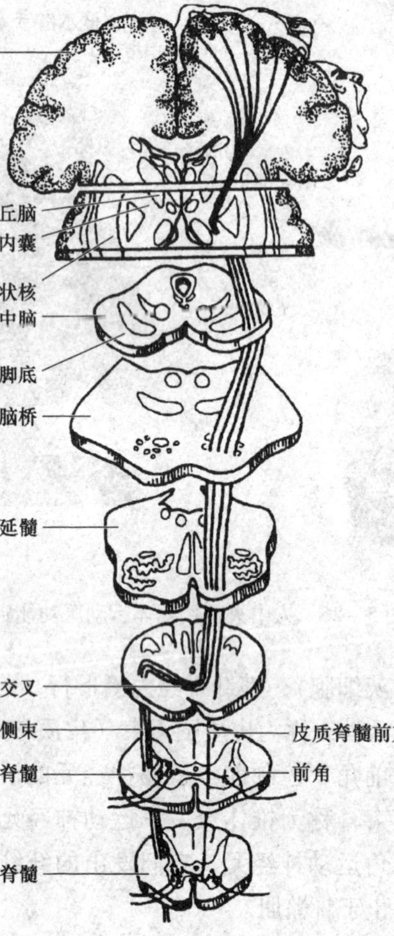

图 5－27　皮质脊髓束

基底神经核有广泛的传入、传出神经联系。临床上基底神经核损伤后，主要表现有两类：一类为运动过少而肌紧张亢进，如震颤麻痹（帕金森氏病，Parkinson's disease）；另一类为运动过多而肌紧张不全，如舞蹈病（Huntington disease）。

小脑是锥体外系的重要组成部分。小脑的功能是平衡身体、维持肌张力、协调随意运动。小脑病变，患者站立不稳、步态蹒跚、容易跌倒、眼球震颤、肌张力减退、四肢乏力等症状。

锥体系与锥体外系是人体运动系统机能中两个密切协作的系统。人类锥体外系主要与肌张力、肌肉协调活动、维持姿势有关。锥体系所控制的精确、灵巧、细致、复杂的运动，是在锥体外系统使肌肉保持稳定而适宜的紧张度和协调的条件下进行的。

帕金森氏病

帕金森氏病又称震颤麻痹。患者主要症状：全身肌紧张过高，肌肉强直，随意运动减少，运动缓慢，面部表情呆板（假面具脸），常伴有静止性震颤，多见于上肢，尤其是手部，其次是下肢和头部。震颤节律4～6次/s，静止时出现，情绪激动时增强；自主运动减少，入睡后停止。帕金森氏病机理的研究是神经科学重大课题之一。经过科学家的努力，取得了很多进展。目前认为，该病病变部位主要在中脑黑质，中脑黑质多巴胺能神经元功能减退是震颤麻痹的主要原因。正常情况下，中脑黑质中有大量多巴胺。帕金森氏病患者中脑黑质发生病变，脑内多巴胺含量很低。临床上，给患者注射多巴胺前体——左旋多巴（Ldopa，能通过血脑屏障进入中枢神经系统），可缓解肌肉强直，震颤症状。

舞蹈病

舞蹈病又称亨廷顿病，主要表现为不自主的上肢和头部的舞蹈样动作，并伴有肌张力降低等。目前认为，该病是由新纹状体的γ-氨基丁酸能和胆碱能神经元退行性病变引起的，是一种遗传性疾病，多发于青壮年人，是由4号染色体短臂上一个变异基因引起的，这种基因编码一种称做huntingtin的大分子脑蛋白。正常时，该蛋白分子一端有不超过37个谷氨酸的链，但突变分子的这条谷氨酸链数目扩增到150个。异常长的huntingtin聚集，堆积成球状，从而触发神经元死亡。正常huntingtin的功能不清楚，估计它可能与细胞程序性死亡的触发因素相抗衡。因此，舞蹈病可能由于神经元失去正常的退变过程所致。发病后患者的壳核首先出现退行性病变，随着疾病的发展，患者的尾核和壳核还会继续退变，直到这2个核团中的神经元几乎完全消失。

第五节 神经系统对内脏活动的调节

一、内脏运动神经

（一）内脏运动神经的组成和分布特点

机体内控制内脏运动的神经系统称为内脏运动神经（植物性神经），主要在中枢神经系统控制下，调节心肌、平滑肌和腺体的活动。根据结构和功能的不同，植物性神经又分为交感神经和副交感神经。

1. 交感神经

交感神经（sympathetic nerve）由2级神经元组成，节前神经元和节后神经元。节前神经元的胞体位于胸部脊髓第1～12节段及腰部脊髓第1～3节段灰质侧角，发出节前纤维经前根离开脊髓，终止于椎旁神经节或椎前神经节（交感神经节），在交感神经节内，与节后神经元的胞体或树突形成突触联系。

交感神经的分布有以下特点：①节前纤维短，节后纤维长。②一根交感神经节前纤维往往与多个交感神经节内的几十个节后神经元发生接替，所以一根节前纤维兴奋时，可引起广泛的节后神经元兴奋（图5－28）。

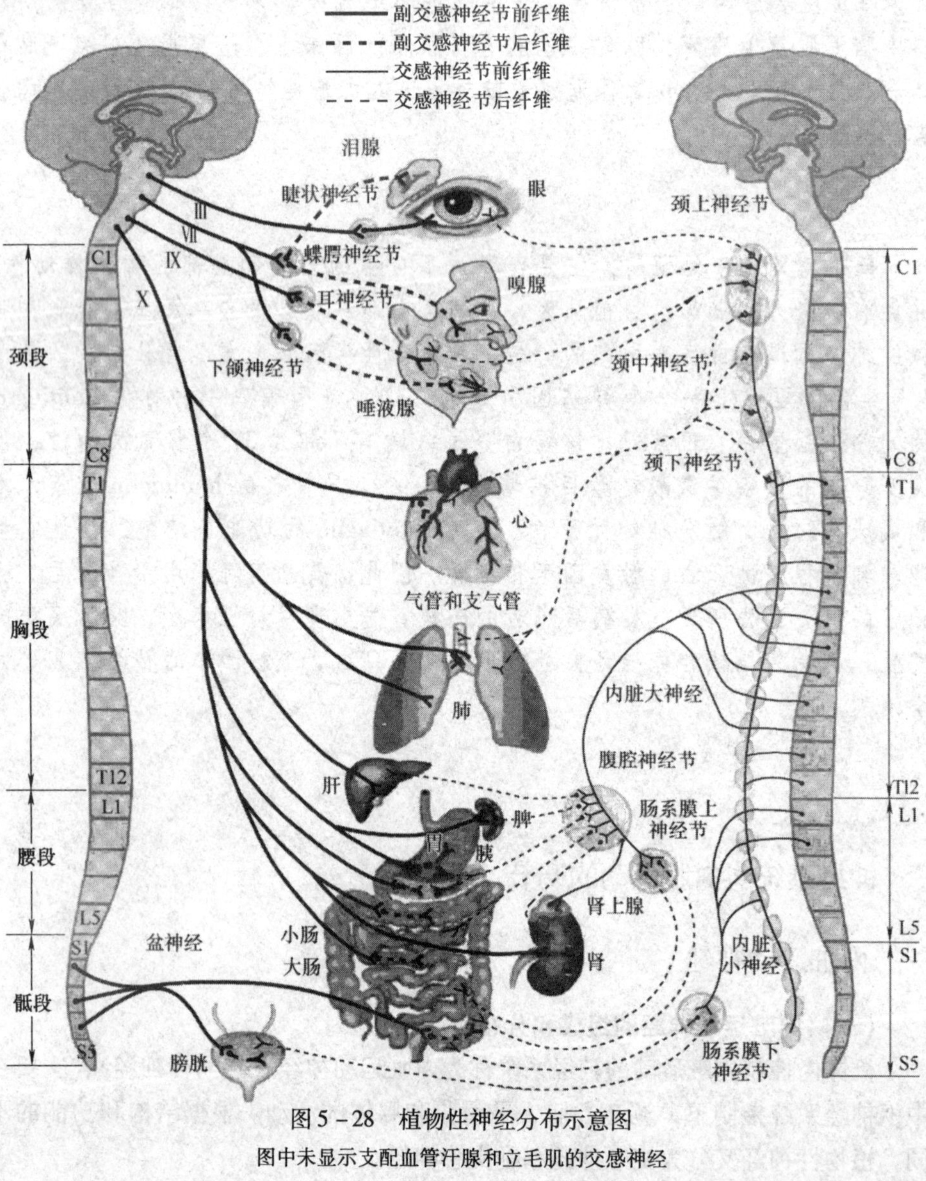

图5－28　植物性神经分布示意图

图中未显示支配血管汗腺和立毛肌的交感神经

2. 副交感神经

副交感神经（parasympathetic nerve）也是由2级神经元组成，节前神经元的胞体位于脑干副交感神经核或骶部脊髓第2~4节段的骶副交感核，发出节前纤维。节后神经元的胞体位于器官旁或器官壁内的副交感神经节内，发出节后纤维。副交感神经支配的特点：①副交感神经节前纤维长，节后纤维短；②一根副交感神经节前纤维常与副交感神经节内一个或几个神经元发生接替，所以一根节前纤维兴奋只引起较局限的节后纤维兴奋（图5-28）。

（二）内脏运动神经的机能特点

1. 双重神经支配

多数内脏器官，如心脏、胃、肠等接受交感神经和副交感神经的双重支配；有些器官如皮肤内的血管、汗腺、立毛肌、肾上腺髓质等只由交感神经支配。交感神经和副交感神经的作用一般是拮抗的，如，心交感神经兴奋使心率加快、心缩力增强；而心副交感神经兴奋则使心率减慢、心缩力减弱。支配胃肠道平滑肌的交感神经兴奋，平滑肌舒张；而支配胃肠道的副交感神经兴奋，平滑肌收缩活动加强。这两类神经对少数器官的作用并无拮抗现象，如，这两类神经对唾液腺的分泌作用，表现为协同关系，两者都促进分泌，但两者仍有差别，交感神经引起的唾液分泌量少而黏稠；副交感神经引起的唾液分泌量多而稀薄。交感神经和副交感神经作用对立统一，是神经系统对内脏活动调节的特点。

2. 内脏运动神经中枢具有紧张性活动

内脏运动神经中枢具有持续发放冲动的特性。内脏器官的机能状态常常决定于交感神经和副交感神经发放冲动的程度。若切断支配心脏的迷走神经，则心率增加，表明迷走神经有持续性的冲动传出，对心脏起持久的抑制作用；若切断心交感神经，则心率减慢，表明交感神经也有持续性的冲动传出，对心脏起兴奋作用，交感神经中枢与副交感神经中枢之间存在交互抑制关系。植物性神经中枢的紧张性发放，可由有关感受器发放的传入冲动所引起，也可由体液因素所引起。此外，中枢神经组织中CO_2浓度的改变，对维持交感缩血管中枢的紧张性活动也起重要作用。

3. 内脏运动神经的外周作用有兴奋性和抑制性

内脏传出神经有兴奋性的，也有抑制性的。最早发现的抑制性神经效应，是迷走神经对心脏的抑制，这种抑制发生在迷走神经节后纤维和心脏之间，称为神经效应器抑制（外周抑制）。

4. 内脏活动的相对独立性

切断躯体运动神经会使其所支配的骨骼肌瘫痪，久则萎缩。切断支配内脏器官的神经后，内脏发生某些营养性机能障碍，但不萎缩，仍能保持完整的形态，并在一定程度上仍可自主地进行活动，即不依靠神经支配的独立活动。但去神经支配的内脏是孤立的，它对外部环境的改变不能产生适应性反应，并对一些化学刺激会发生过敏反应，例如去神经支配的心脏，对血液中的肾上腺素含量的变动非常敏感。

5. 内脏运动神经主要维持内环境的稳定

内脏运动神经和内脏器官的活动对维持内环境稳定起重要作用。交感神经的作用较广泛。在环境急剧变化（剧烈运动、紧张、恐惧、寒冷等）时，交感神经活动明显加强，同时肾上腺髓质分泌也增加。交感神经 - 肾上腺髓质作为一个机能系统发挥作用，动员体内许多器官的潜在能力，提高适应能力，以应对环境的急剧变化，维持内环境的相对稳定。副交感神经系统的活动较局限，且在安静时活动较强，主要是促进消化、保存能量、加强排泄和生殖机能，保护机体。

6. 内脏运动神经的递质及其受体

内脏运动神经系统中神经元与神经元之间、神经末梢与效应器细胞之间均通过突触和神经末梢释放的化学递质完成兴奋传递。主要的神经递质包括乙酰胆碱（ACh）和去甲肾上腺素（NE）。

（1）ACh 及其受体　交感神经节前纤维、交感神经部分节后纤维（主要指支配汗腺的交感节后神经纤维）、副交感神经节前纤维以及节后纤维末梢都释放 ACh（末梢释放 ACh 的神经纤维称为胆碱能纤维）。效应器细胞膜上接受 ACh 的受体称为胆碱能受体（cholinergic receptor）。根据药理学特性，胆碱能受体分为两类：

①M 型受体：这类受体能与毒蕈碱（muscarine，由真菌类植物捕蝇蕈提取的一种生物碱）结合，称为毒蕈碱受体。M 型受体分布范围很广，有副交感神经支配的平滑肌、心肌、腺细胞膜上都有 M 型受体。ACh 与心肌细胞膜上的 M 型受体结合引起心肌细胞活动抑制，表现为心率减慢、心缩力减弱；而 ACh 与胃肠平滑肌细胞膜上的 M 型受体结合则引起平滑肌细胞兴奋，表现为蠕动加强。阿托品（atropine）是 M 型受体阻断剂，能与细胞膜的 M 型受体竞争性结合，从而阻止 ACh 的作用。

目前，M 型受体已分离出 $M_1 \sim M_5$ 5 种亚型，它们均为细胞膜上的 G 蛋白耦联受体。

②N 型受体：这类受体能与烟碱（nicotine，由烟草提取的一种生物碱）结合，称为烟碱型受体。包括 N_1 和 N_2 两种亚型，都属于离子通道型受体。N 型受体的分布范围相对小得多，N_1 型受体分布于植物性神经节的突触后膜和中枢神经系统，可被六烃季铵特异性阻断；N_2 型受体位于神经骨骼肌接头的终板膜上，可被十烃季铵特异性阻断，也能被箭毒、三碘季铵酚（又称戈拉碘铵）阻

断。有些动物生理实验常用三碘季铵酚作肌松剂。

由此可见，胆碱能纤维末梢，虽然都释放 ACh，但由于相应的效应器细胞膜上的受体性质不同，其作用情况也就有所差异（表 5-3）。

表 5-3 胆碱能受体和肾上腺素能受体的分布及其生理作用

效应器	胆碱能系统		肾上腺素能系统	
	受体	效应	受体	效应
自主神经节	N_1	兴奋节后神经元		
眼球：虹膜环形肌	M	收缩（瞳孔缩小）		
虹膜辐射状肌			α_1	收缩（扩瞳）
睫状体肌	M	收缩（晶状体变凸）	β_2	舒张（视远物）
心脏：窦房结	M	心率减慢	β_1	心率加快
房室传导系统	M	传导减慢	β_1	传导加快
心肌	M	收缩力减弱	β_1	收缩力增加
血管：冠状血管	M	舒张	α_1	收缩
			β_2	舒张（为主）
皮肤黏膜血管	M	舒张	α_1	收缩
骨骼肌血管	M	舒张①	α_1	收缩
			β_2	舒张（为主）
脑血管	M	舒张	α_1	收缩
腹腔内脏血管			α_1	收缩（为主）
			β_2	舒张
支气管平滑肌	M	收缩	β_2	舒张
支气管腺体	M	促进分泌	α_1	抑制分泌
			β_2	促进分泌
唾液腺	M	分泌大量稀唾液	α_1	分泌少量黏稠唾液
胃肠：胃平滑肌	M	收缩	β_2	舒张
小肠平滑肌	M	收缩	α_2	舒张②
			β_2	舒张
括约肌	M	舒张	α_1	收缩
腺体	M	促进分泌	α_2	抑制分泌
胆囊和胆道	M	收缩	β_2	舒张
膀胱逼尿肌	M	收缩	β_2	舒张

续表

效应器	胆碱能系统		肾上腺素能系统	
	受体	效应	受体	效应
膀胱括约肌	M	舒张	α_1	收缩
子宫平滑肌	M	可变③	α_1	收缩（有孕）
			β_2	舒张（无孕）
皮肤汗腺	M	促进温热性发汗[1]	α_1	促进精神性发汗
皮肤立毛肌			α_1	收缩

①为交感节后胆碱能纤维支配。

②可能是胆碱能纤维的突触前受体调制 ACh 的释放所致。

③因月经周期、循环血中雌、孕激素水平、妊娠以及其他因素而发生变动。

（2）NE 及其受体　交感神经大部分节后纤维末梢释放 NE（释放 NE 的纤维称为肾上腺素能纤维）。效应器细胞膜上接受 NE 的受体称肾上腺素能受体（adrenergic receptor）。根据药理学特性，肾上腺素能受体又分为 α 型受体和 β 型受体；α 型受体有 α_1 和 α_2 两个亚型，β 型受体有 β_1、β_2、β_3 三个亚型。所有的肾上腺素能受体都属于 G 蛋白耦联受体。这两类受体分布广泛、复杂，有些效应器官只有 α 型受体，有些只有 β 型受体，有些则两种都有。例如，心肌主要存在 β_1 型受体；血管平滑肌则有 α 和 β 型两种，但肾脏、胃肠道的血管平滑肌以 α 型受体为主，而骨骼肌和肝脏的血管则以 β 型受体为主（表 5－3）。NE 对 α 型受体的作用较强，而对 β 型受体的作用较弱。一般而言，NE 与 α 型受体（主要是 α_1 型受体）结合所产生的平滑肌效应主要是兴奋性的，包括血管、子宫、虹膜辐射状肌等的收缩，但也有抑制性的，如小肠舒张；NE 与 β 型受体（主要是 β_2 型受体）结合所产生的平滑肌效应是抑制性的，包括血管、子宫、小肠、支气管等的舒张，但与心肌 β_1 型受体结合产生的效应却是兴奋性的。β_3 型受体主要分布于脂肪组织，与脂肪分解有关。

肾上腺髓质分泌的肾上腺素是激素，存在于血液中，也能作用于 α 及 β 型两种受体，但以 β 型受体为主。值得注意的是，同一器官上的受体，有时随生理情况的不同而发生变异。例如，子宫在未妊娠时以 β_2 型受体为主，经黄体酮处理后则以 α 型受体为主。

α 型受体的阻断剂有酚妥拉明、酚苄明、哌唑嗪、育亨宾等。酚妥拉明和酚苄明既能阻断 α_1 型受体又能阻断 α_2 型受体，选择性不强；哌唑嗪可选择性阻断 α_1 型受体，育亨宾可选择性阻断 α_2 型受体（α_2 型受体多为突触前受体）。

β 型受体的阻断剂有普萘洛尔（心得安）、阿替洛尔（氨酰心安）、美托洛尔等。普萘洛尔对 β_1 型和 β_2 型的选择性很低；阿替洛尔和美托洛尔选择性阻断 β_1 型受体的作用。

有关受体阻断剂的更多知识，有兴趣者可查阅药理学教材。

二、中枢神经系统对内脏运动机能的调节

（一）脊髓对内脏运动的调节

脊髓是调节内脏活动的初级中枢。交感神经节前纤维和部分副交感神经节前纤维的胞体位于脊髓灰质侧角或相当于侧角的部分。内脏感觉信息所引起的内脏反射活动，首先是脊髓的反射活动，动物在切断脊髓后的脊休克期内，横断面以下的脊髓所支配的内脏反射和躯体反射一并消失，外周血管舒张，血压下降，出现尿潴留和排粪困难。休克期过去后，血压可大体恢复到原有水平，排尿、排粪也能正常进行。这些都说明脊髓通过反射可调节许多内脏器官的活动。但仅靠脊髓的调节，内脏的反射活动仍然不能适应生理变化的需要。

（二）脑干对内脏运动的调节

支配心脏、胃、小肠、胰、肝、唾液腺的副交感节前纤维都由延髓发出。延髓有调控生命最为重要的心血管运动、呼吸运动等基本中枢，所以有生命中枢（vital center）之称。延髓还有调控唾液分泌、胃肠运动、胃肠分泌的中枢。

脑干所控制的主要反射活动：维持动脉血压相对恒定的颈动脉窦和主动脉弓压力感受性反射；调控胃液分泌适应食物消化的迷走－迷走长反射；产生节律性呼吸运动的肺牵张反射；胃受到伤害性刺激时进行自身保护的呕吐反射；另外还有食物唾液分泌反射，瞳孔对光反射，角膜反射等。可见，脑干在内脏运动机能的调控过程中起重要作用。

（三）脑干以上高位中枢对内脏运动机能的调节

1. 下丘脑

下丘脑对内脏机能尤其是对体温、水平衡、内分泌、摄食有重要调节作用。另外，下丘脑视交叉上核可能是控制生物节律的关键部位。

（1）下丘脑对体温的调节　调节体温的中枢位于下丘脑，由感受温度变化部分以及控制产热和散热过程的部分构成。当血温超过或低于调定点水平，通过调节机体的产热和散热活动使体温保持相对稳定。

（2）下丘脑对水平衡的调节　机体通过调节水的摄入和排出实现对水平衡的调节。当机体失水过多或摄水不足时，血浆晶体渗透压升高，下丘脑前部的渗透压感受器兴奋，产生渴感和饮水；同时，视上核和室旁核抗利尿激素合成和释放增多，促使肾脏远端小管和集合管对水的重吸收增加，机体排水量减少，血浆晶体渗透压及循环血量得以恢复。动物实验发现，毁损动物下丘脑外侧区，动物除拒食外，饮水量明显减少；刺激下丘脑外侧区某些部位，动物饮水量增多。

（3）下丘脑对内分泌的调节　下丘脑促垂体区的小细胞肽能神经元能分泌调节腺垂体活动的下丘脑调节肽。下丘脑调节肽由神经末梢释放后，通过垂体

门脉系统，输送至腺垂体，与垂体细胞的特异受体结合，刺激或抑制腺垂体合成、释放相应的垂体激素，调节内脏功能。

（4）下丘脑对摄食行为的调节　一般认为“胃排空”之后所发生的阵发性收缩是引起饥饿感的原因，此看法并不全面。临床观察发现，切除全胃之后，并不能消除饥饿感觉。动物实验发现，下丘脑存在能感受血糖浓度变化的葡萄糖感受器，当血糖浓度降低时，葡萄糖感受器兴奋而产生饥饿感。下丘脑是处理饥饿、饱胀信息的主要中枢。美国 Northwestern 大学的 A. W. Hetherington 和 S. W. Ranson 早在 1940 年就发表了他们具有开创性的研究成果：局部损毁大鼠双侧下丘脑对大鼠摄食行为和体脂有很大的影响。双侧损毁下丘脑外侧区会导致动物厌食（anorexia），即严重的食欲降低。相反，双侧损毁下丘脑腹内侧区则引起动物过度进食，导致肥胖（图 5－29）。人类也会发生同样的情况。因此认为，下丘脑外侧区有摄食中枢，下丘脑腹内侧区有饱食中枢。在正常情况下，这两个中枢的活动处于拮抗状态，共同调控摄食行为。

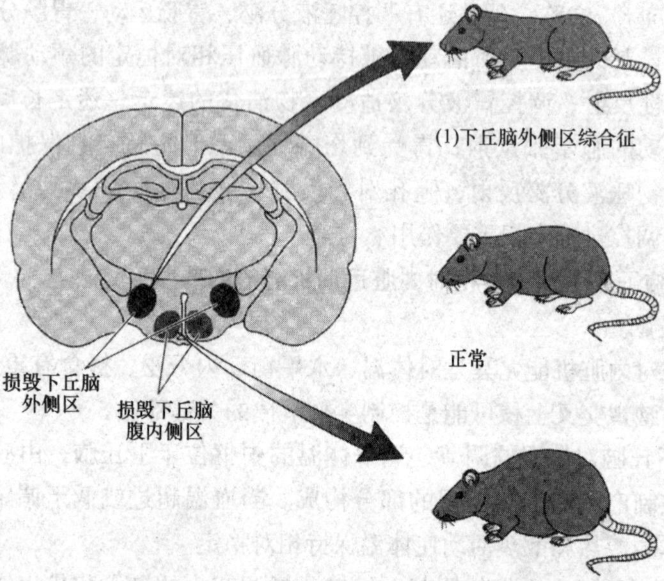

图 5－29　双侧损毁大鼠下丘脑引起的体重变化

2. 大脑皮层

刺激皮层内侧面 4 区，直肠与膀胱运动发生变化；刺激 4 区底部，引起消化道运动及唾液分泌的变化；刺激 6 区一定部位可引起竖毛与出汗；刺激 8 区和 19 区，引起眼外肌运动及瞳孔的反应；刺激扣带回前部可出现心率减慢、胃运动抑制等变化；人生气时影响食欲、血压等；这些都说明皮层的活动明显影响内脏机能。

第六节 中枢神经系统的高级机能

一、大脑皮层的生物电活动

大脑皮质经常产生持续的节律性电位变化称为自发脑电活动。在头皮安放记录电极可记录皮层的自发脑电活动，称为脑电图（electroencephalogram, EEG）（图5-30）。

正常成年人头皮不同部位引导的脑电图，其波形的频率和幅度不同。不同条件下，如兴奋、困倦、睡眠、血液的化学成分改变等，其频率和波形也有显著的差别。据其频率的不同，脑电波波形分为四种基本类型。

α 波：频率为8~13Hz，幅度为20~100μV，在枕叶和顶枕区最显著，一般认为，α 波是大脑皮层处于清醒安静状态时电活动的主要表现。

β 波：频率为14~30Hz，幅度为5~20μV。当被试者睁眼视物、突然的音响以及进行思考活动可出现 β 波。一般认为，β 波是大脑皮层紧张状态时电活动的主要表现。

θ 波：频率为4~7Hz，幅度为100~150μV。困倦时易出现。

δ 波：频率为0.5~3Hz，幅度为20~200μV。正常成年人在清醒状态下，几乎没有 δ 波，睡眠及深度麻醉时可出现 δ 波。

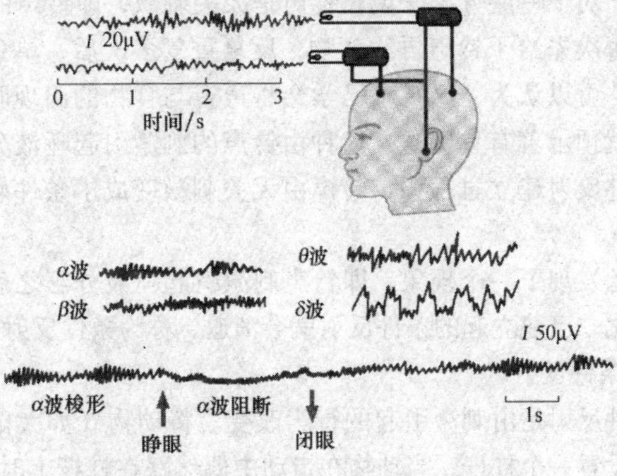

图5-30 脑电图的描记与脑电波示意图

二、学习与记忆

学习（learning）是指人和动物接受外界环境信息而影响自身行为的神经活

动过程；记忆（memory）则是将学习到的信息进行储存和提取再现的神经活动过程。学习和记忆是密不可分的统一的神经生理活动。学习可分为非联合型学习和联合型学习两种形式。而记忆可分为感觉性记忆、短期记忆和长期记忆几种形式。

（一）非联合型学习

非联合型学习是指对单一刺激做出行为反应的改变，是简单的学习形式，分为习惯化和敏感化两种。习惯化是突触传递的减弱，敏感化是突触传递的加强。习惯化和敏感化有重要的生物学意义：动物通过习惯化学会了忽视周围环境中的非伤害性事件；而敏感化则使动物记住了某种伤害性刺激，从而起到保护作用。

（二）联合型学习

联合型学习是指需要两个不同种类的事件在很接近的时间内有规律地重复出现，逐步在脑内形成联系，使动物能够预见到有了“甲事件”就有“乙事件”。联合型学习可再分为经典条件反射和操作式条件反射。

1. 经典条件反射

经典条件反射（classical conditioned reflex）最早是由俄国生理学家巴甫洛夫（Ivan Pavlov）于19世纪末20世纪初创立的，故又称为巴甫洛夫条件反射。他以狗为实验对象，研究了铃声刺激与食物刺激之间的联系。给狗吃食物，狗分泌唾液，这是非条件反射，食物是非条件刺激。但给狗铃声的刺激，狗不会分泌唾液。因此，对于唾液分泌来说，铃声是无关刺激，即铃声的刺激与唾液分泌无关。如果每次先给予铃声再给食物，反复重复多次后，单独给予铃声，狗也有唾液分泌。可以认为，这时狗已学会将声音与食物的出现联系起来，它以为铃声的出现就预示着有食物吃。这种由铃声的刺激引起唾液分泌的反射称为条件反射。条件反射建立过程中，铃声由无关刺激变成了条件刺激，成了食物的信号。

巴甫洛夫还发现了一个现象，即铃声刺激引起唾液分泌之后，如果不用食物刺激加以强化，已建立起的条件反射就会消退，称为条件反射的消退抑制。

2. 操作式条件反射

操作式条件反射是由刺激引起的行为改变。将动物（如大鼠）放入试验箱内，试验箱内设置一个杠杆，当动物在走动中偶然踩在杠杆上时即可获得食物，如此重复多次，动物就学会自动踩杠杆以获得食物。在此基础上，可进一步强化训练动物，只有当出现某一特定的信号（如灯光）后踩杠杆，才能得到食物，这就形成了以灯光为条件刺激的食物运动性条件反射。这类条件反射的特点是：动物必须通过自己的某种操作或运动才能得到食物，所以称为操作式条件反射（operated conditioned reflex）。操作式条件反射是受意识控制的更高级反射活动。

目前，操作式条件反射已被广泛应用于学习记忆的研究。

在个体的生活中，如果只有非条件反射，则无法在多变的环境中生存。机体在复杂多变的环境中，不断在非条件反射的基础上建立新的条件反射。条件反射大大扩展了机体对外界复杂环境的适应范围，使机体能够识别还在远方的刺激物的性质，预先做出不同的反应。因此，条件反射使机体具有更大的预见性、灵活性、适应性。

（三）记忆

外界环境经常有大量的信息通过感官进入大脑。只有约 1% 的信息能够被长期储存起来，而大部分被遗忘了。能被长期储存的信息是反复作用于大脑，并且对个体具有重要意义的信息。

1. 记忆的分类

根据记忆保留时间的长短，可将记忆分为 4 种类型。

（1）感觉性记忆（又称即时记忆、最初记忆） 指信息通过感官进入大脑感觉区，储存时间不超过 1s，若未经处理则很快消失。这一过程信息量大，经快速分析，筛选出有用的信息，而后即“清零”，被新的信息所取代。

（2）短期记忆（第一级记忆） 少数的事件、人名、数字等少量信息可记住几秒钟到 1min，如，给一个不常联系的人打电话，从电话簿上查到了他的电话号码，当时记住了，打完之后接着就忘了。这种记忆有“即时应用”的特性。

（3）近期记忆（第二级记忆） 事件过后可记忆几分钟、几小时、几天、几个月甚至几年，但仍然易忘，不易回忆。

（4）长期记忆（第三级记忆） 有些记忆的痕迹，例如自己和家人的名字、每天都操作的手艺、自己经历的某些痛苦事件等，是不容易忘记的，甚至一辈子都不会忘记，而且随时可以回忆。这类记忆属于长期记忆。

2. 记忆的机制

（1）从神经生理学角度看，感觉性记忆和第一级记忆可能与中枢神经元的环路联系有关，这种联系可产生后作用和连续活动，如，海马回路的活动与第一级记忆的保持和第一级记忆转入第二级记忆有关。近年来的一个重大突破是对突触可塑性的研究，如习惯化、敏感化和突触后长时程增强普遍存在于中枢神经系统，尤其是在海马等与学习记忆有关的脑区。在训练大鼠进行旋转平台的空间分辨学习中，发现记忆能力强的大鼠海马的长时程增强反应大，而记忆能力差的大鼠反应小。突触可塑性可能是学习与记忆的生理学基础已被人们普遍接受。

（2）从神经分子生物学角度看，较长时程的记忆与脑内物质代谢有关，尤其与脑内蛋白质合成有关。蛋白质磷酸化可以改变突触的效能，从而形成记忆，并且只有磷酸根结合在蛋白质上才能保持记忆。动物在每次学习训练后的 5min

之内，接受麻醉或电击或给予能阻断蛋白质合成的药物、抗体、寡核苷酸，则长时程记忆反应将不能建立。许多研究表明，记忆的机制都与合成新的蛋白质、组装新的微神经环路有关。在人类，脑震荡或电休克治疗后出现的逆行性遗忘症可能是干扰了新蛋白质的合成所致。此外，脑内 ACh、儿茶酚胺、GABA、抗利尿激素等都有促进学习和记忆的作用，而催产素、阿片肽等则作用相反。

（3）从神经解剖学角度看，长期记忆可能与新的突触的建立有关。海兔经敏感化处理后感觉神经中枢支末梢所含的活化区增多，而经习惯化处理后则活化区减少。生活在复杂环境中的大鼠，其大脑皮层较厚；而生活在简单环境中的大鼠，大脑皮层较薄。这说明，学习与记忆活动多的大鼠，其大脑皮层发达。

三、觉醒与睡眠

觉醒与睡眠是维持正常生理活动的两个必要过程。正常情况下，觉醒与睡眠随昼夜周期而互相交替。觉醒时，机体对外界和内部环境刺激的敏感性增高，并能做出相应的反应。睡眠时，机体对内外环境刺激的敏感性降低，肌张力下降，躯体反射机能降低。睡眠时虽仍然保持植物神经系统的机能调节，但脑的一些高级机能（学习、记忆、思维等）均停止。睡眠的主要作用在于消除疲劳、恢复精力和体力，使清醒状态下有充沛的精力和体力以提高工作效率。睡眠是最好的休息方式。睡眠不足将影响人的精力和体力，降低身体的抵抗力，容易患病。

（一）觉醒

觉醒状态靠脑干网状结构上行激动系统（即非特异性感觉传入通路中从脑干网状结构→大脑皮层的一段）的紧张活动维持。实验证明，电刺激中脑网状结构确能唤醒动物，脑电图呈现去同步化快波。单纯破坏中脑网状结构的头端，而保留各种感觉上传的特异传导途径，动物就进入持久的昏睡状态，各种感觉刺激都不能唤醒动物。觉醒状态包括脑电觉醒与行为觉醒。脑电觉醒指动物的脑电图波形由睡眠时的同步化慢波转变成觉醒时的非同步化快波，从脑桥的蓝斑前部发出的上行去甲肾上腺素能系统与维持大脑皮质觉醒状态的电活动有关。而行为觉醒则由中脑－黑质－纹状体多巴胺能系统所控制。

（二）睡眠

成人一般每天需要睡眠 7～9h，儿童需要 12～14h，婴儿需 18～20h。一般老年人睡眠时间减少，需 5～7h。人的一生中，约有 1/3 的时间用于睡眠，可见睡眠对于生命活动之重要。

1. 睡眠的时相及其生理机能的变化

（1）慢波睡眠（又称非快速眼动睡眠）　入睡后首先进入慢波睡眠，持续 80～120min，为脑电波呈现同步化慢波的时相，其表现是：①嗅、视、听、触等感觉功能暂时减退；②骨骼肌肌紧张减弱；③伴有一系列植物性神经功能的改变，如血压下降、心率减慢、瞳孔缩小、尿量减少、体温下降、代谢率降低（因此睡觉之后易感冒）、呼吸变慢、胃液分泌可增多而唾液分泌减少、发汗功能增强等；④生长素分泌明显升高，有的科学家测定在慢波睡眠阶段，孩子的生长速度要快得多，与没有睡觉时期的生长速度相比，有3倍之差。

（2）快波睡眠（又称异相睡眠、快速动眼睡眠）　慢波睡眠结束转入快波睡眠，持续20～30min。这一阶段，脑电波呈现不规则的β波，与觉醒时很难区别，但不同的是异相睡眠时眼电显著增强，肌电显著减弱。与慢波睡眠相比，各种感觉机能进一步减退，以致唤醒阈提高；骨骼肌反射活动和肌紧张进一步减弱，肌肉几乎完全松弛，可有间歇性的阵发性表现，例如眼球出现快速运动（所以这一阶段又称为快速动眼睡眠）、部分躯体抽动、血压升高、心率增加，呼吸加快而不规则等。这可能是某些疾病在夜间突然发作的原因，例如心绞痛、脑溢血、哮喘等。有人报道，夜间心绞痛发作的病人常因夜梦中情绪激动，伴呼吸加快、血压升高、心率加快，以致心绞痛发作而觉醒。此外，做梦是快波睡眠的特征之一。

动物实验观察到，在快波睡眠阶段脑内蛋白质合成加快。因此认为，异相睡眠有益于幼儿神经系统的发育成熟，并对建立新的突触联系和促进学习记忆十分重要。看来异相睡眠可促进精力的恢复。

（3）慢波睡眠与快波睡眠的相互转化　成年人睡眠一开始首先进入慢波睡眠，然后转入快波睡眠，快波睡眠结束后又转入慢波睡眠。整个睡眠期间，这种反复转化3～4次，越接近睡眠后期，快波睡眠持续的时间逐渐延长。在成年人，慢波睡眠和快波睡眠均可直接转成觉醒状态；但觉醒状态只能进入慢波睡眠，而不能直接进入快波睡眠。

2. 睡眠发生的机制

睡眠的机制很复杂，难以进行深入的研究。如有的人很容易入睡，有的人不容易入睡；有的人入睡后睡得很深，周围环境中即使有些小小的干扰也不妨碍他（她）睡觉；但有的人入睡后睡得很浅，周围环境中稍有动静他（她）便不能入睡。如何使睡眠质量好，使精力和体力都得到充分的恢复，是很值得研究的课题。

一种观点认为，脑内存在产生睡眠的中枢，这个中枢主动活动导致睡眠。但这个中枢的确切部位尚没有充足的实验根据予以确定。有人认为，在脑干尾端存在能引起睡眠和脑电出现慢波的中枢；这一中枢的兴奋经上行抑制系统上传作用于大脑皮层，与脑干网状结构上行激动系统的作用对抗，引起睡眠。

也有人认为睡眠与中枢神经递质有关。20世纪60年代发现低位脑干中缝核前段5－羟色胺能系统与慢波睡眠有关，而脑桥蓝斑核去甲肾上腺素能系统与快波睡眠有关。20 世纪 70 年代，有人从入睡的兔和羊脑内提取出多肽物质，将其注入另一动物脑室内可诱导出 δ 脑电波，类似慢波睡眠。

四、人类高级神经活动的特征

（一）人类大脑皮层的语言中枢和一侧优势

人类大脑皮层与动物的本质区别是进行思维和意识等高级活动，并进行语言和文字的表达，所以，在人类大脑皮层上进化出了相应的语言中枢，如说话、阅读、书写等中枢。这些中枢的损伤可造成失语症（aphasia）。额中回后部有书写中枢，此区紧靠中央前回手部代表区，该中枢受损引起失写症，患者写字、绘画等精细动作发生障碍，而手部的其他运动并不受影响。额下回后部的听话中枢（又称听觉性语言中枢）受损后，患者虽能听到别人讲话，但不理解讲话的含义，好像听到听不懂的外语一样，自己讲的话也同样不能理解，因而不能正确回答问题，不能正常说话，称为听觉性失语症。在角回（39 区）有阅读中枢（又称为视觉性语言中枢），损伤时引起失读症（alexia），患者看不懂文字的含义，但其视觉良好，其他语言功能（包括书写、说话、听懂别人谈话等）仍健全（图 5－31）。

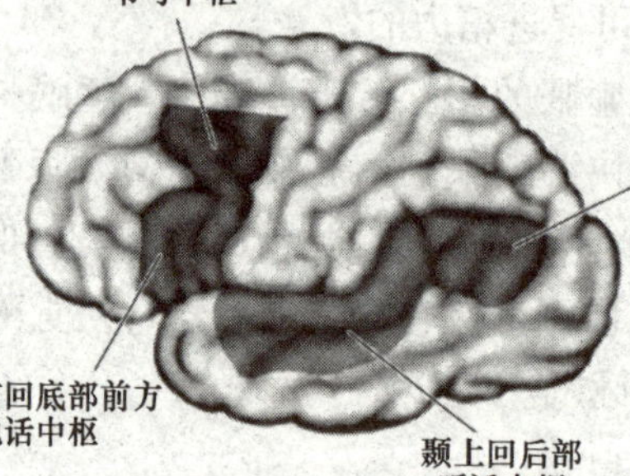

图 5－31　大脑皮层与语言功能有关的主要区域

（二）第一信号系统和第二信号系统学说

人类不仅与动物一样，可以声、光、气味等具体刺激作为信号，形成各式各样的条件反射；而且具有抽象意义的语言和文字也能作为信号建立条件反射。因此，人类有两种性质不同的信号，一种是自然界存在的现实的具体信号，如食物的形状、颜色，前面介绍过的经典条件反射建立过程中的铃声等，都称为第一信号；另一类是抽象信号，即人类独有的语言和文字，称为第二信号。在人们的生活经历中，语词和进入大脑皮层的所有刺激相结合，成为这些刺激的信号，并代替它们，因而能引起与它们相联系的一些反应，所以语词是第一信号的信号，故称为第二信号。巴甫洛夫据此提出人脑具有两个信号系统：第一信号系统（first signal system）和第二信号系统（second signal system）。第一信号系统是指能对第一信号的刺激建立条件反射的皮层机能系统；第二信号系统是指能对第二信号的刺激建立条件反射的皮层机能系统，它能将语言（声音的刺激）、文字（光的刺激）所包含的内容转变为具有实际意义的第一信号的刺激。

例如，食物的形状、颜色、气味等都可以代表具体的食物信号而引起反射性唾液分泌，“望梅止渴”就是一个代表性的用第一信号的刺激建立条件反射的例子。你现在并没有吃酸梅，只是看到了酸梅的形状、颜色，但也有唾液分泌。这是因为你以前曾经吃过酸梅，并且吃之前先看到了酸梅的形状、颜色（这些形状、颜色相当于巴甫洛夫经典条件反射中的铃声），然后酸梅在口腔里咀嚼刺激了味觉感受器，通过反射引起了唾液分泌。这个例子中酸梅的形状、颜色是第一信号，你看到酸梅的形状、颜色便有唾液分泌，这是大脑皮层第一信号系统的活动。

当你读这段文字的时候，你看到了“酸梅”这个词（文字），或者你和朋友正在谈论（语言）吃“酸梅”时的感觉，相信你这时也会有唾液分泌。这就是我们大脑皮层第二信号系统的活动。当你们谈论时，如果旁边有只狗，由于它听不懂“酸梅”这个词的含义，它是不会有唾液分泌的。

动物只有一个信号系统，相当于人的第一信号系统，而人类具有两个信号系统，这是人类区别于动物的本质特征。第二信号系统的发生与发展是人类社会的产物，人类由于社会性劳动与交往产生了语言，语词是现实的概念与抽象化，它使人类能进行抽象思维并表达其思维。

复习思考题

1. 名词解释

灰质、白质、神经核、神经节、神经递质、受体、反射、突触、EPSP、IPSP、运动单位、突触前抑制、突触后抑制、牵张反射、肌紧张、脊休克、交感神经、副交感神经、脑电图、第一信号系统、第二信号系统。

2. 简述神经系统的基本组成。

3. 试述突触传递的特征。

4. 分别叙述兴奋性和抑制性突触的传递过程及机制。

5. 试述反射活动的基本特征。

6. 如果先切断猫的所有脊髓背根，再在中脑上下丘之间切断脑干，是否还会发生去大脑僵直现象？为什么？

7. 脊休克现象说明了什么？有人说脊休克是由于对脊髓横切刺激本身引起的，

你怎样解释脊休克的原因？根据是什么？

8. 中央前回运动区对躯体运动的控制有哪些特点？

9. 基底神经节、小脑对躯体运动有哪些调节作用？

10. 下丘脑对内脏机能有哪些调节作用？

11. 特异性感觉传入通路和非特异性感觉传入通路的结构和功能有哪些异同？

12. 中央后回感觉区有哪些特点？

13. 划分睡眠时相的依据是什么？各时相睡眠中发生哪些生理变化？

14. 什么是第一信号系统？什么是第二信号系统？“望梅止渴”、“谈虎色变”分别是第一信号系统的活动还是第二信号系统的活动？为什么？

（孙洪兆　王　玢　王昭栋）

第六章 感觉器官

学习目的和要求	
	1. 掌握感受器的一般生理特性。 2. 掌握眼的基本构造和折光、感光生理。 3. 了解耳的基本结构，掌握耳的听觉生理和平衡功能。 4. 了解其他感官的一般感受特点。

第一节 概述

一、感受器与感觉器官

人体内有很多能够感受内、外环境各种变化的装置，称为感受器（receptor）。感受器可分为感受体内各种变化的内感受器和感受外环境中各种变化的外感受器。有些感受器在进化过程中产生了各种有利于感受刺激的非神经性附属装置，称为感觉器官。

- 感受器
  - 外感受器
    - 皮肤感受器
      - 温度感受器（冷、热感受器）
      - 机械感受器（压觉、触觉感受器）
      - 痛觉感受器
    - 化学感受器（嗅觉、味觉感受器等）
    - 声感受器（听觉感受器）
    - 光感受器（视觉感受器）
  - 内感受器
    - 本体感受器（肌梭、前庭及半规管等）
    - 肺牵张感受器、颈动脉窦和颈动脉体感受器等

二、感受器的一般生理特性

各种感受器的结构和功能虽然各有其特殊性，但是它们的活动又具有某些共同的生理特性。

（一）感受器的适宜刺激

每种特定的感受器只对某一种能量形式的刺激最为敏感，这种能量形式的刺激就是这种感受器的适宜刺激（adequate stimulus）；其余能量形式的刺激都是这种感受器的非适宜刺激，如，视网膜光感受器细胞对光照刺激最为敏感，耳蜗基底

膜上的毛细胞对声波振动最为敏感，皮肤温度感受器对温度变化最为敏感。若使感受器兴奋，即使是适宜刺激，刺激强度和刺激持续时间也必须要达到一定的量。

（二）感受器的换能作用

各种感受器都能将机体内、外环境变化转换为传入神经的动作电位，称为感受器的换能作用。当刺激作用于感受器，一般先在感受神经末梢或感受细胞上产生一个局部的电位变化，称为感受器电位或发生器电位。感受器电位多为去极化性质，在一定范围内其大小与刺激强度成正比，具有总和现象，能以电紧张的形式在细胞上扩布一定的距离。当感受器电位达到一定强度时则使感觉神经纤维产生动作电位并传向中枢。

（三）感受器的适应

当同一强度的刺激持续作用于感受器时，感受器的刺激阈值会逐渐升高，即对该刺激变得不敏感，常见到其传入神经的冲动频率逐渐减小乃至完全消失，这种现象称为感受器的适应。不同的感受器适应发生的速度快慢不同，有的发生很快，称为快适应感受器，如嗅觉感受器等；有的适应发生得缓慢，称为慢适应感受器，如痛觉感受器、颈动脉窦压力感受器等。快适应有利于机体再接受其他新的刺激，慢适应有利于保护机体免受损伤或调节机体经常性的生理活动。感受器适应的本质不是感受器的疲劳，而是感受阈值的升高。

第二节 视觉器官——眼

视觉器官包括眼球、眼睑、泪器、眼肌等附属装置。

一、眼的结构

眼球（eye ball）位于眼眶内，近似球形，前部稍凸，后部略扁，后部靠鼻侧部位有视神经与脑相连。眼球由眼球壁和内容物组成（图 6 - 1）。

（一）眼球壁的结构

眼球壁分为三层。外层为纤维膜，中层为血管膜，内层为视网膜。

1. 纤维膜

由致密结缔组织构成，厚而坚韧，有保护眼球外形和保护其内部结构的作用。纤维膜的前 1/6 为角膜（cornea），致密，无色透明，无血管，其曲度大于眼球的其他部分，有折光作用。角膜内分布大量的感觉神经末梢，对于痛觉和触觉极为敏感。用软物触及角膜可引起眨眼活动，称为角膜反射。纤维膜的后 5/6 呈乳白色、不透明，为巩膜（sclera）。巩膜表面有眼外肌附着，可控制眼球

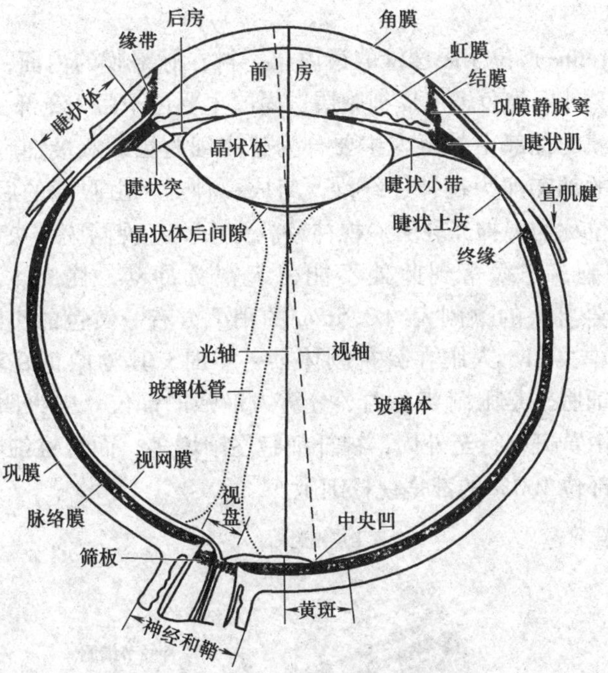

图 6－1 人眼球结构模式图（右眼）

的活动。

2. 血管膜

血管膜含有丰富的血管丛和色素细胞，由前向后可分为虹膜、睫状体和脉络膜。虹膜是位于角膜与睫状体之间的圆盘状薄膜，其颜色因种族而异，中国人多为棕褐色。虹膜中央有瞳孔（pupil）。虹膜内存在两种不同排列方向的平滑肌：一部分环绕在瞳孔的周围，称为瞳孔括约肌，受动眼神经的副交感纤维支配，其收缩可使瞳孔缩小；另一部分呈放射状排列于瞳孔括约肌的外周，称为瞳孔开大肌，受交感神经支配，其收缩可使瞳孔开大。

睫状体的前方连接虹膜根，后与脉络膜相延续。睫状体的前端较厚，表面有放射状的突起称为睫状突，睫状突发出许多睫状小带，与晶状体相连。睫状体内有睫状肌（平滑肌），位于睫状突内侧的纤维部分环形，位于外侧的部分前后纵行。睫状肌受动眼神经中的副交感纤维支配，环形肌收缩使睫状突向内伸，纵行肌则牵拉睫状体和脉络膜向前，协助睫状突内伸，使睫状小带松弛，晶状体依靠本身的弹性作用因此前凸增加曲度，以适应看近物。反之，睫状肌舒张，睫状小带被拉紧，晶状体也变薄，曲度变小，以适应看远物。

脉络膜位于眼球壁的后 2/3，在晶状体的后部，衬于巩膜内面，富含血管和色素。丰富的血流可供给和维持眼球的营养，大量的色素与虹膜的色素形成眼球内的“黑箱”，吸收眼球内多余的光线。

3. 视网膜

视网膜（retina）位于眼球壁的最内层，衬在脉络膜的内面，可分为内外两层（图6-2）。外层为色素上皮细胞层；内层主要位于后2/3部分具有感光功能的视部。视网膜的视部由外至内主要分为感光细胞层、双极细胞层和神经节细胞层。节细胞的轴突即为视神经纤维，组成视神经，由眼球的后端穿出；其穿出眼球壁的部位称为视神经乳头。视神经乳头中央有视网膜中央动、静脉穿过，此处无感光细胞，光线落到此处不能引起视觉冲动，称为生理盲点（blind spot）。在视神经乳头的颞侧大约3.5mm的稍下方有一黄色的小圆盘，为黄斑，黄斑的中央为中央凹。人眼在凝视物体某一点时，其物像正好落在中央凹上。该处只有视锥细胞，是眼睛辨色力、分辨力最强的部位。中央凹的外周才开始有视杆细胞，由黄斑移行至外周，视杆细胞逐渐增多，而视锥细胞则逐渐减少，视网膜的周边部位100%的都是视杆细胞。

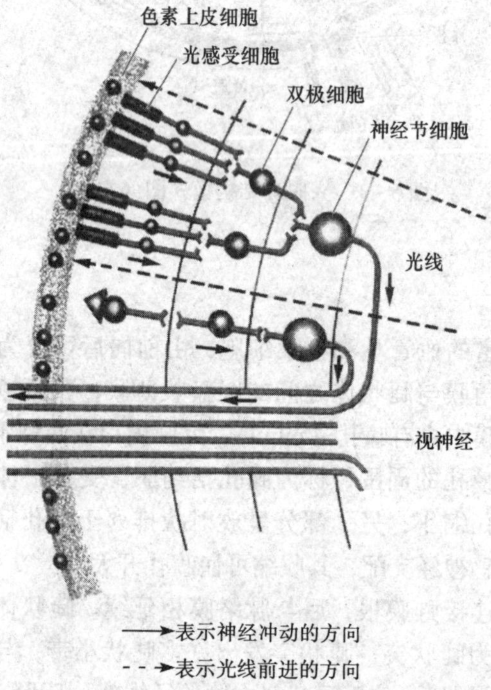

图6-2 视网膜结构模式图

（二）眼内容物

眼内容物包括房水、晶状体和玻璃体，都是透明的物质，具有折光作用，可使物体发出的光线进入眼球并在视网膜上成像。

1. 房水

房水是充满于眼房内的无色透明液体。虹膜将眼房分为前、后两部分，分别称为前房和后房。前、后房借瞳孔相通。房水除去具有折光作用外，还具有营养角膜、晶状体和维持眼内压的作用。房水由睫状体的血管渗透和上皮细胞分泌至后房，经瞳孔到前房，再经虹膜角膜角进入巩膜静脉窦，最后汇入眼静脉。房水不断地循环更新而保持动态平衡。如果其回流受阻可使眼内压增高，造成视力障碍，即青光眼。

2. 晶状体

晶状体位于虹膜后方、玻璃体的前方，为扁圆形的双凸透镜状，有弹性，无色透明、不含血管和神经。晶状体可通过其曲度的变化调节折光能力，以使物像聚焦于视网膜上。晶状体如发生浑浊可使人视物不清，称为白内障。

3. 玻璃体

玻璃体为透明胶冻样物质，充满在晶状体和视网膜之间，既具有折光作用又具有充填眼球支撑视网膜的作用。玻璃体浑浊可造成不同程度的视力障碍。

（三）眼的附属装置

1. 眼睑

眼睑俗称眼皮，分为上眼睑和下眼睑，遮盖于眼球的前方起保护眼球的作用。眼睑的游离缘生有睫毛，睫毛根部的皮脂腺称为睫毛腺。睫毛腺发炎肿胀形成“麦粒肿”。上、下眼睑在侧端的交角分别称为内眦和外眦。上、下睑缘的内侧端各有一个乳头样的小突起，其中央似针尖大小的小孔为泪小管的开口。

2. 结膜

被覆在眼睑内面的称为睑结膜，衬在眼球表面的称为球结膜，均为透明的黏膜。球结膜在角膜缘处移行为角膜上皮。睑结膜为砂眼的发病部位。

3. 泪器

泪器由泪腺、泪小管、泪囊、鼻泪管组成。泪腺位于眼眶的上外侧，它分泌泪液，具有湿润角膜、清除灰尘和杀菌的作用。

4. 眼外肌

眼外肌分上、下、内、外直肌和上、下斜肌。它们彼此协调收缩活动可控制眼球的精细运动。眼外肌发生麻痹可使眼球偏斜。

二、眼的折光系统及其调节

视觉感受器是存在于视网膜上的视锥细胞和视杆细胞，其适宜刺激是波长为380～760nm的电磁波。眼与视觉功能直接关系的结构是折光系统和感光系统。折光系统的功能是将外界射入眼球内的光线经过折射以后，在视网膜上形成清晰的物像。感光系统的功能是将物像的光刺激信息转变成生物电，然后产生神经冲动，由视神经传入大脑皮层枕叶的视觉中枢形成视觉。

（一）眼的折光与成像

眼的折光系统是由角膜、房水、晶状体和玻璃体构成的复杂的光学系统。

光线在进入眼到达视网膜之前，必须经过折光系统的四种折光体，而且各折光体的曲率半径和折光指数也各不相同。如果按照光学原理精确地计算眼的折光成像情况极为复杂。为了实际应用上的方便，通常用简约眼模型描述折光系统的功能。简约眼是假想的人工模型，其光学参数与正常人眼折光系统总的折光参数相等，因此常用来分析眼的成像情况。简约眼假定眼球的前后径为20mm，内容物均匀一致，折光指数为1.333，外界光线进入眼时只在前表面折射一次。简约眼的前表面曲率半径为5mm，节点 n 到前表面的距离为5mm，后主焦点在节点后方15mm处（相当于视网膜的位置）。这个模型与正常安静时人眼一样，正好能使平行光线聚焦在视网膜上，形成一个清晰的倒立物像（图6－3）。

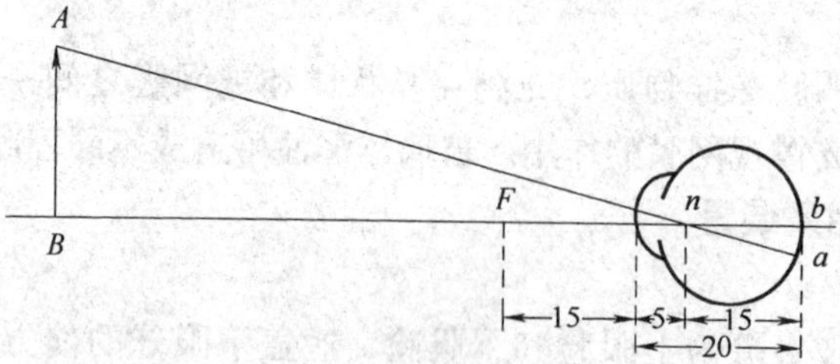

图6－3 简约眼成像示意图

单位：mm；n 为节点；$\triangle ABn \cong \triangle abn$；

如果物距（Bn）已知，即可根据物体（AB）的大小计算出物像（ab）的大小

利用简约眼模型可以很简便地计算出远近不同大小的物体在视网膜上成像的大小。正如图6－3所示，根据相似三角形原理，其计算公式如下：

$$\frac{AB\text{（物体的大小）}}{Bn\text{（物体至节点的距离）}}=\frac{ab\text{（物像的大小）}}{bn\text{（节点至视网膜的距离）}}$$

如计算眼前10m处一个高30cm的物体（bn 为固定数值15mm），在视网膜上成像约为0.45mm。

（二）眼的调节

为了能够看清物体，人的眼睛要根据物体的距离远近和明暗进行调节。一般认为6m以外的远物发出的光线进入眼内时接近平行，正常眼在安静时不需要做任何调节活动便使物像聚焦在视网膜上，因此可以看清楚。6m以内的近物发出的光线呈辐射状，因此在看近物时眼必须要进行调节。眼的调节包括晶状体的调节、瞳孔的调节和视轴会聚，这三方面的活动是同时进行的，以晶状体的调节最为重要。

1. 晶状体的调节

当物体从远处向着眼移近时，物体发出的辐射状光线在视网膜上便形成模糊的物像。此种信息传入视觉中枢后，便反射性地引起动眼神经中的副交感纤维兴奋，使睫状体的平滑肌收缩，睫状体向前内移动、睫状环肌收缩；于是，

睫状小带放松，晶状体便依靠自身的弹性使凸度加大，尤其向前凸起更明显（图6-4）；因此晶状体的折光力增大，使清晰的物像恰好前移落到视网膜上。物体距眼越近，到达眼内的光线辐射程度越大，则睫状体收缩的程度越大、晶状体变凸增加的折光力越强。由于看近物时睫状体处于收缩状态，故长时间地看近物会使眼睛疲劳。

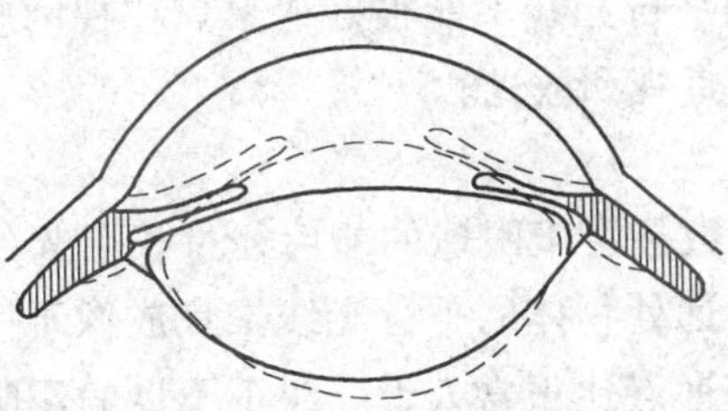

图6-4 晶状体和瞳孔的调节示意图

虚线表示调节时晶状体和虹膜的位置

通常将眼睛不需要调节即能形成清晰视觉的最远距离称为眼的远点。眼做最大调节后形成清晰视觉的最近距离称为眼的近点。晶状体的弹性越好，眼的近点就越近，表明调节能力越强。晶状体的弹性随年龄增大而降低（10岁儿童近点为9cm，30岁青壮年近点为13cm，40岁为19cm，50岁为53cm，65岁为90cm），特别是45岁以后降低速度显著加快。老年人因晶状体弹性降低看近物不清楚的现象，称为老视（俗称老花眼）。

2. 瞳孔的调节

正常人眼瞳孔直径的最大变动范围在1.5~8.0mm。在生理情况下，引起瞳孔调节变化的因素有两种，一种是看物体远近时的调节，另一种是进入眼内光线强弱引起的调节。

看近物时双侧瞳孔缩小，这种反射称为瞳孔近反射。其反射途径与晶状体的调节相似，传出纤维是动眼神经中的另一部分副交感纤维引起瞳孔括约肌收缩，使瞳孔缩小。瞳孔近反射调节的意义是减小眼折光系统的球面像差和色像差，使视网膜上的成像更为清晰。

强光刺激可引起双侧瞳孔反射性的缩小，弱光刺激可引起双侧瞳孔反射性的开大，这称为瞳孔对光反射。瞳孔对光反射的意义在于控制进入眼内的光线，使视网膜上的物像保持适宜的亮度，既能在弱光下使眼看清物体，又能在强光下使眼免受损伤。瞳孔对光反射的中枢在中脑，该反射消失常为中脑或其他中枢部位有病变的象征；瞳孔对光反射还可用于推测全身麻醉药的作用深度，如该反射消失则提示中脑已麻痹，应立即停止给药。

3. 视轴会聚

通过瞳孔正中央至中央凹中心点的连线轴称为视轴。被视物体自远逐渐靠近时，两眼内直肌在躯体运动神经的调节下同步收缩，两眼视轴向鼻侧靠拢，这称为视轴会聚，也称辐辏反射。视轴会聚的意义在于看近物时仍能使物像分别落在两眼视网膜的对称位置，形成单视，避免复视。

（三）眼的折光异常

正常眼通过调节可以看清远近不同的物体。眼球形态异常或者折光系统异常，可使安静状态下的平行光线不能很好地聚焦在视网膜上，称为折光异常或屈光不正，包括近视、远视和散光。

1. 近视

近视（myopia）多数是由于眼球的前后径过长引起的，还有的是由于折光能力过强所致，使来自远处物体的平行光线聚焦成像于视网膜前方，导致视物模糊。近视眼的特点是远点比正常人近。纠正不良的用眼习惯，注意用眼卫生是预防青少年近视的有效方法。矫正近视的办法是配戴适宜度数的凹透镜，使平行光线进入眼之前先适当辐散，从而使焦点后移恰好成像到视网膜上。

2. 远视

远视（hyperopia）多数是由于眼球的前后径过短引起的，常见于眼球发育不良，多系遗传因素；还有的是由于折光能力过弱，使来自远处物体的平行光线聚焦成像于视网膜后方，此时必须要通过眼的调节才能看清物体。远视眼看远物就需要调节，以致看近物的能力减退，其特点是近点较正常眼远。矫正的办法是配戴适宜度数的凸透镜，使平行光线进入眼之前先适当收敛，从而使焦点前移恰好成像到视网膜上。

3. 散光

正常眼折光系统的各个折光面都是正球形，即折光面每个方位的曲率半径都是相同的。散光（astigmatism）是由于眼折光系统的某个折光面在某个方位上曲率半径不相同，进入眼内的光线经过折射后聚焦点分散而不在同一平面上，因而视物模糊。矫正的办法是配戴适宜的圆柱形透镜。

三、眼的感光换能作用

进入眼内的光线由视网膜上的感光细胞所感受。人眼的感光细胞分为视杆细胞和视锥细胞两种（图6-5）。视杆细胞的光敏感度高，在弱光下起作用，无色觉，司暗光觉，能区分明暗，分辨力低，只区分物体的粗略轮廓。视锥细胞的光敏感度低，在强光下起作用，司昼光觉和色觉，对物体的微细结构和颜色分辨力高，视物精确。

（一）视杆细胞的感光与换能

视杆细胞的外段含有感光色素视紫红质（rhodopsin）。视紫红质受到光的照射后，迅速被分解为视黄醛和视蛋白，其颜色褪变成白色。在暗处，视黄醛和

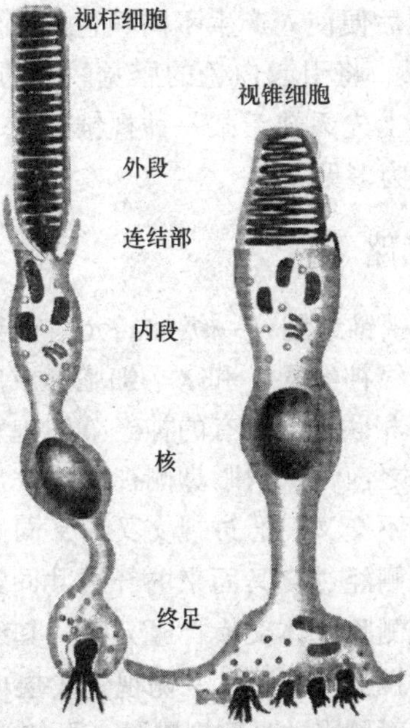

图6－5　视锥细胞和视杆细胞模式图

视蛋白又重新合成为视紫红质。在暗光条件下视物时，视紫红质合成大于分解。光线越暗，视紫红质的合成越大于分解，在视杆细胞中的浓度越高，视网膜对弱光的敏感度就越高。反之，在强光下视紫红质的分解大于合成，在视杆细胞中的浓度减小，视网膜对弱光的敏感度大幅度降低。视紫红质在光照下发生光化学反应，通过复杂的信号传递系统影响到视杆细胞膜对 Na^+ 的通透性，从而引起视杆细胞产生超极化的感受器电位。感受器电位以电紧张的形式扩布，将光刺激的信息传递给双极细胞和水平细胞，最后诱发神经节细胞产生动作电位传向视觉中枢。

视黄醛由维生素 A 转变而成。视紫红质在分解和再合成的过程中，总有一部分视黄醛被消耗掉，需要体内的维生素 A 衍变为视黄醛而得到补充。若体内维生素 A 缺乏，视紫红质必将合成不足，影响暗光觉，导致夜盲症。

（二）视锥细胞的感光换能与色觉

视锥细胞的外段含有的特殊感光色素同样是视黄醛和视蛋白合成的，分别存在于三种不同的视锥细胞中。由于视蛋白分子结构上的差异，决定了这三种视锥细胞中的感光色素分别对红、绿、蓝三种颜色的光线最为敏感。当光线作用于视锥细胞外段后，外段膜也发生类似视杆细胞一样的超极化的感受器电位，其电信号最终引起相应的神经节细胞产生动作电位。

人类产生色觉的机制普遍用三原色学说来解释。该学说认为，当不同波长的光线照射到视锥细胞后，会使三种视锥细胞分别以不同的比例混合兴奋，信息传入大脑皮层视觉中枢后便使人产生不同颜色的感觉。当三种视锥细胞受到同等程度的三色光刺激时，将引起白色的感觉。有的人分辨颜色的能力低下，称为色弱；有的人视网膜上先天缺乏某一种视锥细胞，因而导致相应颜色的色盲，以红色盲和绿色盲较为多见。

四、视觉信息的传入通路

视网膜的视杆细胞和视锥细胞（一级神经元）受到光刺激产生的电位变化通过终足与双极细胞（二级神经元）和水平细胞形成突触联系，双极细胞与神经节细胞（三级神经元）相联系，所有的神经节细胞轴突在眼球后汇聚成视神经。视神经在进入脑中枢之前，从两眼鼻侧视网膜发出的纤维交叉到对侧，而从颞侧视网膜发出的纤维不交叉。通过视交叉后，同侧视网膜颞侧来的未经交叉的纤维与对侧视网膜鼻侧经过交叉而来的纤维共同组成两侧的视束。视束中的纤维经过丘脑后部的外侧膝状体交换神经元后，其纤维经过内囊上行达大脑皮层枕叶的视觉中枢形成视觉。可见，一侧视觉皮层中枢接受来自同侧眼的颞侧视网膜（鼻侧视野）和对侧眼的鼻侧视网膜（颞侧视野）的信息（图6－6）。

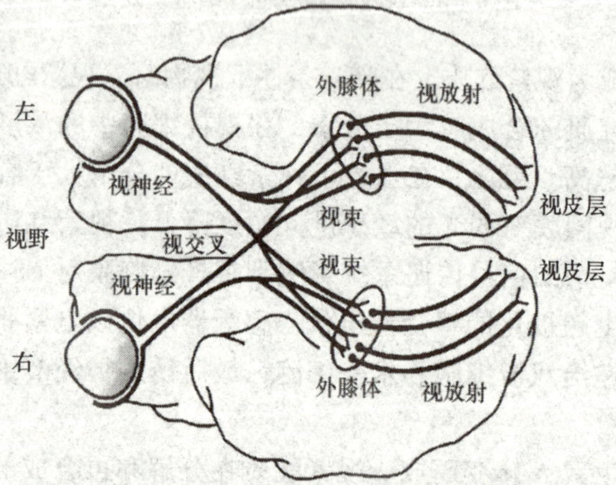

图6－6　视觉传入通路模式图

五、与视觉有关的几种生理现象

（一）暗适应与明适应

人从亮处进入暗处，起初看不清物体，经过一段时间后，视觉敏感度逐渐提高，恢复暗处的视力，这称为暗适应。反之，从暗处进入强光下，最初只感到耀眼的光亮不能视物，亦需片刻才能恢复视觉，这称为明适应。暗适应的时间显著长于明适应。暗适应现象与视网膜中视紫红质的合成增强，其含量逐渐增加有关。明适应则是由于暗处所积累的视紫红质在强光下被迅速分解造成的。

（二）视力

视力又称视敏度，是指眼分辨物体两点间最小距离的能力。视力主要反映视网膜中央凹的两点辨别阈。物体上的两个点发出的光线射入眼球后在节点上交叉形成的夹角称为视角。视力的好坏通常采用视角作为衡量标准，视力 = 1/视角（分）；眼睛分辨物体的视角越小，说明视力越好。临床规定，1 分角（1/60 度）的视力为 1.0，为正常视力。从理论上说，在视网膜上形成两点物像之间的距离需要稍大于一个视锥细胞的直径时，两点之间刚好隔开一个未兴奋的视锥细胞，当冲动传入视觉中枢后才会产生两点分开的感觉（图 6 - 7）。

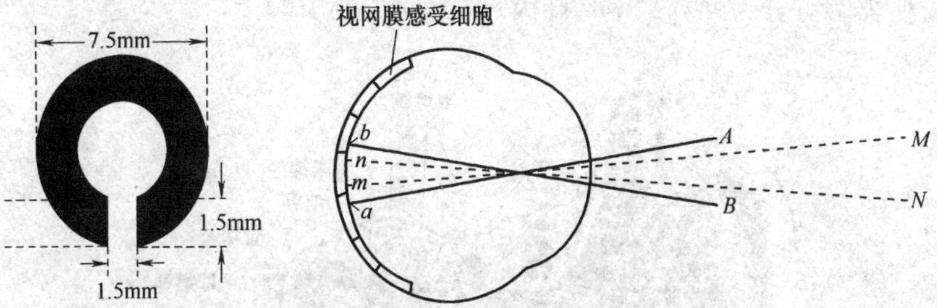

图 6 - 7　视力与视角的示意图

左图：在 5m 处相距 1.5mm 的两个点进入眼的视角正好为 1 分角；

右图：*AB* 两点进入眼的夹角为视角，如果视角为 1 分角时，物像（*ab*）可兴奋两个不相邻的视锥细胞；视角变小后（*MN* 两点光线的夹角）的物像（*mn*）只兴奋同一个视锥细胞

（三）视野

单眼固定注视前方某一点时，眼的余光所能看到的最大空间范围称为视野（visual field）。正常人的视野受到面部结构的影响，鼻侧和上方的视野较小，颞侧和下方的视野较大。不同颜色的视野不一样，白色视野最大，依次是黄色、蓝色、红色和绿色。临床上检查视野可帮助诊断视网膜或视角传导通路上的某些病变。

双眼视觉与立体视觉

人双眼观看同一物体时所产生的感觉称为双眼视觉。此时两眼视野的大部分重叠，但左眼相对较多地看到物体的左侧面，右眼相对较多地看到物体的右侧面。因在视网膜上成像位置彼此对称，两眼分别形成的相似而不完全相同的物像，传入中枢后经过整合形成有一定“深度”的立体视觉。双眼视觉可扩大视野，弥补生理盲点的不足；还可增加对物体大小、距离判断的准确性。立体视觉还与物体的阴影、光线的反射、视物经验等有关。单眼视觉可因头部的摆动使视网膜上先后形成的不同物像进入中枢整合成立体视觉，单眼视觉的立体视觉显著较差。

第三节 位听器官

耳是机体的位听器官，包括感受头部位置变动的平衡器官和感受声波刺激的听觉器官。二者在功能上截然不同，但在结构上紧密相连。

一、耳的结构

位听器官可分为外耳、中耳和内耳（图6－8）。

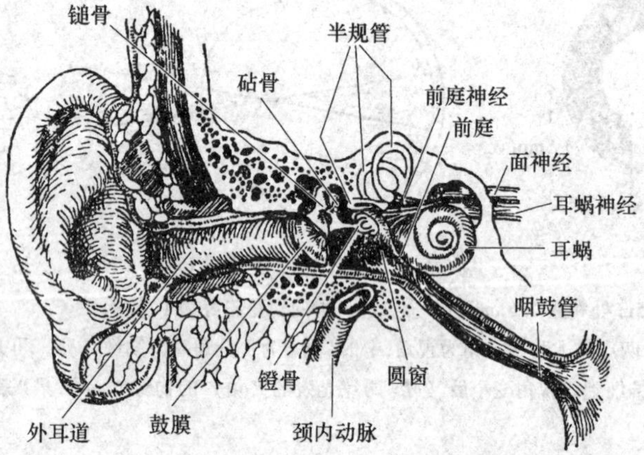

图6－8 人耳结构模式图

（一）外耳

外耳包括耳廓、外耳道和鼓膜。耳廓以弹性软骨为支架，外覆皮肤和少量的皮下组织，下方无软骨的柔软部为耳垂，是临床常用的采血部位。耳廓有利于收集声波和声源定位。外耳道向外开口于耳门，外1/3为软骨部，内2/3为骨部，位于颞骨内。外耳道皮肤较薄，含有毛囊、耵聍腺，耵聍腺分泌的黏稠液体可粘住灰尘和异物，当阻塞外耳道时妨碍听力。鼓膜为卵圆形的半透明薄膜，厚约0.1mm，位于外耳道的尽端，分隔外耳道和中耳。鼓膜能随着外耳道传来声波而振动，传导声波。

（二）中耳

中耳包括鼓室和咽鼓管。鼓室是由上皮覆盖开口于颞骨外的中空腔隙，容积1～2cm^3。鼓室内有三块听小骨：锤骨、砧骨和镫骨。锤骨柄附着于鼓膜的内表面，锤骨的“头”与砧骨相关节，砧骨又与镫骨相关节，构成具有杠杆作用的听骨链（图6－8）。鼓室的内侧壁上有前庭窗（卵圆窗）和圆窗（圆窗），均被一层薄膜封闭；镫骨的底板就抵于前庭窗上，鼓膜振动的能量经过听骨链的传递和放大作用，最后由前庭窗传入内耳。咽鼓管是沟通中耳鼓室和鼻咽部之间的通道，有平衡鼓室和外界大气压的作用。

（三）内耳

内耳位于颞骨岩部内，由复杂的管道系统组成，亦称迷路。迷路可分为骨迷路和套在其内部的膜迷路两部分（图6-9）。

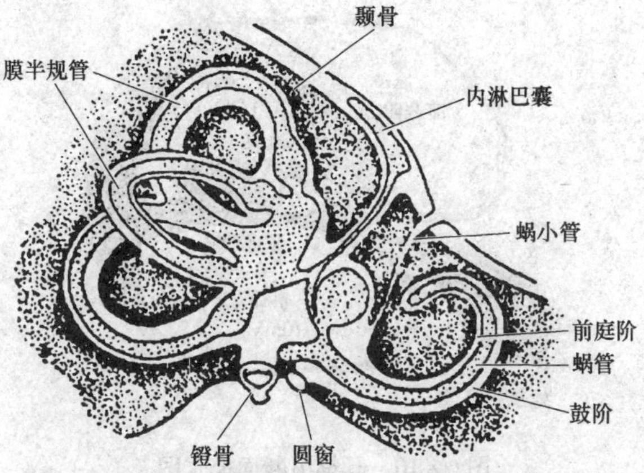

图6-9　人类迷路器官的主要结构示意图

骨迷路是由骨密致构成的管道，由后外向前内依次分为骨半规管、前庭和耳蜗三部分。骨半规管是三个近似环形的骨性小管道，它们互相垂直在三个平面上，与中部的前庭有五个小孔相通。前庭是位于骨迷路中部的椭圆形腔，其前部有一个大孔与耳蜗相通。耳蜗位于前庭的前方，形似蜗牛壳，是一条围绕骨质蜗轴环绕两周半的螺旋形骨质管道，该管道称为蜗螺旋管（图6-10）。从蜗轴发出的骨片伸入蜗螺旋管，称为骨螺旋板，其外缘与膜螺旋板，即基底膜（起于蜗螺旋管外侧壁的骨膜）相连接。在骨螺旋板起始处的上方还有一斜向外上方直达蜗螺旋管外侧壁上的膜，称为前庭膜。这样，蜗螺旋管腔被分隔为三部分：前庭阶、蜗管和鼓阶。前庭阶与鼓阶中充满外淋巴液，它们通过耳蜗顶部的小孔相沟通，并分别与前庭窗与圆窗相接触。蜗管位于前庭阶与鼓阶之间，其内充满内淋巴液，靠鼓阶一侧的基底膜上有螺旋器，也称为柯蒂氏器，主要有支持细胞与具有纤毛的毛细胞组成，其上覆以盖膜。毛细胞对机械刺激敏感，是听觉的感受细胞。螺旋神经节内双极神经元的树突末梢与毛细胞的基底面形成突触，其轴突则组成蜗神经，即听神经。蜗轴的骨质疏松，蜗神经纤维从中通过。

膜迷路是一条封闭的膜性管道，内部充满内淋巴液，大致相对应地套于骨迷路内，由后外向前内分为膜半规管、椭圆囊和球囊（二者合称前庭）、蜗管三部分。前庭是膜迷路中相对膨大的部分，内有囊斑（图6-11）。囊斑上有感受性毛细胞，毛细胞的纤毛插在其上方的耳石膜内，耳石膜是碳酸钙与蛋白质组

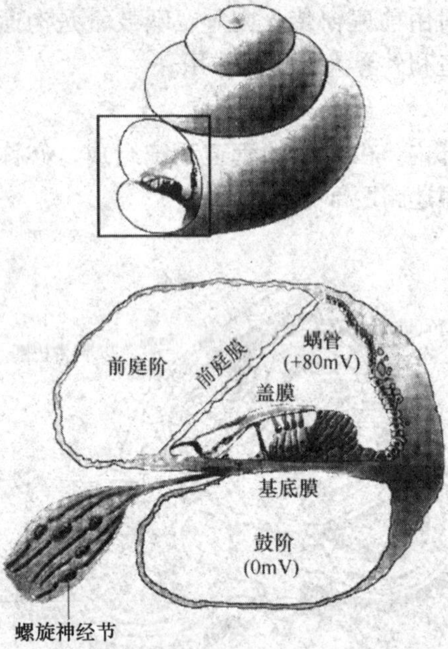

图 6－10　耳蜗纵断面模式图

下图为上图局部的放大

成的胶质膜，其相对密度比囊中的内淋巴液大，因此是感受头部空间位置变化和直线变速运动的感受器。三个膜半规管在与前庭连接处膨大形成壶腹，在壶腹内，毛细胞与支持结构聚集在一起被称为壶腹嵴，位于嵴顶部的胶质结构称为终帽。壶腹嵴上的毛细胞有前庭神经与之形成突触联系。三半规管是感受机体旋转变速运动的感受器。

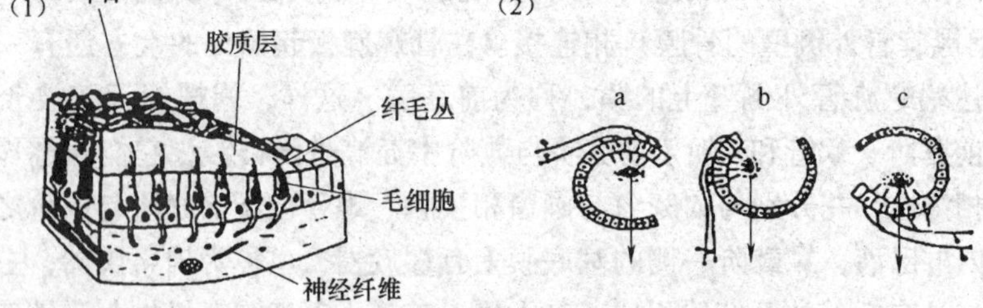

图 6－11　囊斑的构造模式及耳石与毛细胞的关系

(1) 囊斑的局部构造；(2) a 倒位，b 横位，c 正常位；箭头表示加速度方向

二、听觉生理

声波经过外耳道到达鼓膜，引起鼓膜产生相应的振动，鼓膜的振动再经过

听小骨的传递和放大，继而振动前庭窗，从而使声波传入内耳。声波传入内耳的这一途径称为空气传导。外界声波的振动，也可振动头颅骨，将声能直接传入内耳，这一传导途径称为骨传导。由于头颅骨对声波能量的强大反射作用，骨传导传入的声能很微弱，正常人听声音主要是通过空气传导实现的。

声波传入内耳以后，使内耳淋巴液随之振动，基底膜上的振动波以行波的方式由耳蜗的底部逐渐向顶部推进，引起基底膜螺旋器上的毛细胞与其上方相接触的盖膜发生来回剪切位移运动，使毛细胞顶端的听毛位移、变形，导致毛细胞产生微音器电位；最终引起耳蜗听神经纤维产生动作电位，信息最后到达大脑皮质颞叶听觉中枢产生听觉。声波频率不同，行波传播的远近与最大振幅出现的部位也不同。声波振动频率越高，行波传播越近，最大振幅出现的部位越靠近耳蜗底部；反之，声波频率越低，行波传播越远，最大振幅出现的部位越靠近耳蜗顶部（图6－12）。因此，耳蜗能够区分不同声音的频率，即耳蜗底部的基底膜螺旋器感受高频音刺激，耳蜗顶部的基底膜螺旋器感受低频音刺激。声音越是强大，毛细胞的听毛发生位移的幅度就越大、被声波刺激兴奋起来的听神经纤维就越多，使人听到的声音也就越大。当前庭窗膜振动引起外淋巴液振动时，圆窗膜也随着振动，但其振动的方向与前庭窗膜正好相反，起到了缓冲压力的作用。

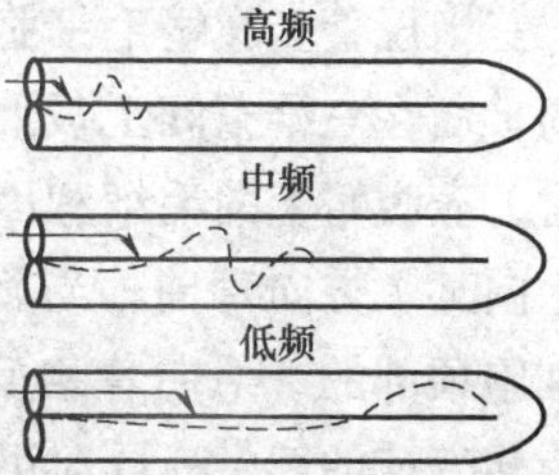

图6－12　不同音频在基底膜上产生最大振幅的部位不同

蜗管被想象拉直，虚线为振动行波

当患中耳炎使听小骨发生粘连，或者鼓膜穿孔后，声波可引起中耳鼓室空气振动，从而通过振动圆窗膜将声波传入内耳。声波的这种传入途径有一定的代偿作用，但听力将明显下降。外耳和中耳承担着传导并放大声波的作用，这些部位发生病变异常所引起的听力减退，称为传导性耳聋。若是内耳及听神经发生病变所导致的听力减退，称为感音性耳聋。卡那霉素、链霉素等就可损伤听神经。

三、平衡觉功能

椭圆囊、球囊和三半规管总称为前庭器官。它们感受的是人体的空间位置状态以及运动的情况。前庭器官的感受信息传入中枢后，与视觉信息、物体深部感觉等信息一起，在调节肌肉的紧张性和维持身体的平衡中起重要作用。

（一）前庭的功能

前庭囊斑中的毛细胞感受的是头部空间位置改变和机体的直线变速运动。当人体直立时，椭圆囊的囊斑处于水平位，即毛细胞的纵轴与地面垂直，耳石膜顶在毛细胞的上方；球囊的囊斑处于垂直位，毛细胞的纵轴与地面平行，耳石膜悬在毛细胞的外侧。当头部空间位置发生改变时，由于重力的作用，耳石膜与毛细胞的相对位置会发生改变；或者是机体在做直线加、减速运动时，由于惯性的作用，耳石膜与毛细胞的相对位置也会发生改变。上述情况均可使纤毛发生弯曲倒向某一方，从而使相应的传入神经纤维发放的冲动发生变化。这些综合信息传入中枢后，可使人产生头部空间位置的感觉或直线变速运动的感觉，同时还通过传出神经调节全身相应骨骼肌的肌紧张、产生姿势反射以维持身体平衡（如乘坐汽车突然加速或减速）。

（二）半规管的功能

三半规管壶腹嵴毛细胞感受的是机体的旋转变速运动。由于三个半规管各自的平面在三维空间上彼此互相垂直，因此当机体环绕不同方向的轴做旋转运动时，壶腹嵴上的毛细胞因管腔中内淋巴液的惯性运动都会冲击毛细胞顶部的纤毛向某一方向弯曲；当旋转停止时，由于管腔中内淋巴液的惯性运动，又使毛细胞顶部的纤毛向着相反方向弯曲。这些信息经前庭神经传入中枢后，可产生旋转变速的感觉；同时可引起眼球震颤和躯体、四肢骨骼肌肌紧张发生改变，以调整姿势维持身体平衡（如乘坐汽车突然转弯）。

（三）前庭反应

当前庭器官受到刺激兴奋时，其传入冲动达到相应神经中枢后除引起位置觉和运动觉以外，还能引起不同部位骨骼肌的肌紧张和内脏功能的改变，这称为前庭反应。

人类的前庭器官受到过强、过久的刺激，常常引起自主神经系统的功能反应，表现为一系列的内脏反应，如眩晕、恶心、呕吐、皮肤苍白、出虚汗、心率加快、血压下降等。容易晕车、晕船的人就是因为他们的前庭器官功能过于敏感；锻炼可以增加其适应性而减轻前庭反应。苯海拉明有抑制前庭器官的作用，常用于预防或治疗晕动症。

当躯体做旋转运动时由于半规管受到刺激，眼球还可以出现一种特殊的往返运动，称为眼球震颤。水平方向的旋转可引起眼球发生水平震颤。临床上经常用检查眼球震颤的方法，来判断前庭器官功能是否正常。

第四节 其他感觉器官

一、嗅觉

人的嗅觉感受器是位于鼻腔上部鼻黏膜中的嗅细胞，大约有1000万个。嗅细胞属于神经元，呈杆状，细胞的游离端朝向鼻腔，有6～8条纤毛伸入到嗅黏膜表面的黏液中，嗅细胞的另一端组成20多条嗅丝穿过筛骨板小孔进入颅腔，终止于嗅球；由嗅球的后侧部发出纤维最后到达大脑皮质边缘叶的前底部区域，产生嗅觉。嗅觉的适宜刺激是可挥发性的有气味的化学物质，当嗅纤毛接触到这些化学物质后可发生生物电变化。嗅觉的敏感性极高，如每毫升空气中含有人工麝香的浓度为$5\times10^{-9}\sim5\times10^{-6}$mg即可嗅出。当然，不同气味物质的敏感性不一样。嗅觉极容易产生适应，所谓“入芝兰之室久而不闻其香”就是在说嗅觉的适应现象。嗅觉与味觉联系紧密，其中一方发生障碍时，另一方的功能往往也随之减退。

二、味觉

人的味觉器官是舌，味觉的感受器是味蕾，属于外感受器中的化学感受器。味蕾由味细胞和支持细胞构成，味细胞的顶端有伸出味孔的味纤毛与唾液接触，味觉细胞的基部与味神经末梢联系。一般认为有甜、酸、苦、咸四种基本味觉感受器，且在舌的不同区域分布密度不一样。舌尖对甜味较敏感，舌的两侧对酸味比较敏感，舌的前部对咸味比较敏感，舌根部对苦味比较敏感。味觉的敏感度与刺激物的温度关系密切，一般在30℃左右敏感度最高。此外当机体内缺乏哪种物质时，就对哪种物质的敏感度增高。味觉的生理学意义不仅在于营养方面，也与维持机体内环境的平衡有关。

三、皮肤感觉

感觉功能是皮肤的功能之一。在皮肤中呈点状分布着多种感受器，分别接受各自的适宜刺激。皮肤感觉主要有触压觉、冷觉、热觉和痛觉四种。

轻微的机械刺激作用于皮肤浅层的触觉感受器可产生触觉，触觉的感受器是位于真皮乳头层的触觉小体。若用较强的机械刺激导致皮肤深部组织变形则产生压觉，压觉的感受器主要是位于真皮深层的环层小体。两者性质上相似，故统称为触压觉。人体不同部位皮肤的触压觉敏感程度差别很大，尤其以口唇部、手指尖最为敏感。

冷觉和热觉都属于温度觉，其感受器是位于真皮和表皮层的游离神经末梢，因感受温度范围不同而分成两种温度感受器。冷感受器最为敏感的温度在10～20℃，温热感受器最为敏感的温度在25℃以上，温度达到45℃以上时有痛觉纤维参与兴奋。

痛觉的感受器是位于皮肤中的游离神经末梢。痛觉不单是由一种刺激所引起，任何理化刺激作用于机体造成伤害都产生痛觉，很难适应。痛觉刺激常常反射性地引起自主神经系统的一系列反应。

复习思考题

1. 名词解释

感受器、感觉器官、感受器的换能作用、感受器的适应、中央凹、生理盲点、近点、近视、远视、散光、瞳孔对光反射、夜盲症、暗适应、视力、视角、视野、骨传导、空气传导、传音性耳聋、感音性耳聋、前庭反应、眼球震颤。

2. 简述感受器的一般生理特征。
3. 眼球壁的分层结构和视网膜的分层结构是什么？
4. 如何利用简约眼数据计算眼的折光成像？
5. 简述眼在看近物时的调节过程。
6. 眼各种折光异常的产生原因、特点及其矫正方法是什么？
7. 视锥细胞和视杆细胞在视网膜上的分布特点及其的主要功能是什么？
8. 简述声波传入内耳的正常途径。
9. 内耳螺旋器毛细胞是如何感受声波刺激的？
10. 简述前庭器官的适宜刺激及其功能。

（崔庚寅）

第七章　内分泌系统

学习目的和要求

1. 熟悉内分泌系统的组成。
2. 掌握激素的概念及作用特征。
3. 掌握下丘脑与垂体的结构和功能联系。
4. 熟悉激素作用的一般特征与机制。
5. 了解主要内分泌腺的结构、生理功能及其调节。

第一节　概述

内分泌系统（endocrine system）由内分泌腺和分散存在于各器官、组织的内分泌细胞等组成，通过分泌、释放激素发挥作用，是信息传递系统。激素（hormone）是高效能的生理活性物质，主要通过血液循环到达特定的器官（靶器官）或组织细胞（靶细胞），与特异性受体结合，调节人体的生理功能。内分泌系统与神经系统紧密联系，相互配合，维持机体内环境的相对稳定。

一、内分泌系统的组成

内分泌系统由内分泌腺、内分泌组织和内分泌细胞组成。内分泌腺是独立的器官，主要由内分泌细胞组成，包括：脑垂体、甲状腺、甲状旁腺、肾上腺、胸腺及松果体等。内分泌组织是分布在其他器官内的内分泌组织细胞群，如下丘脑、胰腺中的胰岛、睾丸间质细胞、卵巢的黄体及门细胞等。内分泌细胞指分布于其他组织或器官内单个分散的细胞，如分布在胃肠道、呼吸道、心脏与肾脏的内分泌细胞等。

二、激素的分类和信息传递方式

（一）激素的分类

激素种类繁多，据其化学性质主要分为三类。

1. 含氮类激素

（1）胺类激素　多为氨基酸的衍生物，如肾上腺素、去甲肾上腺素、甲状腺素。

（2）肽类和蛋白质激素　下丘脑、腺垂体和胰岛等分泌的激素大多属于此类，包括下丘脑调节肽、腺垂体激素、胰岛素、甲状旁腺激素等。

2. 类固醇（甾体）激素

类固醇激素主要包括肾上腺皮质分泌的肾上腺皮质激素和生殖细胞分泌的性激素。

3. 固醇类激素

固醇类激素很少，由皮肤合成，或肝、肾内分泌细胞分泌，如维生素 D_3；此外，脂肪酸衍生物，如前列腺素等广泛存在于全身各组织。

（二）激素的信息传递方式

激素传递信息的方式有多种：①远距分泌，指激素借助血液运输到达远距离的靶细胞发挥作用；②旁分泌，指激素通过细胞间液的扩散作用作用于临近的靶细胞；③神经分泌，指激素由神经细胞合成后通过轴浆运输到达神经末梢释放，弥散作用于临近细胞，或直接进入血液循环发挥作用；④自分泌及内在分泌，指激素通过局部弥散返回作用于产生该激素的内分泌细胞，或直接在合成激素的细胞内发挥作用。

三、激素作用的一般特征

（一）相对特异性

激素能选择性作用于特定器官（靶器官）或细胞（靶细胞）。各种激素的作用范围差异较大。有些激素只局限作用于某一靶腺或靶细胞，如腺垂体的促激素；而有些激素的作用范围较广甚至遍及全身，如胰岛素、生长激素、甲状腺激素等。

（二）信息传递作用

激素既不能为细胞增添新的功能，也不能为细胞提供原料和能量，它仅仅起着信使的作用，将调节信息递送给靶细胞，增强或减弱细胞原有的生化过程或生理功能。

（三）生物放大作用

激素在血液中含量甚微，但当激素与受体结合后，通过引发细胞内一系列信号转导程序，经逐级放大，可产生效能极高的生物信号放大效应，从而保证很少的激素分子能产生很大的生理效应。当某种激素分泌稍有不足或偏多，便引起该激素调节功能的明显异常，临床上称为该内分泌腺功能减退或功能亢进。

（四）激素之间相互作用

每种激素都有各自的作用，但在调节某一特定生理活动时，各种激素总是彼此关联，互相影响，主要表现为：①协同作用，即多种激素联合作用时的总效应大于各激素单独作用所产生效应的总和；②拮抗作用，如胰岛素能降低血糖，肾上腺素能升高血糖，二者同时作用，导致激素的效应减弱或抵消；③允许作用，指某种激素本身对某器官或细胞没有直接作用，但它的存在却是另一种激素发挥生物效应的必要条件。例如，皮质醇本身并不能收缩血管，但有它的存在，去甲肾上腺素才能充分发挥收缩血管的作用。

四、激素的作用机制

（一）含氮类激素作用机制——第二信使学说

第二信使学说的主要内容为：①激素作为第一信使，与靶细胞膜上的特异受体结合；②激素与受体结合引起受体空间构型改变，激活与之偶联的 G 蛋白，G 蛋白活化，激活细胞膜内侧腺苷酸环化酶；③在 Mg^{2+} 存在下，腺苷酸环化酶使 ATP 转化为 cAMP，胞内 cAMP 浓度升高；④cAMP 作为胞内信息传递的第二信使，激活蛋白激酶 A（PKA），活化的 PKA 催化细胞内多种蛋白质发生磷酸化反应，引起靶细胞内特有的生理效应（图 7－1）。

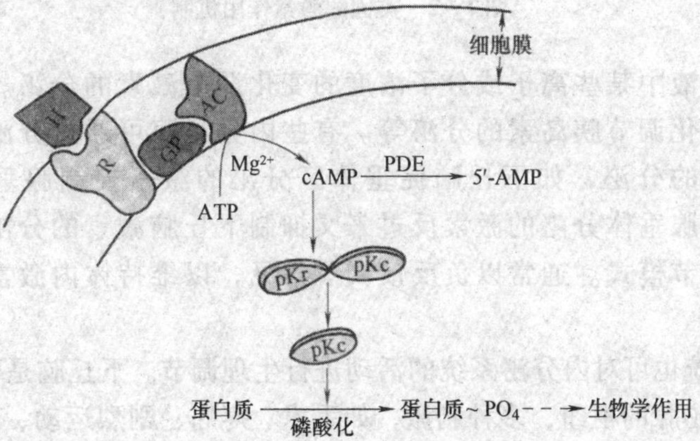

H：激素　R：受体　GP：G蛋白　AC：腺苷酸环化酶　PDE：磷酸二酯酶　pKr：蛋白激酶调节亚单位　pKc：蛋白激酶催化亚单位

图 7－1　含氮类激素作用机制

（二）类固醇激素作用机制

类固醇激素分子质量较小，可直接进入细胞内，与胞质受体结合形成激素－胞质受体复合物，该复合物再进入细胞核内形成激素－核受体复合物，与 DNA 分子特异区域结合，调节特定基因的转录和表达，诱导或减少某种蛋白质的合成，引起相应的生理效应（图 7－2）。

五、激素分泌的调节

正常情况下，激素的分泌是多种调节共同作用的结果。一些内分泌腺

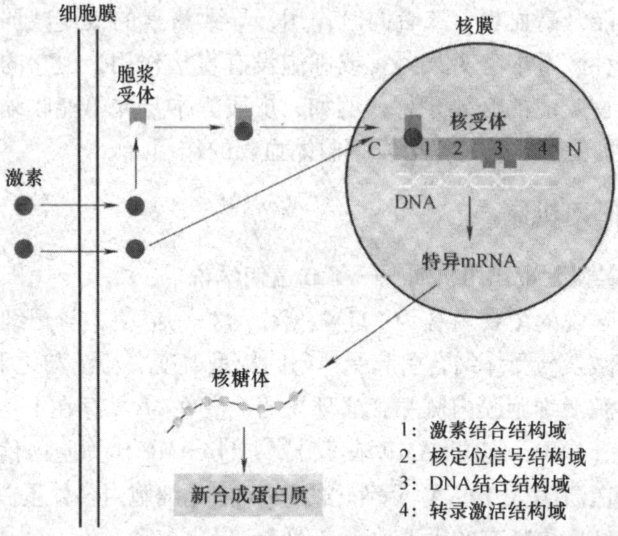

图7－2 类固醇激素作用机制

通过感受体液中某些离子或分子浓度的变化调节激素的分泌。如胰岛感受血糖浓度变化调节胰岛素的分泌等。有些内分泌腺可通过分泌激素调控其他内分泌腺的分泌，如下丘脑促垂体区分泌的激素控制腺垂体激素的分泌。同时，腺垂体分泌的激素反过来又抑制下丘脑激素的分泌，这样就形成了反馈调节模式。通常以负反馈调节常见，以维持体内激素水平的相对稳定。

神经系统也可对内分泌系统的活动进行生理调节。下丘脑是联系神经系统和许多内分泌腺的枢纽，多种刺激，如手术、疼痛、剧烈运动、恐惧或光、温度的变化等首先作用于中枢神经系统，一方面通过下丘脑分泌的激素影响腺垂体激素的分泌，进一步影响相应的靶腺或靶细胞的分泌；另一方面也可通过自主神经直接调控体内许多内分泌腺或内分泌细胞的分泌活动，如肾上腺髓质的功能就受交感神经纤维的调控。

第二节 下丘脑和垂体

下丘脑（hypothalamus）与垂体在结构和功能上联系密切，下丘脑通过神经内分泌对垂体的活动进行调节，从而实现对全身机能的调控。

一、下丘脑的内分泌机能

下丘脑是重要的神经中枢，也是重要的内分泌调节中枢。下丘脑可将中枢神经的电信号转变为激素分泌的化学信号，是神经调节与体液调节的重要枢纽。下丘脑内侧基底部存在促垂体区，主要包括正中隆起、弓状核、腹内侧核、视上核、室旁核，此区的肽能神经元可分泌至少9种肽类激素，这些神经肽经垂体门脉到达腺垂体，调节腺垂体的活动，称为下丘脑调节肽（表7-1）。下丘脑视上核和室旁核的神经元合成血管升压素和催产素。

表7-1　　下丘脑调节肽——调节腺垂体的活动

下丘脑调节肽	腺垂体激素	腺垂体激素的主要作用
促甲状腺激素释放激素	↑促甲状腺激素	促进甲状腺生长发育和分泌甲状腺激素，对维持甲状腺的正常功能有极为重要的作用
	↑催乳素	
促肾上腺皮质激素释放激素	↑促肾上腺皮质激素	促进肾上腺皮质束状带和网状带的生长发育，并刺激它们分泌糖皮质激素和性激素
生长抑素	↓生长激素	促进全身生长发育，影响物质代谢
生长素释放激素	↑生长激素	
催乳素释放因子	↑催乳素	在分娩后促进发育完全已具有泌乳条件的乳腺分泌乳汁，并维持泌乳
催乳素释放抑制因子	↓催乳素	
促黑素细胞激素释放因子	↑促黑素细胞激素	促进黑色素细胞合成黑色素，使皮肤、毛发颜色加深
促黑素细胞激素释放抑制因子	↓促黑素细胞激素	
促性腺激素释放激素	↑促卵泡激素	刺激卵泡的发育、卵子的成熟； 刺激曲细精管上皮细胞发育和精子的发生与成熟
	↑黄体生成素	促进卵泡的最后成熟及排卵； 促进黄体的生成； 刺激卵巢分泌雌激素与孕激素； 刺激睾丸间质细胞分泌雄激素

二、垂体的结构

垂体（pituitary）是机体最重要的内分泌腺，可分泌多种激素，并调节其他内分泌腺的活动。垂体借漏斗与下丘脑相连，悬于脑的底部，位于垂体窝内，呈椭圆形，质量不足1g。垂体可分为腺垂体和神经垂体两部分（图7-3）。

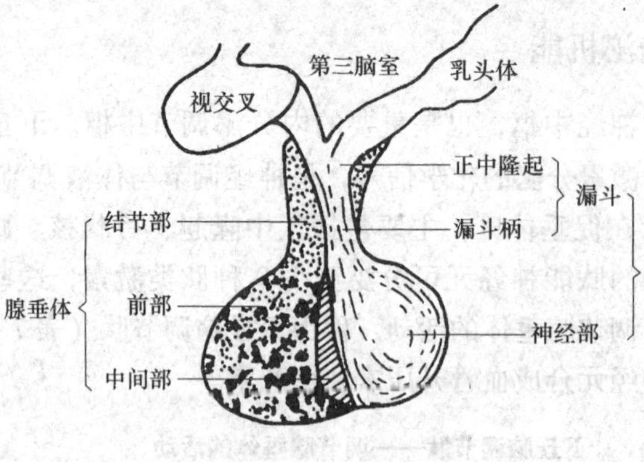

图7-3　垂体结构示意图

神经垂体包括神经部和漏斗，由无髓神经纤维和神经胶质细胞构成。神经垂体本身不能合成激素，只能储存和释放由下丘脑神经元合成的血管升压素和催产素。

腺垂体可分为远侧部、结节部和中间部，主要由腺细胞组成。根据染色不同，腺细胞可分为嗜酸性细胞、嗜碱性细胞和嫌色细胞。

三、下丘脑与垂体的结构联系

（一）下丘脑与腺垂体的结构联系——垂体门脉系统

垂体上动脉自基底动脉环发出后进入下丘脑，在正中隆起处形成毛细血管网（第一级毛细血管），随后汇集为数条小静脉（垂体门脉），通过垂体柄下行至腺垂体，再次形成毛细血管（第二级毛细血管）（图7-4）。下丘脑神经内分泌细胞的轴突末梢与垂体门脉系统的第一级毛细血管网接触，其释放的神经激素可通过第一级毛细血管进入垂体门脉系统，运送至腺垂体，由第二级毛细血管网透出，作用于腺垂体的内分泌细胞，调节其分泌活动。垂体门脉系统完成下丘脑-腺垂体之间的激素运送。

（二）下丘脑与神经垂体的结构联系——下丘脑-垂体束

下丘脑视上核和室旁核等核团的神经元发出的无髓神经纤维，经垂体柄下行至神经垂体，终止于神经垂体的毛细血管壁上，这些神经纤维称为下丘脑-垂体束。神经垂体由神经纤维和神经胶质细胞构成，无腺细胞，不具分泌功能，下丘脑视上核和室旁核的神经元合成血管升压素和催产素经下丘脑-垂体束运到神经垂体，在此贮存，在适宜刺激下，由神经垂体释放经毛细血管进入血液。

四、腺垂体激素及其生理作用

已知腺垂体分泌的激素有7种：促黑激素、生长激素、催乳素、促甲状腺激素、促肾上腺皮质激素、促卵泡刺激素、黄体生成素。

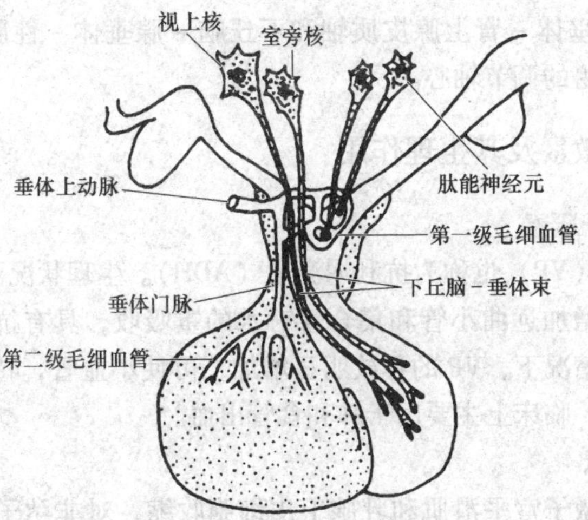

图7－4 下丘脑－垂体功能单位模式图

（一）促黑激素

促黑激素主要促进黑色素细胞中酪氨酸转变为黑色素，使皮肤与毛发颜色加深。

（二）生长激素

生长激素（GH）主要调节物质代谢与生长过程，对机体各组织器官影响广泛，尤其对骨骼、肌肉及内脏器官作用显著。

1. 促进生长

生长激素是调节机体生长的关键激素，主要促进骨、软骨、肌肉等生长发育。人在年幼时期若缺乏生长激素，可出现生长迟缓，身材矮小，称为侏儒症；若生长激素分泌过多，可导致巨人症。成年人若生长激素分泌过多可引起肢端肥大症，表现为手足粗大，下颌突出，内脏器官也增大。

2. 调节代谢

生长激素促进蛋白质合成，特别是肝外组织蛋白质的合成；加速脂肪的分解作用，使组织尤其是肢体的脂肪量减少；生长激素还可抑制糖的利用，使血糖升高。因此，生长激素分泌过量可产生垂体性糖尿。

（三）催乳素

催乳素（PRL）作用十分广泛，主要调节乳腺活动，发动并维持泌乳；还可调节性腺功能和免疫功能，并参与应激反应。

（四）促激素

促甲状腺激素（TSH）、促肾上腺皮质激素（ACTH）、促卵泡刺激素（FSH）和黄体生成素（LH），可特异性作用于各自的靶腺，促进靶腺的组织增生和激素分泌。促激素分别与上、下级内分泌腺形成下丘脑－腺垂体－甲状腺轴、下丘脑－腺垂体－肾上腺皮质轴和下丘脑－腺垂体－性腺（卵巢或睾丸）轴，构成激素分泌的调节轴心。

五、神经垂体激素及其生理作用

（一）血管升压素

血管升压素（VP）也称为抗利尿激素（ADH）。生理状况下，血浆中 VP 浓度很低，主要是增加远曲小管和集合管对水的重吸收，具有抗利尿作用。在机体脱水和失血的情况下，VP 的释放明显增加，可使小血管，特别是内脏血管收缩，使血压升高。临床上主要用于肺和食管出血。

（二）催产素

催产素可刺激子宫平滑肌和乳腺上皮细胞收缩，对非孕子宫作用较弱，对妊娠子宫作用较强。在分娩过程中促进子宫收缩；分娩后参与排乳，促进乳汁排出。临床上常将催产素用于引产和产后宫缩无力。

第三节 主要内分泌腺的功能

一、甲状腺

（一）形态、位置与结构

甲状腺（thyroid）位于颈前部，呈 H 形，即由两个侧叶与连接两侧叶的峡部构成。在甲状腺后面有两对（4 个）黄豆大小的甲状旁腺（parathyroid）。

甲状腺实质被被膜结缔组织分成若干大小不等的小叶，每个小叶内有 20～40 个圆形或椭圆形的甲状腺滤泡（图 7－5）。滤泡上皮细胞能合成分泌甲状腺激素。

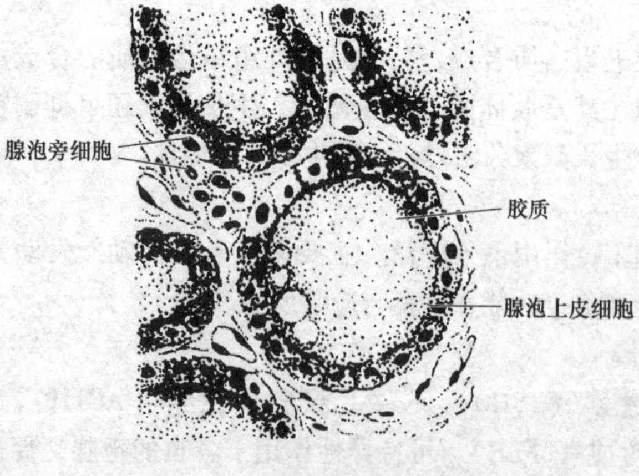

图 7－5　甲状腺的结构示意图

（二）甲状腺分泌的激素

甲状腺腺泡上皮细胞主要合成、释放甲状腺激素，腺泡旁细胞可分泌降钙素。甲状旁腺分泌甲状旁腺激素。

1. 甲状腺激素的代谢

甲状腺激素主要有两种形式，即甲状腺素（又称四碘甲腺原氨酸，T_4）和三碘甲腺原氨酸（T_3）。甲状腺激素是酪氨酸的碘化物，合成的原料为碘和酪氨酸，碘主要来源于食物。碘缺乏或过剩均可导致甲状腺疾患。

2. 甲状腺激素的生理作用

甲状腺激素作用广泛，几乎对全身各组织细胞均有影响，促进人体新陈代谢和生长发育过程。

（1）对能量代谢的影响　甲状腺激素能显著提高能量代谢水平。除了成人的脑、肺、性腺和脾外，甲状腺激素能增强机体其他所有器官组织的代谢活动，提高组织的耗氧量和产热量。甲状腺功能亢进，产热量增加，基础代谢率升高，患者喜凉怕热，易出汗；甲状腺功能低下，则产热量减少，基础代谢率降低，患者喜热恶寒，两种情况都无法适应环境温度的变化。

（2）对物质代谢的影响　甲状腺激素对三大营养物质的合成与分解代谢均有促进作用，而量大时对分解代谢的促进作用更为明显。

①对糖代谢的影响：甲状腺激素能加速小肠黏膜对葡萄糖的吸收，促进糖原分解和肝糖原异生，并增强肾上腺素、胰高血糖素、皮质醇和生长激素的生糖作用，还能对抗胰岛素，使血糖升高；但同时又能加强外周组织对糖的利用，使血糖降低。因此，甲状腺功能亢进症（甲亢）患者餐后血糖增高，甚至出现糖尿，但随后血糖又很快降低。

②对蛋白质代谢的影响：甲状腺激素可促进蛋白质的合成，有利于机体的生长发育。当甲状腺激素分泌不足时，蛋白质合成减少，细胞间的黏液蛋白沉积，引起黏液性水肿。但甲状腺分泌过多时，则加强蛋白质的分解。因此，甲状腺功能亢进，蛋白质分解明显大于合成，尤其是骨骼肌、骨蛋白质大量分解，出现肌肉消瘦和骨质疏松。

③对脂类代谢的影响：甲状腺激素能促进脂肪的合成与分解，加速脂肪的代谢速率，总的效应是分解大于合成；甲状腺激素还能降低血胆固醇水平。甲亢患者血胆固醇常低于正常，总体脂含量减少。

（3）促进机体的生长发育　甲状腺激素是促进机体正常生长发育必不可少的激素。胚胎期，甲状腺素可促进神经元增殖、分化、突起和突触形成等，是胎儿和新生儿脑发育的关键激素。胎儿在生长发育的前 11 周不具备合成甲状腺激素的能力，因此，孕妇需适时补碘，以保证合成足够的甲状腺激素供胎儿利用。出生后，甲状腺激素可促使软骨骨化，刺激长骨和牙的生长，促进生长发育。甲状腺激素与生长激素协同作用，调控婴幼儿时期的生长发育。先天性甲状腺功能低下的患儿，由于脑与长骨生长发育障碍导致智力低下、身材矮小等现象，临床上称为呆小症（克汀病）。

（4）对各器官系统的影响。

①对神经系统的影响：甲状腺激素不仅能促进胚胎期脑的发育，还能加强儿茶酚胺对神经系统的效应，提高神经系统兴奋性。此外，甲状腺激素也影响学习和记忆过程。

②对心血管系统的影响：甲状腺激素可直接作用于心肌细胞，使心跳加快加强，心输出量增加，收缩压升高；但同时能使组织耗氧量增加，小血管扩张，外周阻力降低，故舒张压正常或稍低，脉压增大。

③对生殖功能的影响：甲状腺激素对维持正常性欲、性功能有重要作用。甲状腺功能减退患者性欲下降，生殖力减退；女性月经失调，闭经。呆小症患者生殖系统发育不全，可能出现隐睾症。

3. 甲状腺激素分泌的调节

甲状腺功能直接受腺垂体分泌的 TSH 调节，并形成下丘脑－腺垂体－甲状腺轴调节系统，维持血液中甲状腺激素水平的相对稳定和甲状腺正常生长。

甲状腺激素的分泌主要受下丘脑－腺垂体－甲状腺功能轴的调节。下丘脑分泌的 TRH，有促进腺垂体合成和释放 TSH 的作用。TSH 刺激甲状腺滤泡增生和甲状腺激素的合成与分泌。而当血中游离的甲状腺激素达到一定水平时，又负反馈抑制 TSH 和 TRH 的分泌，从而维持血液中甲状腺激素的相对稳定。

当食物缺碘造成 T_4、T_3 合成分泌减少时，对腺垂体的负反馈作用减弱，使垂体 TSH 的分泌增多，TSH 刺激甲状腺滤泡增生，导致甲状腺肿大，临床上称为地方性甲状腺肿或单纯性甲状腺肿。

二、甲状旁腺和甲状腺 C 细胞

（一）甲状旁腺的形态结构

甲状旁腺是扁椭圆形小体，形状及大小略似黄豆。位于甲状腺侧叶的后方，上、下各 1 对；也可埋入甲状腺实质内。甲状旁腺的主要细胞是主细胞，分泌甲状旁腺激素（PTH）。

（二）甲状旁腺激素的生理作用

PHT 可动员骨钙入血，升高血钙水平；能促进肾小管对钙的重吸收而抑制对磷的重吸收，具有保钙排磷的作用；并促进小肠上皮细胞对钙的吸收。其总效应是升高血钙和降低血磷，是维持血钙稳态的重要激素。临床上，如在甲状腺手术时不慎将甲状旁腺切除，可引起血钙降低、手足抽搐，肢体出现对称性疼痛和痉挛；若甲状旁腺功能亢进，则可发生骨质疏松并易发生骨折。

（三）甲状旁腺激素分泌的调节

血钙水平是调节 PHT 分泌的主要因素。血钙降低可使 PHT 分泌增加；血钙升高则使 PHT 分泌减少。此外，1，25－（OH）$_2$－D_3、Mg^{2+}、生长激素可抑制甲状旁腺激素的分泌；血磷升高可刺激 PHT 分泌。

（四）甲状腺 C 细胞和降钙素

滤泡上皮细胞之间以及滤泡之间的结缔组织内，有单个或者群的滤泡旁细胞（C 细胞），能分泌降钙素。降钙素的主要靶细胞是骨和肾，通过抑制溶骨、增强成骨以及抑制肾小管对钙、磷的重吸收，降低血钙和血磷。

降钙素的分泌主要受血钙水平的调节，其分泌随血钙水平的升高而增加，效应是降低血钙。

三、胰岛

胰岛是分散在胰腺腺泡之间、大小不等、形状不定的内分泌细胞群。胰岛内至少有 5 种功能不同的细胞，其中，B 细胞分泌胰岛素，A 细胞分泌胰高血糖素（图 7－6）。

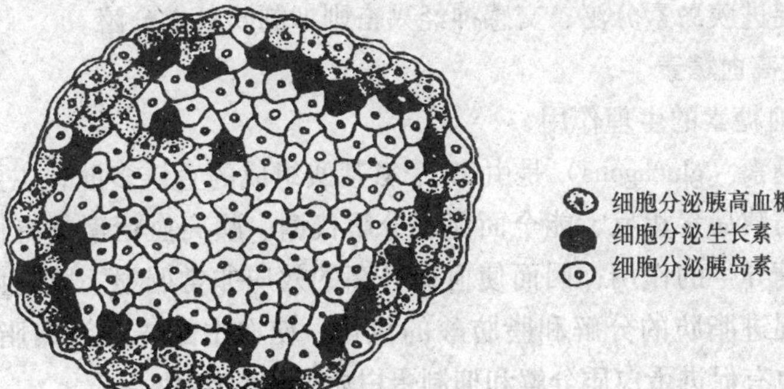

图 7－6　胰岛结构示意图

（一）胰岛素

胰岛素（insulin）是含有 51 个氨基酸的小分子蛋白质，是胰岛分泌的最重要的一种激素，胰岛素的主要生理作用：一是调节代谢，是全面促进合成代谢的关键激素；二是调节细胞的生长、繁殖，抑制细胞凋亡。

1. 胰岛素的生理作用

（1）对糖代谢的调节　胰岛素最显著的作用是降低血糖，是生理状态下唯一能降低血糖的激素。胰岛素通过三方面的作用影响糖代谢：①促进组织细胞对葡萄糖的摄取和氧化；②促进肝糖原合成，并促进葡萄糖转化为脂肪酸；

③抑制糖原分解和糖异生。当胰岛素分泌障碍或作用减弱时，糖代谢紊乱，血糖升高，即糖尿病。

（2）对脂肪代谢的调节　胰岛素能促进脂肪的合成和贮存，抑制脂肪酶对脂肪的分解，使血中游离脂肪酸减少。胰岛素缺乏时，脂肪分解加强，血脂升高，酮体增多，可致酮血症和酸中毒。

（3）对蛋白质代谢的调节　胰岛素通过多个环节促进蛋白质合成，抑制蛋白质的分解。

胰岛素还是重要的促生长因子，可通过胰岛素受体直接促进生长，也可通过与生长激素和胰岛素样生长因子的协同作用，发挥明显的促生长效应。

2. 胰岛素分泌的调节

（1）代谢物的调节　血糖水平升高是刺激胰岛素分泌最重要、最基本的因素。血中氨基酸与血糖有协同作用，二者同时升高时，可使胰岛素分泌量成倍增长。血中脂肪酸和酮体大量增加时，可促进胰岛素分泌。

（2）激素的调节　抑胃肽对胰岛素的分泌有直接促进作用；胰高血糖素可直接刺激或间接促进胰岛素的分泌。此外，甲状腺激素、生长激素、皮质醇等可通过升高血糖间接刺激胰岛素分泌。

（3）神经调节　迷走神经兴奋时，既可直接促进胰岛素分泌，又可通过胃肠激素间接促进胰岛素分泌；交感神经兴奋则抑制胰岛素分泌。

（二）胰高血糖素

1. 胰高血糖素的生理作用

胰高血糖素（glucagons）是由29个氨基酸组成的直链多肽，主要作用于肝脏。其作用与胰岛素相反，能全面促进分解代谢。胰高血糖素具有很强的促进糖原分解及糖异生的作用，因而使血糖升高的效应非常明显。胰高血糖素能活化脂肪酶，促进脂肪的分解和脂肪酸的氧化，使血中酮体和游离脂肪酸增加。胰高血糖素也有促进蛋白质分解和抑制蛋白质合成的作用。

2. 胰高血糖素分泌的调节

血糖水平是调节胰高血糖素分泌的主要因素。血糖降低可促进胰高血糖素的分泌。胰岛素可通过旁分泌直接抑制胰高血糖素的分泌；也可通过降低血糖间接地刺激胰高血糖素分泌。迷走神经兴奋可抑制其分泌，交感神经兴奋促进其分泌。

四、肾上腺

（一）肾上腺的位置、形态和结构

肾上腺（adrenal）为成对的实质性器官，左右各一。左肾上腺呈半月形，右肾上腺呈三角形，分别位于肾的上内方，与肾共同包在肾筋膜内。肾上腺实质分为皮质和髓质两部分，二者在形态发生、激素的生物效应等方面是完全不同的两个内分泌腺体，但在功能上有一定的联系。

（二）肾上腺皮质

1. 肾上腺皮质的组织结构

肾上腺皮质（adrenal cortex）占肾上腺的80%～90%，根据细胞的形态和排列，可将皮质从外向内分为三部分。

（1）球状带　球状带细胞较小，排列成环状或半环状的细胞团，其间有血窦和结缔组织。球状带细胞分泌盐皮质激素，如醛固酮等，主要参与体内盐代谢的调节。

（2）束状带　束状带较厚，呈索状，细胞较大，由髓质向皮质放射状排列。束状带细胞分泌糖皮质激素，如皮质醇等。

（3）网状带　细胞排列成索状并相互连接成网，能分泌少量的性激素。

2. 肾上腺皮质分泌的激素

（1）糖皮质激素　作用非常广泛，在物质代谢、应激反应和免疫反应中都起着非常重要的作用。

①对物质代谢的作用

a. 糖代谢：糖皮质激素能对抗胰岛素的作用，促进糖异生，增加肝糖原的贮存，抑制外周组织对糖的摄取作用（心脏和脑除外），使血糖浓度升高。糖皮质激素过多时可出现糖尿。

b. 蛋白质代谢：糖皮质激素能促进肝外组织，特别是肌肉组织的蛋白质分解，抑制蛋白质的合成。糖皮质激素分泌过多时可引起生长停滞、肌肉消瘦、皮肤变薄、骨质疏松、淋巴组织萎缩及创口愈合延迟等现象。

c. 脂肪代谢：糖皮质激素可促进脂肪分解；糖皮质激素分泌过多时，如肾上腺皮质功能亢进或服用过量的糖皮质激素后，可引起血糖升高，脂肪异常分布，表现为四肢脂肪分解增强，面部和躯干的脂肪合成增加，皮肤变薄，面圆、背厚、躯干部发胖而四肢消瘦等特殊体型，称为“向心性肥胖”。

d. 水盐代谢：糖皮质激素可通过增加肾小球滤过率和抑制醛固酮（ADH）的分泌，增加肾对水的排泄。糖皮质激素分泌过少，机体排水能力明显降低，导致全身水肿。

②对各组织器官的作用

a. 血细胞：糖皮质激素能影响骨髓造血功能，增加红细胞、血小板和中性粒细胞的数量，减少淋巴细胞和嗜酸性粒细胞的数量。

b. 循环系统：糖皮质激素能增强儿茶酚胺缩血管作用，有利于维持血压；能增强心脏的收缩力；降低毛细血管壁的通透性，维持血容量。

c. 消化系统：糖皮质激素能促进胃酸和胃蛋白酶原的分泌，减弱胃黏膜的自身保护和修复功能。长期大量使用糖皮质激素或长时间的应激性刺激可诱发并加剧胃溃疡。

d. 神经系统：糖皮质激素能维持中枢神经系统正常功能，还能改变人的行为和认知能力。

③在应激反应中的作用：当人体遭受来自内、外环境以及社会、心理等因素的伤害刺激时，下丘脑-腺垂体-肾上腺皮质轴被激活，ACTH 和糖皮质激素的分泌大大增加，并发生一系列反应，以提高机体对有害刺激的耐受力和生存能力，这种现象称为应激反应。大剂量糖皮质激素还有抗炎、抗过敏、抗免疫排斥反应和抗休克等药理作用。

（2）糖皮质激素分泌的调节　糖皮质激素的分泌主要受下丘脑-腺垂体-肾上腺轴调节。腺垂体促肾上腺皮质激素（ACTH）对糖皮质激素的分泌有重要的调节作用，ACTH 的分泌则受下丘脑分泌的促肾上腺皮质激素释放激素（CRH）调节和糖皮质激素的反馈调节。

ACTH 促进肾上腺皮质分泌糖皮质激素，并促进肾上腺皮质细胞的增生。下丘脑分泌的 CRH 可促进腺垂体分泌 ACTH；血液中的糖皮质激素可反馈作用于下丘脑和腺垂体，抑制 CRH 和 ACTH 的分泌，从而维持体内肾上腺皮质激素水平的稳态。此外，ACTH 对 CRH 的分泌以及 CRH 对 CRH 本身的分泌也有负反馈作用暂时失效，以致 ACTH 和糖皮质激素的分泌大大增加。由于受下丘脑生物钟的控制，CRH 的释放呈日周期节律波动，因此 ACTH 和糖皮质激素的分泌也呈现出相应的节律性。一般上午 6~8 时分泌量最高，以后逐渐下降，到下午 6~11 时最低，以后又逐渐升高。故应用此类药物时，应注意掌握用药时间，以提高疗效，降低不良反应。

在临床上，如果长期大量使用外源性皮质激素，可反馈性地抑制腺垂体 ACTH 的分泌，导致肾上腺皮质萎缩，其分泌功能降低或停止。如果突然停药，可发生急性肾上腺皮质功能减退的情况。因此，在停药过程中应逐渐减少糖皮质激素的剂量，使肾上腺皮质功能逐渐恢复，或用药期间间断给予 ACTH，防止肾上腺皮质萎缩。

（三）肾上腺髓质

1. 肾上腺髓质的组织结构与分泌的激素

肾上腺髓质（adrenal medulla）位于肾上腺的中央部，与皮质网状带临接，但界限不清，由髓质细胞和少量结缔组织构成。髓质细胞又称为嗜铬细胞，体积较大，能分泌肾上腺素和去甲肾上腺素，两种激素量的比例为 4∶1。由于肾上腺髓质接受交感神经节前纤维的支配，故在功能上相当于交感神经节后神经元。

2. 肾上腺髓质激素的作用

（1）对心血管、内脏平滑肌及代谢的作用　肾上腺素对心肌作用较强，临床上常用作强心急救药；去甲肾上腺素的缩血管作用较强，临床上常用作升压药。

（2）在应激反应中的作用　机体突然受到强烈的有害刺激引起应激反应时，如失血、缺氧、剧痛、寒冷以及强烈的情绪反应等，交感－肾上腺髓质系统活动增强，使中枢处于警觉状态，同时心率加快，心肌收缩力加强，血液重新分配，骨骼肌、心肌的血流量增加，肺通气量增加，肝糖原和脂肪分解加强以提供能量，这些反应都有利于机体应对紧急状况。

五、其他内分泌腺和激素

前列腺素广泛存在于体内，几乎对人体各个系统的功能均有影响。参与炎症反应，参与体温、行为和自主神经活动的调节；调节甲状腺、肾上腺、卵巢、睾丸等腺体的激素分泌，调节胰腺和肠道黏膜等组织的外分泌功能。此外，前列腺素还影响生殖系统、心血管系统、免疫功能和血小板聚集等。

褪黑素由松果腺分泌，其作用是使机体功能与昼夜节律同步化，如睡眠、运动等；还能调节机体的季节节律，如皮毛改变、脂肪代谢等；并具有抗肿瘤、抗氧化、抗自由基、增强免疫力等效应。血液中褪黑素浓度的变化具有昼夜节律性及季节节律性：白天分泌减少，夜晚分泌增加；夏季夜间的平均含量明显高于其他季节，春、秋季的夜间平均水平显著高于冬季。目前，人们已利用褪黑素治疗失眠症和冬季抑郁症等。

瘦素由脂肪细胞合成分泌入血后，作用于外周和中枢的瘦素受体，能增加机体能量的消耗，降低食欲，使体重降低。瘦素转运入中枢神经系统后，能抑制下丘脑与摄食有关的神经肽的合成和释放。肥胖患者脑室中瘦素的水平远远低于血浆　提示肥胖患者可能存在瘦素由外周向中枢的转运障碍。

复习思考题

1. 名词解释

激素、腺垂体、神经垂体、肾上腺皮质、内分泌系统。

2. 糖尿病的治疗目的和治疗原则是什么？

3. 简述肾上腺皮质激素的作用。

4. 简述垂体后页激素的主要功能。

5. 简述甲状腺激素和降钙素的主要作用。

6. 患者男性，35 岁，多汗、怕热伴心悸半年多，一年来性情急躁。查体结果：眼稍突，甲状腺二度肿大，可听到血管杂音，心率 114 次/min，心率齐，无杂音。双手细颤。请分析，本患者得了什么病？治疗方法是什么？

（裴砚玲）

第八章　血　　液

学习目的和要求

1. 明确血量、血液的成分、理化性质和功能。
2. 掌握血细胞的种类、数量和功能；了解血细胞的生成及其调节。
3. 掌握血液凝固的基本过程；明确抗凝、纤溶与抗纤溶对保证血管内血流畅通的作用。
4. 掌握血型的特点、临床意义及ABO血型的鉴定原理与方法；明确输血原则。

第一节　概述

一、体液和内环境

人体内的液体总称为体液，约占体重的60%，其中，2/3存在于细胞内，为细胞内液；1/3存在于细胞外，为细胞外液。细胞外液包括血浆、组织液、淋巴液和脑脊液等。细胞外液是细胞直接生存的环境。细胞新陈代谢所需的O_2和养料必须由细胞外液中获得，细胞的代谢终产物也必须通过细胞外液排出体外，故称细胞外液为机体的内环境（internal environment）。内环境的理化性质，如电解质成分、渗透压、温度和pH等相对稳定，是维持机体正常生命活动的前提。

许多因素能影响内环境的相对稳定。机体通过神经和体液调节，使内环境的理化性质只能在一定生理机能允许的范围内发生小幅度的变化。

二、血液的组成和理化性质

（一）血液的组成

血液由血浆（plasma）和悬浮于其中的血细胞（blood cell）组成。将血样放入用抗凝剂处理过的试管中，经离心沉淀后，管中的血液出现分层：上层为淡黄色的血浆，下层红色部分为挤压较紧的红细胞，二者之间呈白色的薄层为白细胞和血小板。血浆和红细胞分别约占全血的55%和45%，白细胞和血小板所占体积不足1%（图8－1）。红细胞在全血中所占的容积百分比，称为红细胞比容。

血浆是淡黄色的液体，其中，水占90%以上，溶质成分中血浆蛋白占7%～

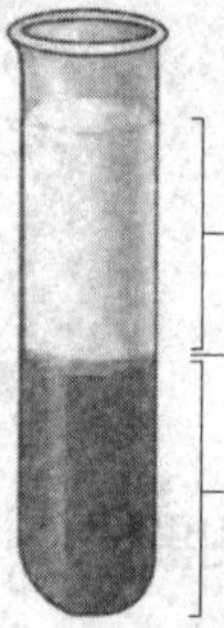

图 8－1　血液的组成

9%，包括清蛋白、球蛋白和纤维蛋白原。清蛋白主要由肝脏合成，是形成血浆胶体渗透压的主要因素，对调节血浆与组织液间的水平衡有重要作用。球蛋白可分为α、β和γ三种亚型，其中α、β－球蛋白主要由肝合成，多为某些物质的载体；γ－球蛋白多是淋巴细胞分泌的抗体，参与机体的免疫反应。纤维蛋白原参与血液凝固过程。

血浆中除蛋白质以外的含氮物质总称为非蛋白含氮化合物，主要包括尿素、尿酸、肌酸、肌酐、氨和胆红素等。血浆中含有多种无机盐，大多数以离子状态存在：Na^+、K^+、Ca^{2+}、Mg^{2+}、Cl^-、HCO_3^-、HPO_4^{2-}等。这些离子在维持血浆渗透压、酸碱平衡等方面起重要作用。此外，血浆中还含有葡萄糖、脂类以及维生素、激素等。

（二）血液的理化性质

1. 血液的相对密度

正常成年人全血的相对密度为 1.050～1.060，与血液中红细胞数量呈正相关；血浆的相对密度为 1.025～1.030，主要取决于血浆蛋白的含量，血浆蛋白含量愈多则相对密度愈大；红细胞的相对密度为 1.090～1.092，其大小与红细胞内血红蛋白含量呈正变关系。

2. 血液的黏滞度

当温度为 37℃时，如以水的黏度为 1，血液的相对黏度为 4～5，血浆的相对黏度为 1.6～2.4。全血的黏度主要取决于所含的红细胞数，血浆的黏度主要取决于血浆蛋白的含量。

3. 血浆的渗透压

渗透压是指溶液中溶质分子所具有的吸水或固水的能力。渗透压的大小与单位体积溶液中溶质的颗粒数目多少呈正比，而与溶质的种类及颗粒的大小无关。血浆渗透压约为 300mOsm/L（相当于体温 37℃时 773kPa），主要来自于血浆中的晶体物质，称为血浆晶体渗透压；另一部分主要来自于血浆蛋白，称为血浆胶体渗透压，约为 1.5mOsm/L（相当于体温 37℃时 3.8kPa）。血浆晶体渗透压对维持细胞内外的水平衡、保持细胞的形态和功能极为重要；血浆胶体渗透压虽小，但因血浆蛋白一般不能透过毛细血管壁，所以对维持血管内外水的平衡及正常血量具有重要作用。

4. 血浆的酸碱度

正常人血浆的 pH 为 7.35～7.45。血浆 pH 能够保持相对稳定是由于血浆和红细胞中均含有缓冲对，如，血浆中的 $NaHCO_3/H_2CO_3$，蛋白质钠盐/蛋白质，

Na_2HPO_4/NaH_2PO_4，其中以 $NaHCO_3/H_2CO_3$ 最为重要，$NaHCO_3$ 与 H_2CO_3 的比值通常为20。临床上，只要维持这一比值，就可保证血浆pH在正常范围内。红细胞内有血红蛋白钾盐/血红蛋白，氧合血红蛋白钾盐/氧合血红蛋白、K_2HPO_4/KH_2PO_4，$KHCO_3/H_2CO_3$ 等缓冲对。通常在体内酸性或碱性物质增加时，由于上述缓冲系统的作用，对血浆pH的影响很小；同时，在肺和肾不断排出体内过量的酸或碱的情况下，血浆pH波动范围极小。

三、血量

血量（blood volume）是指人体内血液的总量。正常成年人的血量占体重的7%～8%。安静时，绝大部分血液在心血管中快速流动，为循环血量；小部分血液在肝、肺、腹腔静脉等处流动较慢，为贮备血量。在剧烈运动、大失血等紧急情况下，贮备血量可补充循环血量。

血量的相对稳定是维持机体正常生命活动的重要保证。一般说来，若一次失血少于血液总量的10%，可无明显症状，机体能动员体内多种代偿机制，使血量在1～2h内得到恢复。一次献血200mL，不会对机体的正常生理机能造成影响。献血后，血细胞数量的减少，可促使骨髓储备的成熟血细胞释放，并刺激骨髓造血组织，促使血细胞生成。经常按规定献血，可使骨髓保持旺盛的活力。若一次急性失血达20%左右，则血压明显降低，导致机体生理活动障碍而出现一系列临床症状。若一次急性失血超过30%，就可能危及生命。因此，大量失血时需要及时进行输血治疗。

四、血液的生理功能

（一）运输功能

血液在心血管系统中循环流动，不断将氧、各种营养物质和激素等运送到身体各处，同时又将全身各处细胞的代谢终产物运至有关器官而排出体外。

（二）防御和保护功能

血液中的白细胞、抗体、补体等参与机体的非特异性和特异性免疫反应，是抵御病原微生物和异物入侵的重要防线。血液中的血小板、凝血因子、抗凝物质及纤溶物质既可防止机体失血，又可保持血管内血流畅通。

（三）维持稳态

血液中含有多种缓冲物质，可缓冲其pH的变化，保持内环境酸碱度的相对稳定。血液可吸收代谢产生的热量并将其带至机体各处以平衡体温，过多的热量被带到皮肤散发，从而维持体温的相对稳定。

第二节 血细胞生理

一、红细胞

（一）红细胞的形态和数量

正常红细胞（red blood cell，RBC）没有细胞核，呈双凹圆盘形。红细胞的这种形态能最大程度地增加表面积，提高细胞内外物质交换的能力（图8－2）。

我国成年男性血液中红细胞数为（4.0～5.5）$\times 10^{12}$/L，女性为（3.5～5.0）$\times 10^{12}$/L，新生儿为（6.0～7.0）$\times 10^{12}$/L。红细胞数量与年龄、性别及生活条件有关，高原居民的红细胞数量偏多。

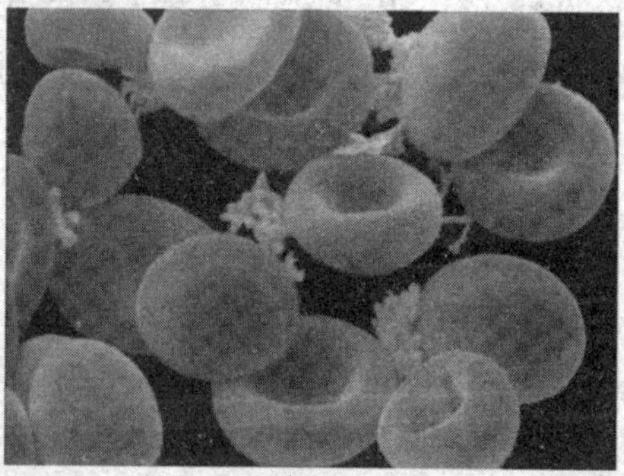

图8－2　红细胞的形态

（二）红细胞的生理特性和功能

1. 红细胞的生理特性

（1）可塑变形性　红细胞的双凹圆盘形使其具有很大的变形能力，在挤过比其直径小的毛细血管或血窦孔隙时不易发生破裂。

（2）悬浮稳定性　将加入抗凝剂的血液静置于血沉管中，正常时红细胞下沉很慢。红细胞能相当稳定地悬浮于血浆中的特性称为悬浮稳定性。通常以红细胞在第一小时末下沉的距离表示红细胞沉降的速度，称为红细胞沉降率，简称血沉。正常成人男性为0～15mm/h，女性为0～20mm/h。红细胞的沉降率愈大，表示红细胞的悬浮稳定性愈小。红细胞的悬浮稳定性一方面与红细胞表面积大、血浆摩擦力大有关，另一方面与红细胞表面带有负电荷而相互排斥有关。患某些疾病（如活动性肺结核、风湿热等）时，血沉明显加快。妇女妊娠时血沉一般加快。

（3）渗透脆性　通常将与血浆渗透压相等的溶液称为等渗溶液（如0.9% NaCl溶液）。将红细胞置于高渗溶液中，可引起红细胞内的水分向细胞外渗透，使红细胞失水而皱缩；反之，将红细胞置于低渗溶液中，则水分将过多地进入红细胞，引起红细胞膨胀；若进一步降低溶液的浓度，细胞膜将由于过度膨胀而破裂，这种现象称为渗透性溶血。红细胞抵抗低渗溶液的特性，称为红细胞的渗透脆性。渗透脆性大，表示红细胞对低渗溶液的抵抗力小。衰老的红细胞、球形红细胞等渗透脆性较大。

2. 红细胞的生理功能

红细胞的主要功能是运输 O_2 和 CO_2（详见第十章）。红细胞运输 O_2 和 CO_2 的功能是通过细胞内的血红蛋白实现的。正常成年男性血红蛋白含量为 13～18g/100mL血液，女性为 11～14g/100mL 血液，婴儿为 14～20g/100mL 血液。

二、白细胞

（一）白细胞的形态、数量和分类

白细胞（white blood cell，WBC）是一类有核的球形血细胞。正常成年人白细胞数（4～10）$\times 10^9$/L。白细胞分为有粒白细胞和无粒白细胞，无粒白细胞包括单核细胞和淋巴细胞；有粒白细胞又依据其胞质内特殊颗粒分为中性粒细胞、嗜酸性粒细胞和嗜碱性粒细胞。

（二）白细胞的生理功能

1. 中性粒细胞

中性粒细胞数量最多，占白细胞总数的50%～70%。中性粒细胞具有很强的变形能力和吞噬能力，在机体非特异性细胞免疫中起重要作用。当病原微生物侵入机体时，激活的淋巴细胞以及发炎的组织释放大量趋化因子，中性粒细胞受趋化因子的诱导向炎症部位游走，这一特性称为趋化性。中性粒细胞游走到炎症部位，吞噬病原微生物。当中性粒细胞吞噬数十个细菌后，自身即解体，释放出各种酶类溶解周围组织形成脓肿。此外，中性粒细胞还能吞噬和清除衰老的红细胞、坏死组织的碎片和抗原－抗体复合物等。

2. 嗜碱性粒细胞

嗜碱性粒细胞只占白细胞总数的0.5%～1%，可分泌肝素和组胺等，分别具有抗凝血和舒张血管的作用。细胞质内还含有白三烯，可使气道平滑肌收缩。嗜碱性粒细胞可运动到损伤部位，释放肝素、组胺、白三烯等，使局部血流增加，小血管的通透性提高，血浆渗出，气道平滑肌收缩，表现为哮喘、荨麻疹等过敏反应征，还可促进其他白细胞向炎症或过敏反应区迁移。

3. 嗜酸性粒细胞

嗜酸性粒细胞占白细胞总数的1%～4%，有杀灭蠕虫的作用。

4. 单核细胞

单核细胞体积最大，占白细胞总数的4%～8%。单核细胞在血液中存留2～3d后，穿出毛细血管进入组织，发育为巨噬细胞。

5. 淋巴细胞

淋巴细胞占白细胞总数的25%～33%，在机体特异性免疫应答中起关键作用（详见第十四章）。

三、血小板

（一）血小板的形态和数量

血小板（platelet）是骨髓巨核细胞裂解后脱离下来的小块细胞碎片，形状不规则，无细胞核，是血液中最小的有形成分。正常成人血小板的数量为$(1\sim3)\times10^{11}/L$。

（二）血小板的生理机能

血小板主要参与生理性止血。血小板的黏附、聚集、释放反应以及促凝血机能是完成正常止血的基本因素。此外，血小板还可维护血管壁的完整性，血小板能随时沉着于血管壁以填补内皮细胞脱落留下的空隙，并能融入内皮细胞对其进行修复。当血小板数量太少时将导致出血倾向。

四、血细胞的生成与破坏

（一）血细胞的生成

血细胞起源于骨髓造血干细胞。血细胞的生成过程称为造血。各类造血细胞的发育、成熟，是连续而又分阶段的过程。多能造血干细胞既能通过自我复制以保持本身数量的稳定，又能分化形成髓样干细胞和淋巴干细胞。髓样干细胞通过若干阶段增殖分化形成红细胞、血小板、粒细胞和单核细胞，淋巴干细胞则产生淋巴细胞。

1. 红细胞的生成及其调节

（1）红细胞生成所需的物质　红细胞的生成除需要蛋白质、脂类、糖类、铁等物质外，还需要维生素B_{12}、叶酸等。

叶酸的活化形式四氢叶酸是甲基转位酶的辅酶，直接参与DNA的生物合成，叶酸缺乏会引起红细胞成熟障碍，导致巨幼红细胞性贫血。叶酸广泛存在于动、植物性食品中。维生素B_{12}是促进叶酸活化的维生素，维生素B_{12}缺乏，叶酸利用率下降，造成叶酸缺乏症状。

铁是合成血红蛋白的重要原料。成人每天需要20～30mg铁用于红细胞生成，但每天只需从食物中吸收1mg以补充排泄的铁，其余均来自体内红细胞死亡后铁的再利用。若铁摄入量不足、吸收利用障碍或慢性失血等原因导致体内缺铁，血红蛋白合成不足，则引起小细胞低色素性贫血，即缺铁性贫血。

再生障碍性贫血（简称再障）

“再障”是由理化、生物等因素引起的造血功能衰竭综合病征。“再障”的一般诱因有药物（氯霉素、合霉素、新诺明、辛苛芬、氯丙嗪、苯巴比妥、安乃近等)、化学因素(砷、苯、铅中毒等)、农药中毒(3911、1059、1605等)和物理因素(电离子辐射、X线辐射、核辐射)等。特点:全血细胞减少而出现相应的临床症状,如白细胞减少则病人易感染,出现发热等;红细胞减少而见心悸、乏力、头晕等;血小板减少则见出血倾向;骨髓增生低下,黄骨髓增加呈脂肪化,红骨髓减少,一般常用的抗贫血药治疗无效。

“再障”有急性、慢性、急重型、慢轻型之分。急性“再障”潜伏期短,来势凶猛,症状突发;易感染,高烧不退,且发烧时间不定;出血部位不定,感染易在头部和口腔内发作(牙齿肿痛、舌烂、耳肿痛、鼻内肿痛、口内血泡、黏膜发炎);腰部出现疱疹,各种血细胞急剧下降,死亡率高。慢性“再障”的特点与急性“再障”基本相同,只是来势较缓慢,容易控制,危险性小,死亡率低。

(2)红细胞的生成过程　红细胞的生成过程:造血干细胞→多系造血祖细胞→红系造血祖细胞→原红细胞→早幼红细胞→中幼红细胞→晚幼红细胞→网织红细胞→成熟红细胞。在晚幼红细胞阶段排出细胞核,变为双凹圆盘形的网织红细胞。造血干细胞到网织红细胞需要3~5d。网织红细胞进入血液循环后,还需2d才能最终分化为成熟的红细胞。

(3)红细胞生成的调节　有两种调节因子分别调节两个不同发育阶段的红系祖细胞的生长。①爆式促进因子(BPA):BPA是由白细胞产生的一类糖蛋白,可促使早期红系祖细胞从细胞周期中的静息期(G_0期)进入DNA合成期(S期),加强其增殖活动。②促红细胞生成素(EPO):EPO是肾分泌的一种糖蛋白激素,主要促进晚期红系祖细胞增殖并向可识别的前体细胞分化,也能加速前体细胞的增殖、分化并促进骨髓释放网织红细胞;EPO还能促进早期红系祖细胞的增殖与分化。

2. 白细胞的生成及其调节

白细胞的分化和增殖受淋巴细胞、单核-巨噬细胞等分泌的造血生长因子的调节。由于某些造血生长因子在体外可刺激造血干细胞生成集落,故又称为集落刺激因子。此外,还有一类抑制因子,如乳铁蛋白和转化生长因子-β等,它们或直接抑制白细胞的增殖、生长,或限制某些造血生长因子的释放或作用。

3. 血小板的生成及其调节

生成血小板的巨核细胞也是来源于骨髓中的造血干细胞。造血干细胞先分化成巨核系祖细胞,再分化为巨核细胞,巨核细胞裂解脱落成为血小板。血小板的生成受血小板生成素(TPO)的调节,TPO能刺激造血干细胞向巨核系祖细胞分化,并促进巨核祖细胞增殖、分化以及巨核细胞的成熟与血小板的释放。

（二）血细胞的破坏

1. 红细胞的破坏

红细胞的破坏是指机体对衰老或有缺陷红细胞的清除。红细胞的平均寿命为120d。红细胞主要因衰老而凋亡。当红细胞逐渐衰老时，其变形能力减弱而脆性增加，在血流湍急处，可因机械冲击而破损，当通过微小孔隙时也比较困难，因而容易停滞在脾、肝及骨髓中，并被单核－巨噬细胞系统吞噬。

2. 白细胞的破坏

中性粒细胞在循环血液中停留8h左右即进入组织，3～4d后即衰老死亡；若有细菌侵入，粒细胞在吞噬活动中可因释放出的溶酶体酶过多而发生“自溶”，与破坏的细菌和组织共同构成脓液。单核细胞在血液中循环72h左右进入组织继续发育成为巨噬细胞，其存活时间大约3个月左右。嗜酸性粒细胞在血中停留6～8h，在组织内存活8～12d；嗜碱性粒细胞在血中停留12h左右，在组织内存活10～15d。

白 血 病

白血病（leukemia）是造血组织的恶性疾病，又称“血癌”。其特点是骨髓及其他造血组织中有大量白血病细胞无限制地增生，而正常血细胞的制造被明显抑制。患者体内的白细胞比实际需要的多，且多数是不成熟的，其存活期长。尽管这种白细胞数量很大，却不能像正常白细胞那样抗感染。临床可见有不同程度的贫血、出血、感染发热以及肝、脾、淋巴结肿大和骨骼疼痛等。该病居年轻人恶性疾病中的首位，病毒可能是主要的致病因子，放射、化学毒物（苯等）或药物（特别是烷化剂）、遗传因素致染色体异常和免疫功能降低等促使恶性克隆的产生和发展，可能是致病的辅因子。某些造血系统疾病如骨髓增殖性疾病、淋巴瘤等最终也可以转化为白血病。根据增生细胞类型，白血病可分为粒细胞性、淋巴细胞性和单核细胞性三类。

3. 血小板的破坏

血小板在血液内存活7～14d。衰老的血小板主要在肝、脾等器官内被破坏，血小板在发挥其生理机能时也可被破坏，如血小板融入血管内皮细胞以及在生理性止血活动中解体等。

第三节 血液凝固和纤维蛋白溶解

一、生理止血

小血管破裂出血后，通常在数分钟内自行停止，这种现象称为生理性止血

(physiological hemostasis)，简称止血。止血是机体重要的生理活动，包括受伤处的小血管收缩，血小板栓形成，血液凝固，纤维蛋白溶解和抗凝物质的作用。

小血管受损伤后，首先出现的是血管收缩反应，若破损不大，则可使管腔封闭，起到暂时止血的效果，这主要是局部缩血管物质的作用。局部缩血管物质来源于血小板和破损的内皮细胞，主要有5-羟色胺（5-HT）、血栓素A_2（TXA_2）、内皮素（ET）等；交感神经兴奋也能使血管收缩。

血管内膜损伤后暴露内膜下组织而激活血小板，使血小板黏附、聚集于血管破损处，形成松软的止血栓堵塞伤口，同时激活凝血系统，血小板能吸附多种凝血因子于其磷脂表面，促进凝血过程，在局部迅速出现血凝块。血凝块形成后，血小板的收缩蛋白收缩使血凝块回缩，形成牢固的止血栓达到有效止血的目的（图8-3）。

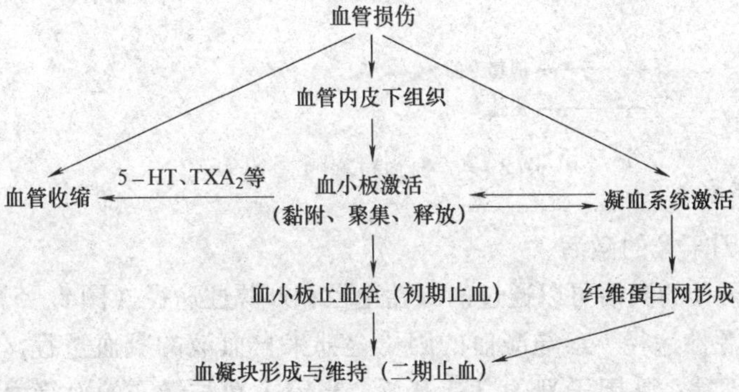

图8-3　生理性止血过程示意图

二、血液凝固

血液由流动的液体状态变为不流动的凝胶状态的过程，称为血液凝固（blood coagulation），简称血凝。血液凝固后，凝血块回缩并析出淡黄色的液体即血清。血凝是由凝血因子参与的一系列复杂的酶促反应过程。

（一）凝血因子

血浆和组织中直接参与血凝的物质，统称为凝血因子（clotting factor），其中已按国际命名法用罗马数字编号的有12种（表8-1）。除Ⅳ为Ca^{2+}外，其余都是蛋白质，因子Ⅱ、Ⅶ、Ⅸ、Ⅹ、Ⅺ、Ⅻ、ⅩⅢ都为丝氨酸蛋白酶（内切酶），Ⅲ、Ⅳ、Ⅴ、Ⅷ都是酶的辅助因子。正常情况下，大多数凝血因子以无活性状态存在，凝血时被激活后通常在其代号的右下角加“a”表示。

（二）血液凝固的基本过程

血凝过程分为三个主要阶段（图8-4）。

表 8－1　凝血因子

凝血因子	凝血因子中文名称	凝血因子	凝血因子中文名称
Ⅰ	纤维蛋白原	Ⅷ	抗血友病因子
Ⅱ	凝血酶原	Ⅸ	血浆凝血激酶
Ⅲ	组织因子	Ⅹ	Stuart－Prower 因子
Ⅳ	Ca^{2+}	Ⅺ	血浆凝血激酶前质
Ⅴ	前加速素	Ⅻ	接触因子
Ⅶ	前转变素	ⅩⅢ	纤维蛋白稳定因子

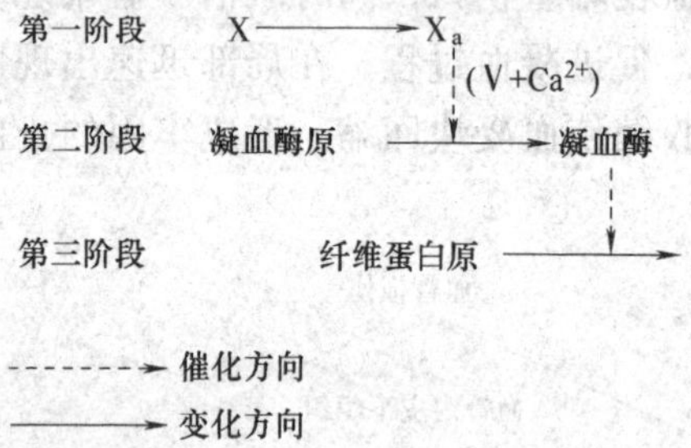

图 8－4　凝血过程的三个阶段

1. 凝血因子Ⅹ的激活

凝血因子Ⅹ的激活可以通过内源性途径和外源性途径（图 8－5）。

（1）内源性途径　参与凝血的因子全部来自血液的凝血过程，称为内源性途径。内源性途径从因子Ⅻ的激活开始，当因子Ⅻ与暴露的血管内膜下胶原纤

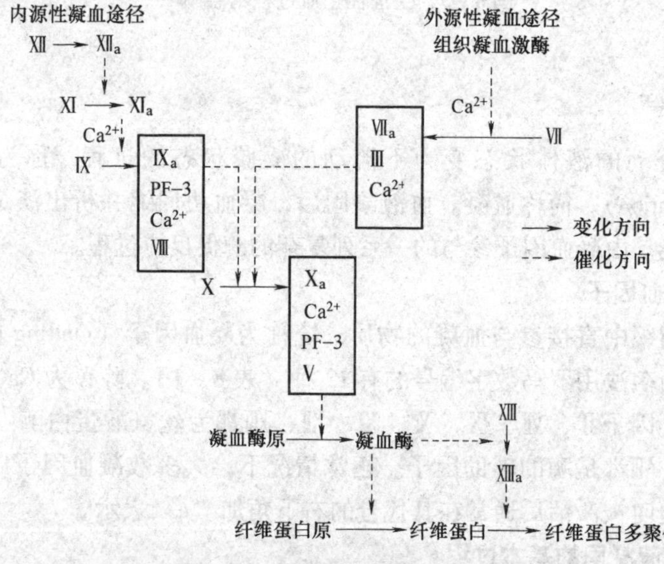

图 8－5　内源性和外源性凝血过程示意图

维接触时，因子Ⅻ被激活并启动血凝过程。因子$Ⅻ_a$激活因子Ⅺ，因子$Ⅺ_a$激活因子Ⅸ，然后因子$Ⅸ_a$、血小板因子3（PF－3）、因子Ⅷ和Ca^{2+}组成的复合物激活因子Ⅹ。PF－3是血小板膜上的磷脂分子，其主要作用是为其他凝血因子提供相互连接和相互作用的表面。

（2）外源性途径　依靠血管外组织释放因子Ⅲ参与激活因子Ⅹ的过程，称为外源性途径。正常时，因子Ⅲ只存在于血管外组织，创伤出血后，因子Ⅲ进入血管内，激活因子Ⅶ，并与$Ⅶ_a$、PF－3和Ca^{2+}组成复合物激活因子Ⅹ。因子$Ⅹ_a$形成后，立即与因子Ⅴ、PF－3和Ca^{2+}形成凝血酶原激活物。凝血酶原激活物的形成是整个血凝过程的限速步骤。

2. 凝血酶原（因子Ⅱ）的激活

在凝血酶原激活物的作用下，凝血酶原（因子Ⅱ）被激活成为凝血酶（$Ⅱ_a$）。

3. 纤维蛋白原（因子Ⅰ）转变成纤维蛋白

在凝血酶的催化下，纤维蛋白原（因子Ⅰ）转变成可溶性纤维蛋白单体，在同时被激活的因子ⅩⅢ作用下，纤维蛋白单体间以共价键相互连接形成不溶性纤维蛋白多聚体，并彼此交织成网，将血细胞网罗其中形成血凝块。

（三）抗凝系统

在正常情况下，血液中虽含有各种凝血因子，但不会发生血管内广泛凝血，其原因主要有三个方面：①血管内膜光滑完整，不易激活因子Ⅻ而启动凝血过程；②血液循环速度快，可将少量被活化的凝血因子稀释运走而不能完成凝血过程；③血浆中存在抗凝系统，如抗凝血酶、肝素和蛋白质C等。

（四）血液凝固的加速与延缓

临床上常需加速或延缓血凝过程。如在外科手术时，将浸以温热生理盐水的纱布或明胶海绵加于伤口，增加接触血液的粗糙面，以利于因子Ⅻ的激活而加速血凝。在血液检验或输血时，可在血中加入适量的抗凝剂使其不凝固。常用的抗凝剂有草酸盐（草酸钾和草酸铵）和柠檬酸钠。草酸钾和草酸铵可与Ca^{2+}结合成草酸钙沉淀，不能用于体内抗凝，常在血液化验时使用；柠檬酸钠与Ca^{2+}结合形成的络合物对人体无害，常用于输血。此外，降低血液温度，使血液接触面光滑，也能延缓血液凝固。

三、纤维蛋白溶解

纤维蛋白溶解（fibrinolysis，简称纤溶）是指生理止血过程中产生的局部或一过性的纤维蛋白凝块适时溶解，可防止血栓形成，保证血管内血流畅通。纤溶系统主要包括纤溶酶原、纤溶酶原激活物、纤溶酶和纤溶酶抑制物。

纤溶过程大致可分为两步：一是血浆中的纤溶酶原被激活，转变成纤溶酶；二是纤溶酶促使纤维蛋白和纤维蛋白原降解（图8－6）。

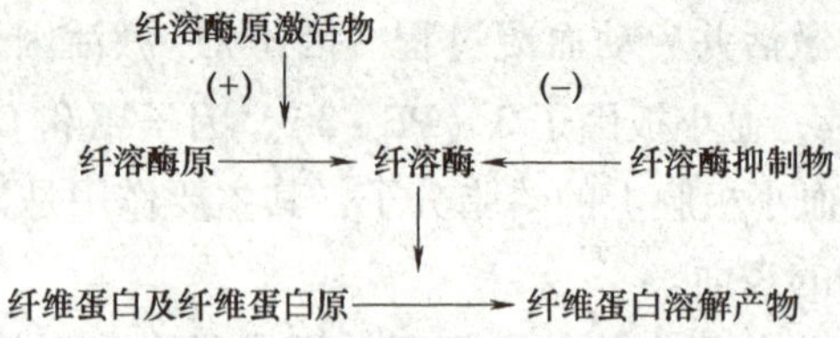

图 8－6　纤维蛋白溶解系统示意图

通常，在凝血系统被激活的同时，也有抗凝与纤溶系统的激活，以限制凝血过程，防止血凝块不断增大，确保正常的血液循环。

第四节 血型与输血原则

血型（blood group）是指红细胞膜上特异抗原的类型。若将不同血型的血液相混合，将出现红细胞聚集成簇，继而溶血的反应，这种现象称为红细胞凝集（agglutination）。红细胞凝集的本质是抗原－抗体反应。红细胞膜上的特异抗原称为凝集原（agglutinogen），血浆中存在的能与红细胞膜上的凝集原起特异反应的抗体则称为凝集素（agglutinin）。凝集成簇的红细胞可堵塞毛细血管，导致器官损伤；溶血碎片将堵塞肾小球，使肾功能障碍；溶血还常伴发过敏反应，故体内严重的红细胞凝集反应可危及生命。在人类的红细胞上，已经发现了多种不同的红细胞血型系统，其中最重要的是 ABO 血型系统和 Rh 血型系统。

一、ABO 血型

ABO 血型系统根据红细胞膜上是否存在凝集原 A 和凝集原 B 将血液分为 4 种血型。红细胞膜上仅含凝集原 A 为 A 型，仅含凝集原 B 为 B 型，A、B 两种凝集原都有为 AB 型，A、B 两种凝集原都没有为 O 型。人类血清中存在与凝集原相应的天然抗体，称为抗 A 凝集素和抗 B 凝集素。A 型血的血清中，只含抗 B 凝集素；B 型血的血清中，只含抗 A 凝集素；AB 型血的血清中，不含抗 A 凝集素和抗 B 凝集素；而 O 型血的血清中则含抗 A 凝集素和抗 B 凝集素（表8－2）。

表 8－2　ABO 血型系统中的凝集原和凝集素

血型	红细胞凝集原	血清中凝集素
A	A	抗 B
B	B	抗 A
AB	A 和 B	无抗 A 和抗 B
O	无 A 和 B	抗 A 和抗 B

Karl Landsteiner 与血型

1900 年，奥地利维也纳大学病理科解剖研究所助教 Karl Landsteiner（1868－1943）采取自己与 5 位同事的血液，分别将血细胞与血清分离，再令它们相互混合，结果出现了凝集和不凝集两种情况，当时分别称其为 A、B、C 血型（其中 C 型即 O 型）。1901 年，Landsteiner 对该结果进行了报道。1902 年，Landsteiner 的学生 Decastello 和 Sturli 观察了 155 例人的血型，发现有 4 例的血清与 A、B、C 血型的红细胞均不凝集，而其红细胞却可被 A、B、C 血型的血清凝集，当时这 4 例的血型被命名为 D 型（即 AB 型）。上述血型系统后来被命名为 ABO 血型系统，即第一个被发现的人类血型系统。血型的发现，为安全和有效输血做出了重大贡献，Landsteiner 因此获 1930 年的诺贝尔生理学或医学奖，他还先后发现了 MN、P、Rh 等血型，被称为“血型之父”。

二、Rh 血型

大部分人的红细胞膜上还有一类与恒河猴（Rhesus macacus，Rh）红细胞膜上相同的抗原，称 Rh 抗原（也称 Rh 因子）。根据红细胞膜上 Rh 因子建立的血型系统称为 Rh 血型系统。

目前发现 Rh 血型系统至少存在 8 种不同类型的 Rh 抗原，其中，D 抗原的抗原性最强。因此，通常将红细胞膜上含有 D 抗原的称为 Rh 阳性，反之，称为 Rh 阴性。我国汉族和大多数民族中 Rh 阳性者约占 99%，Rh 阴性者仅占 1% 左右。

Rh 血型系统与 ABO 血型系统不同的是，Rh 阴性个体血清中不存在天然的抗 Rh 抗体。如果 Rh 阴性个体接受了 Rh 阳性个体的血液，输血后不久，在 Rh 阴性个体的血中就能发现抗 Rh 的抗体。对于 Rh 阴性受血者而言，第一次输入 Rh 阳性供血者的血液时，因体内无天然抗 Rh 抗体，一般不出现凝集反应，如果第二次输入 Rh 阳性供血者的血液，由于受血者体内已产生了抗 Rh 抗体，将使输入的 Rh 阳性红细胞凝集。

Rh 抗原与抗 Rh 抗体免疫反应造成的溶血还见于母体与胎儿之间。如果 Rh 阴性血型母亲怀有 Rh 阳性胎儿，分娩时，因胎盘由母体子宫内膜上剥离，母体子宫内膜有较大的创面，携带 Rh 抗原的胎儿红细胞可大量进入母体，刺激母体产生大量的抗 Rh 抗体。当 Rh 阴性血型的母亲第二次怀有 Rh 阳性的胎儿时，母体中的抗 Rh 抗体因分子质量较小（属不完全抗体），能够通过胎盘进入胎儿血液中，使胎儿的红细胞产生凝集反应，造成胎儿死亡或新生儿溶血性贫血症。

白细胞血型

白细胞与血小板上也有A、B等红细胞抗原，还具有特殊的抗原，如广泛存在于人类及哺乳动物细胞表面的主要组织相容性复合体（major histocompatibility complex，MHC），在人类白细胞中表达最为丰富，因此MHC又称作人类白细胞抗原（human leucocyte antigen，HLA）。HLA是由染色体上一组独立又相互连锁的基因群编码的系列抗原，在同种组织器官移植或输血反应中具有重要意义。同种组织器官移植时，由于供者、受者间HLA的差异而发生移植排斥反应，HLA可在受者体内诱导产生相应的抗体和特异的细胞毒T细胞（又称为杀伤T细胞，killer Tcells，Tc），从而攻击植入的组织细胞。通过受者HLA类型来选择合适的供者，是决定移植物能否存活的前提条件。HLA抗原是由染色体上的等位基因编码的，因此HLA的遗传方式是以单倍型为单位由亲代传给子代，子代可随机地从亲代双方各获得一个HLA单倍型，组成子代新的基因型。在同胞兄妹中，两个单倍型完全相同的概率为25%，因而在一个家庭中找到两个HLA单倍型相同的可能性较大。此外，由于HLA的种类极多，在不同个体间HLA存在高度多态性，具有相同表型的概率很小，因此HLA系统可用于亲子鉴定和人类学研究等方面。

三、输血原则

输血（blood transfusion）是治疗某些疾病、抢救伤员生命和保证一些手术顺利进行的重要手段。为保证输血安全，必须遵守输血原则。

在正常情况下，应同型输血。根据ABO血型特点，在无法得到同型血源的情况下，可考虑将O型血输给A、B和AB型血的人，或AB型血的人接受A、B和O型的血。但是，这种异型血相输，只能少量并缓慢地进行。

在准备输血时，除保证供血者与受血者的ABO血型相合外，对于育龄妇女和需要重复输血的病人，还必须使供血者和受血者的Rh血型相合，以免受血者被致敏后产生抗Rh的抗体。此外，因ABO血型系统还有亚型，与临床密切相关的是A型中的A1与A2亚型，在A1型红细胞上含有A和A1凝集原，而A2型红细胞上仅含有A凝集原；在A1型血清中只含有抗B凝集素，而A2型血清中则含有抗B凝集素和抗A1凝集素，即A1型红细胞可与A2型血清中的抗A1凝集素发生凝集反应。因此，即使在ABO系统血型相同的人之间输血，输血前也必须进行交叉配血试验（cross - match test）。通常将供血者的红细胞与受血者的血清混合，观察有无凝集反应，称为交叉配血主侧；而把受血者的红细胞与供血者的血清进行混合的试验称为交叉配血次侧（图8 - 7）。若交叉配血主、次两侧均无凝集，即为配血相合，可以进行输血；若主侧凝集，为配血不合，不能输血；若主侧不凝集，次侧凝集，为配血基本相合，则只能在应急情况下少量而缓慢地输血，且需特别谨慎，一旦出现输血反应，输血应立即停止。

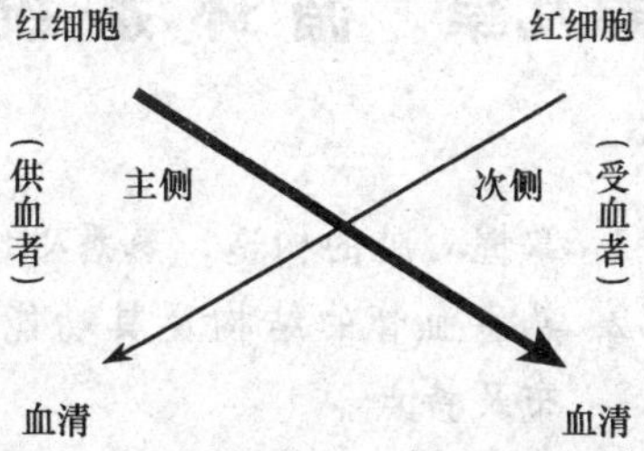

图 8-7 交叉配血试验

另外，提倡成分输血，根据病人需要输入相应的血液成分，如贫血病人可输浓缩红细胞悬液，烧伤病人宜输血浆。

复习思考题

1. 名词解释

稳态、红细胞比容、血液凝固、凝血因子、血型、红细胞凝集。

2. 何谓机体的内环境？内环境稳态有何生理意义？
3. 何谓血浆晶体渗透压和血浆胶体渗透压？各有何生理意义？
4. 简述红细胞生成所需的原料及调节因素。
5. 简述白细胞的类型及其主要功能。
6. 简述血小板在生理性止血过程中的作用。
7. 简述血液凝固的基本过程，并指出内源性凝血与外源性凝血的主要异同。
8. 为什么正常人血管内的血液不易凝固？
9. 试述输血的基本原则。
10. 为什么同型输血或重复输入同一供血者的血液还要进行交叉配血试验？

（李言秋）

第九章 循环系统

学习目的和要求

1. 掌握心脏的构造，熟悉心传导系的组成及功能。
2. 熟悉血管的结构及其功能特点，了解血管的分布及特点。
3. 掌握心肌生物电活动及其形成原理，熟悉心肌的生理特性，了解心电图。
4. 掌握心脏泵血的过程及原理，熟悉心输出量及其影响因素。了解血流动力学基本概念。
5. 掌握动脉血压形成机制及影响因素。
6. 了解静脉血流、微循环、组织液及淋巴生成和回流。
7. 掌握心血管活动的神经、体液调节。

第一节 循环系统的组成和结构

循环系统（circulatory system）包括心血管系统和淋巴系统。心血管系统包括心脏和血管。心脏是血液循环的动力器官。血管分为动脉、静脉和毛细血管。根据血液运行的途径不同，血液循环可分为体循环和肺循环（图9-1）。淋巴系统包括淋巴管道、淋巴器官和淋巴组织，可视为静脉的辅助管道。

循环系统的主要机能是物质运输，通过血液和淋巴将机体由外界摄取的氧气和营养物质送到全身各部，供组织新陈代谢之用，同时把全身各部组织的代谢产物，如CO_2、尿素等，分别运送到肺、肾和皮肤等处排出体外，维持人体新陈代谢和内环境的稳定；许多与生命活动调节有关的物质（如激素）也由循环系统输送，作用于相应的靶器官，实现体液调节。

一、心

（一）心的位置和外形

心位于胸腔两肺间的纵隔内，被心包包裹。整个心脏约2/3位于人体正中线的左侧，1/3位于正中线的右侧。心的外形略呈倒置、前后略扁的圆锥形（图9-2），大小约相当于本人的拳头。心尖朝向左前下方，心底朝向右后上方。

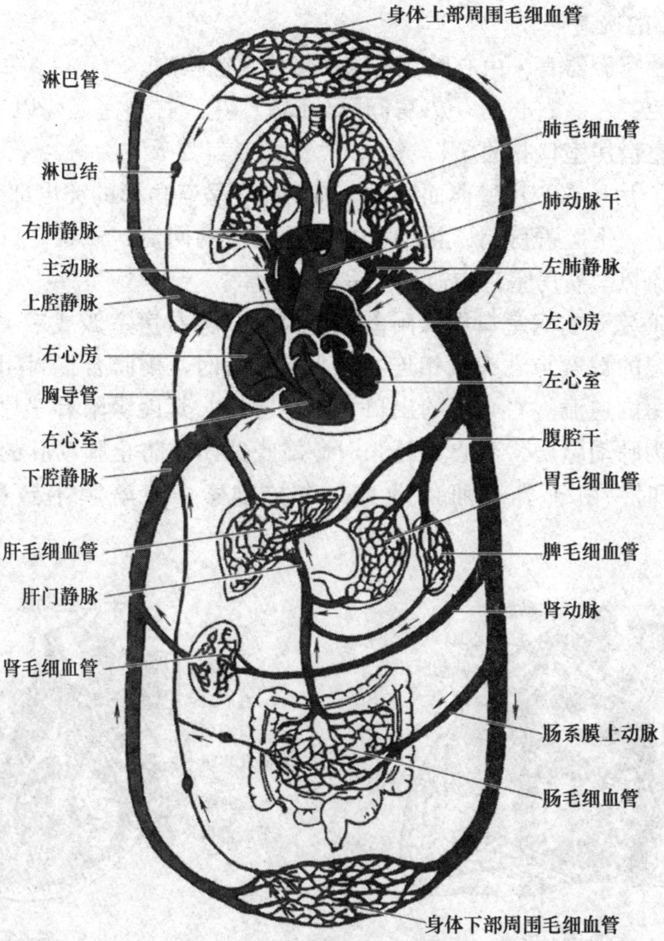

图9－1 血液循环示意图

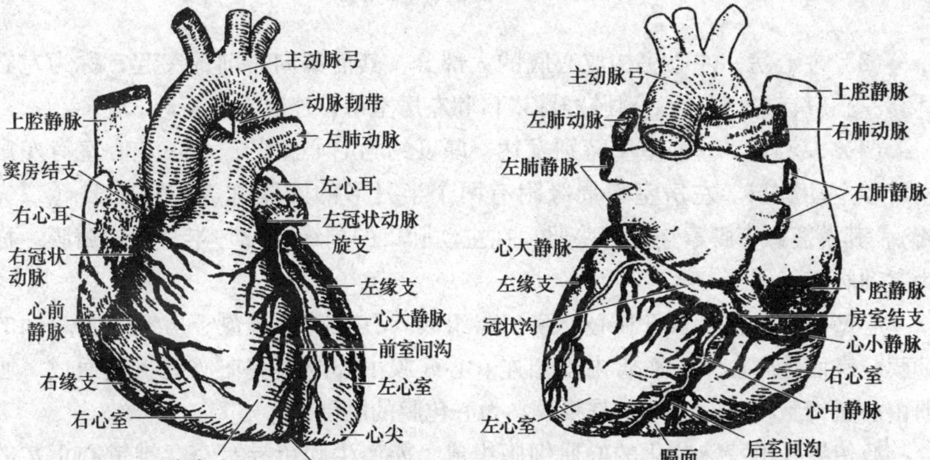

（1）前面　（2）后面

图9－2 心脏的外形

（二）心的构造

心是肌性空腔器官，由心腔、心壁和传导系统构成。

心分四腔：左、右心房（借房间隔分隔）；左、右心室（隔以室间隔）。同侧心房和心室借房室口相通。

（1）右心房　右心房壁薄而腔大，前上部有呈三角形的突出部分称右心耳。右心房通过上、下腔静脉口，接纳全身静脉血液的回流，冠状窦口是心脏本身静脉血的回流口。右房室口沟通右心房和右心室。

（2）右心室　右房室口周缘附有三片瓣膜，称右房室瓣或三尖瓣，瓣膜周缘借结缔组织的腱索与乳头肌相连。当心室收缩时，瓣膜合拢封闭房室口以防止血液向心房内逆流。右心室的出口为肺动脉口，其周缘附有三片袋状半月形的瓣膜，称为肺动脉瓣，当心室舒张时，瓣膜关闭，防止肺动脉的血液返流入右心室，同时，由于乳头肌的收缩，牵拉腱索，使瓣膜不致翻向右心房（图9－3）。

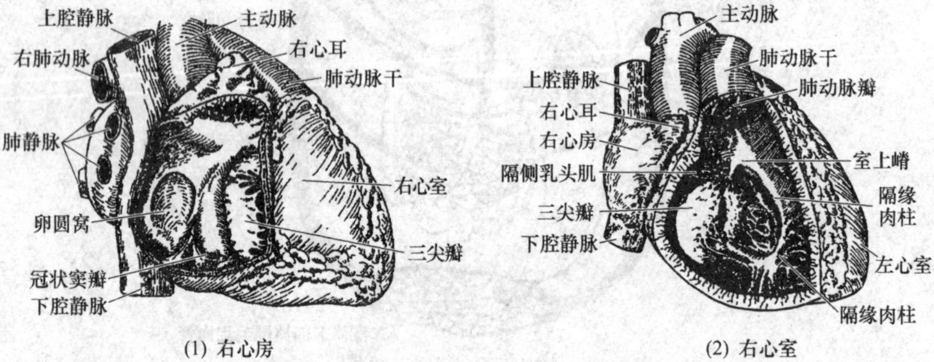

图9－3　右心房与右心室

（3）左心房　左心房构成心底的大部分，其前部向右前的突起，称为左心耳。左心房有左、右各一对肺静脉入口和左房室口，连通左心室。

（4）左心室　左心室壁特别发达，厚度约为右心室的三倍。左心室有左房室口和主动脉口。左房室口周缘附有两个半月形的瓣膜称为左房室瓣（二尖瓣），其游离缘有腱索连至乳头肌。在主动脉口的周缘有三片半月形的瓣膜，称为主动脉瓣（图9－4）。

心壁由心内膜、心肌和心外膜三层组成。心内膜是衬覆于房室内腔表面的薄膜，表面是内皮，与血管内皮相连。心瓣膜由心内膜突向心腔折叠而成。心肌由心肌细胞构成，心外膜是浆膜，为心包膜的脏层。

心传导系由特殊分化的心肌细胞组成，能产生和传导兴奋，维持心正常的节律性搏动。心传导系包括窦房结、房室结、房室束及其分支（图9－5）。

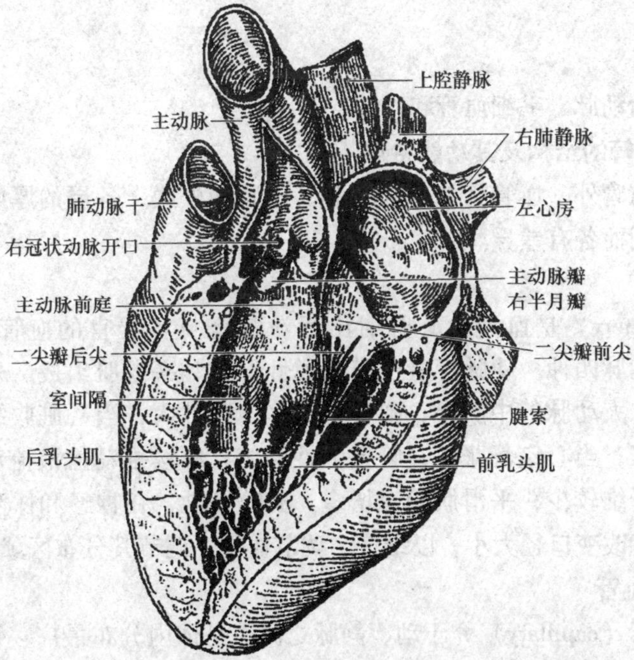

图9－4 左心房与左心室

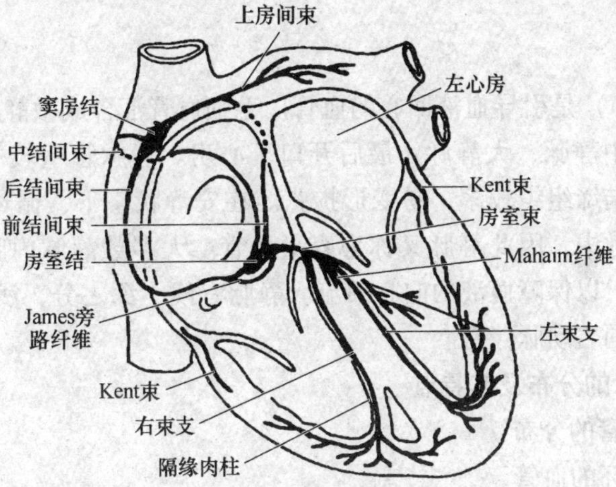

图9－5 心传导系

窦房结是心的正常起搏点，呈狭长椭圆形，位于上腔静脉与右心房交界处心外膜深面。房室结位于冠状窦口与右房室口之间心内膜深面，呈扁椭圆形，其前端发出房室束。房室结可将窦房结传来的兴奋传向心室。房室束又称 His 束，起自房室结，沿室间隔向下分为左、右束支，在心内膜下分散并交织成网，称为蒲肯野纤维网（Purkinje fiber），分布于室壁和乳头肌。

二、血管

血管分为动脉、毛细血管和静脉。

（一）血管的结构及其功能特点

除毛细血管外，血管管壁分为内膜、中膜和外膜，各层的厚度和结构因血管的种类不同而各有差异。

1. 动脉

动脉（artery）是血液由心脏射出后流往全身各器官的血管，可分为大、中、小、微动脉四种。动脉管壁中膜由弹性纤维和平滑肌组成。外膜主要由结缔组织构成。大动脉的中膜厚，弹性纤维多，弹性大，当心脏收缩射血时，大动脉管壁扩张；当心室舒张时，管壁弹性回缩，继续推动血液流动。中、小动脉管壁弹性纤维较少，平滑肌相对增多，有收缩性，在神经和体液的调节下收缩或舒张，能改变口径大小，以维持、调节血压，调节其分布区域的血流量。

2. 毛细血管

毛细血管（capillary）介于动、静脉之间，是体内分布最广、管径最细的血管，许多毛细血管分支在组织间吻合成网。毛细血管管壁由一层内皮细胞组成，管壁外侧有一薄层基膜，具有极大的通透性，具有物质交换功能，故又称为交换血管。

3. 静脉

静脉（vein）是引导血液回心的血管。毛细血管汇合成微静脉和小静脉，行程中逐渐汇成中静脉、大静脉，最后开口于心房。静脉管壁较薄，弹性纤维和平滑肌较少，结缔组织较多，易变形扩张。在安静状态下，循环血量的60% ~ 70%容纳在静脉中，因此静脉又称为容量血管。大多数静脉内膜反折，形成半月形的静脉瓣，以保障血液的向心回流。静脉有浅、深之分，浅静脉互相连通，深静脉通常与同名动脉伴行。

（二）血管的分布及其特点

1. 全身血管的分布

（1）肺循环的血管

①肺动脉：短而粗，由右心室发出，分为左、右肺动脉，分别经左、右肺门入肺，随支气管的分支而分支，在肺泡壁周围，形成稠密的毛细血管网。

②肺静脉：肺静脉的属支起于肺内毛细血管，逐级汇成较大的静脉，最后，左、右肺各汇成两条肺静脉，注入左心房。

（2）体循环的血管

①动脉：主动脉（aorta）是体循环中的动脉主干，可分为升主动脉、主动脉弓和降主动脉，升主动脉起自左心室，在起始部发出左、右冠状动脉营养心

脏壁。降主动脉又分为位于胸腔的胸主动脉和位于腹腔的腹主动脉。主动脉弓是升主动脉的直接延续，在主动脉弓的凸侧，自右向左发出头臂干（无名动脉）、左颈总动脉和左锁骨下动脉，头臂干向上又分为右颈总动脉和右锁骨下动脉。腹主动脉沿脊柱前方下降，至第4腰椎平面分为左、右髂总动脉，髂总动脉又各分为髂内动脉和髂外动脉。

左、右颈总动脉上行分为颈内、颈外动脉以供应头部血液，左、右锁骨下动脉主要供应上肢的血液。胸主动脉、腹主动脉分支分为壁支和脏支，分别供应胸、腹壁及胸、腹腔脏器的血液。髂内动脉分支到盆腔内脏器官、臀部等。髂外动脉下行为股动脉，供给下肢血液。

②静脉：体循环的静脉可分为上、下腔静脉系和心静脉系。

上腔静脉由左、右头臂静脉汇合而成，接纳头颈、上肢和胸部的静脉血，注入右心房。在其汇入前有奇静脉注入上腔静脉。

下腔静脉是人体最大的静脉，接受膈以下各体部（下肢、盆部和腹部）的静脉血，由左、右髂总静脉在第四腰椎下缘处汇合而成，沿腹主动脉右侧上行，穿过膈的腔静脉孔，注入右心房。门静脉属下腔静脉系的血管，主要收集腹腔内消化管道、胰和脾的静脉血进入肝的静脉管道。心静脉系收集心脏静脉血。

2. 血管的分布规律

人体除角膜、毛发、指（趾）甲、牙质及上皮等处无血管外，血管分布遍及全身，其主要分布规律：

（1）对称分布　身体左右对称部分的血管分布通常也对称。

（2）与机能相适应　代谢旺盛的器官（如甲状腺）血管特别丰富；肾具有泌尿功能，其血管口径较一般脏器粗大；在容易受到牵引或挤压的地方（如关节周围）以及经常变换形状的器官（胃、肠）处，血管大多吻合成网或弓。

（3）与神经伴行　血管多与神经一起被结缔组织包裹成血管神经束。血管神经束一般位于关节屈侧。

三、淋巴系统

淋巴系统是循环系统的辅助系统，包括淋巴管道、淋巴器官和淋巴组织。淋巴管道内流动的无色透明液体称为淋巴。淋巴结、脾、胸腺、腭扁桃体，舌扁桃体和咽扁桃体等都属于淋巴器官。淋巴组织广泛分布于消化道和呼吸道等器官的黏膜内。

（一）淋巴管道

淋巴管道包括毛细淋巴管、淋巴管、淋巴干和淋巴导管等（图9-6）。

毛细淋巴管以盲端起于组织间隙，由一层内皮细胞构成，没有瓣膜，互相吻合成网。毛细淋巴管比毛细血管有更大的通透性，故一些不能进入毛细血管

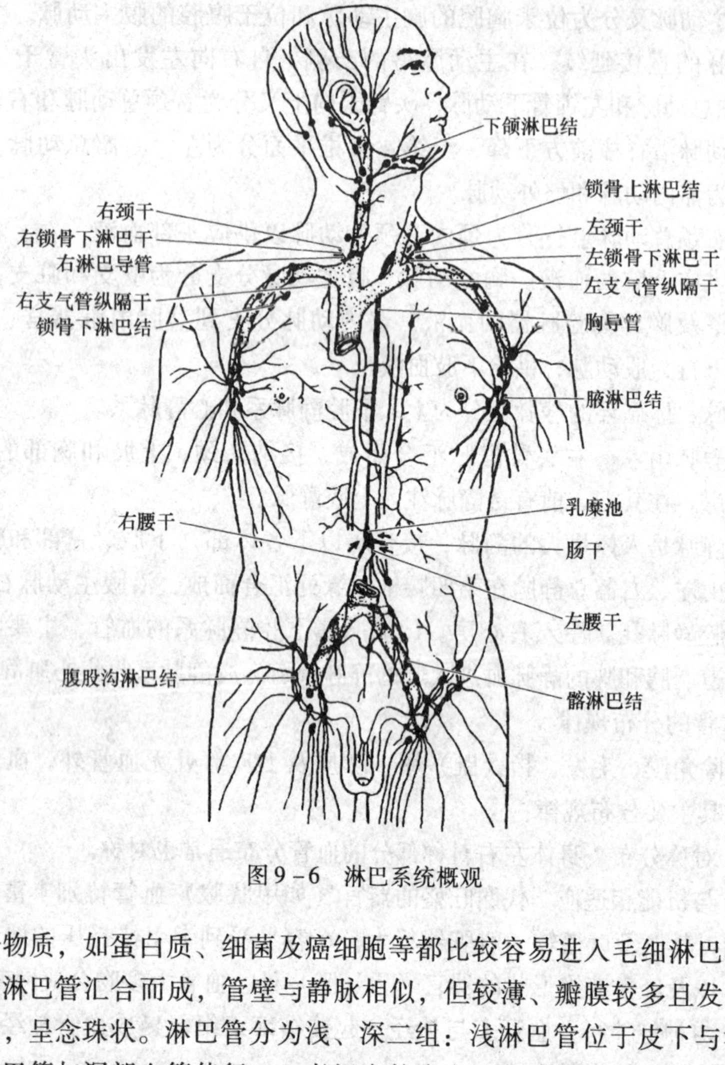

图 9-6　淋巴系统概观

的大分子物质，如蛋白质、细菌及癌细胞等都比较容易进入毛细淋巴管。淋巴管由毛细淋巴管汇合而成，管壁与静脉相似，但较薄、瓣膜较多且发达，外形粗细不匀，呈念珠状。淋巴管分为浅、深二组：浅淋巴管位于皮下与浅静脉伴行；深淋巴管与深部血管伴行，二者间有较多交通支。淋巴管在行程中通过一个或多个淋巴结，将淋巴细胞带入淋巴液。

淋巴干由淋巴管汇合形成，共有 9 条：即收集头颈部淋巴的左、右颈干；收集上肢、胸壁淋巴的左、右锁骨下干；收集胸部淋巴的左、右支气管纵隔干；收集下肢、盆部及腹腔淋巴的左、右腰干以及收集腹腔脏器淋巴的单一的肠干。全身 9 条淋巴干汇合成两条淋巴导管，即胸导管（左淋巴导管）和右淋巴导管。胸导管的起始部膨大称为乳糜池，乳糜池接受左、右腰干和肠干淋巴汇入。胸导管上行汇入左静脉角，沿途接受左支气管纵隔干、左颈干和左锁骨下干的汇入，因此，胸导管收集整个下半身及左上半身的淋巴。右淋巴导管为一短干，收集右支管纵隔干、右颈干和右锁骨下干的淋巴，注入右静脉角。

（二）淋巴器官

淋巴器官包括淋巴结、脾和胸腺等。淋巴结为圆形或椭圆形小体，常成群聚集，多沿血管分布，主要功能是滤过淋巴液，产生淋巴细胞和浆细胞，参与机体的免疫反应。脾是体内最大的淋巴器官，同时又是储血器官，并具有破坏衰老的红细胞，吞噬致病微生物和异物，产生白细胞和抗体的功能。

第二节 心脏生理

心脏的功能是泵血，心肌细胞的收缩和舒张是实现其泵血功能的基础。心肌有兴奋性、自律性、传导性和收缩性，心肌的这些生理特性以心肌细胞的生物电活动为基础。

一、心肌细胞的生物电现象

与骨骼肌和神经细胞相比，心肌细胞跨膜电位的波形和形成机制要复杂得多，不同类型心肌细胞的跨膜电位的幅度、持续时间及形成的离子机制不同。下面以心室肌细胞为例介绍工作细胞的生物电活动。

（一）工作细胞的跨膜电位及其形成机制

1. 静息电位

人心室肌细胞和骨骼肌、神经细胞一样，在静息状态下膜两侧呈极化状态，膜内电位比膜外电位约低90mV，是K^+外流形成的K^+的平衡电位。

2. 动作电位

骨骼肌和神经细胞动作电位的时程很短，仅持续几个毫秒，复极速度与去极速度几乎相等，记录曲线呈升支和降支基本对称的尖锋状。心室肌细胞动作电位的主要特征在于复极过程比较复杂，持续时间很长，达250～400ms，动作电位降支与升支不对称。通常心室肌细胞动作电位可分为0、1、2、3、4五个时期（图9－7）。

（1）0期（去极化期） 当心室肌细胞兴奋时，膜内电位由静息时的－90mV急速上升到＋30mV左右，即膜两侧原有的极化状态被消除和逆转，形成动作电位上升支即0期，其超出0以上的电位称为超射。0期历时很短，仅1～2ms，去极化速度极快，其上升幅度可达120mV。

0期的形成是由于Na^+快速内流所致。决定0期去极化的Na^+通道是一种激活快、开放快、失活快的通道，此通道可被河豚毒素阻断。

（2）1期（快速复极化初期） 膜内电位由＋30mV迅速下降至0mV左右，形成1期。0期和1期形成锋电位。1期时Na^+通道已失活，Na^+内流停止，而

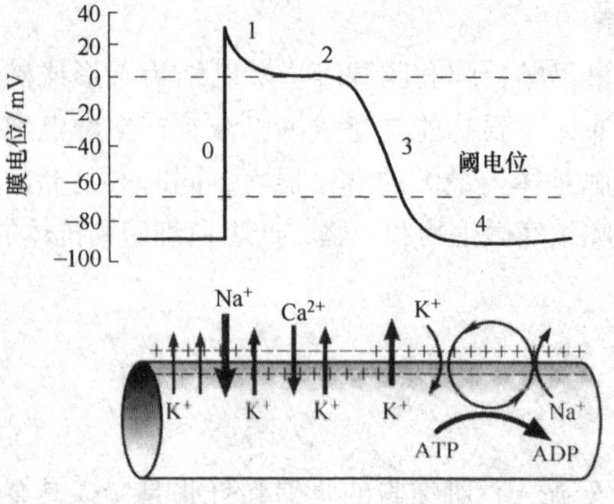

图9-7　心室肌细胞动作电位和主要离子流示意图

K^+外流，形成快速复极化，这是形成1期的主要原因。

（3）2期（缓慢复极化期，平台期）　1期复极达到0mV左右时，复极过程变得缓慢，膜内电位基本停滞于0mV左右，持续100～150ms，图形上形成一段坡度平坦的平台，故又称为平台期。此期是心室肌细胞动作电位区别于神经细胞和骨骼肌细胞动作电位的主要特征。

形成平台期的主要原因是同时存在Ca^{2+}缓慢内流和K^+缓慢外流，Ca^{2+}内流和K^+外流的跨膜电荷量相当，因此，膜电位稳定于0mV左右。随着时间推移，Ca^{2+}通道逐渐失活，内流停止，K^+外流逐渐增加，导致2期结束，3期开始。

（4）3期（快速复极化末期）　此期心肌细胞复极速度加快，膜内电位由平台期的0mV左右迅速下降到-90mV，完成复极化过程。3期，Ca^{2+}内流停止，而K^+外流加快，致使膜内电位迅速下降，直至复极化完成。

（5）4期（静息期）　3期之后，膜内电位虽然恢复并稳定在-90mV水平，但是膜内外离子的分布尚未恢复。此时，通过Na^+-K^+泵活动，将动作电位期间进入细胞内的Na^+泵出，将流到细胞外的K^+泵入；同时通过Na^+-Ca^{2+}交换活动，将Ca^{2+}逆浓度梯度运出细胞，使细胞内外离子分布恢复至原先的水平。

（二）自律细胞的跨膜电位及其形成机制

自律细胞动作电位的特点是4期的电位不稳定，可自动去极化。其3期复极结束时达到的最大电位称为最大舒张电位。当自律细胞在复极达到最大舒张电位后，立即自动产生缓慢的去极化。当去极化达到阈电位时可爆发新的动作电位，如此周而复始地产生兴奋。因此，4期自动去极化是自律细胞产生自动节律性兴奋的基础。不同类型的自律细胞，4期自动去极化的速度和离子基础各不相同。

1. 窦房结细胞的动作电位

窦房结细胞属于慢反应自律细胞，其电活动主要有以下特点：①动作电位 0 期去极化速度慢、幅度小，膜内电位仅上升到 0mV 左右；②无明显的 1 期和 2 期；③3 期复极化时，膜内电位下降到 -60mV 左右，为最大复极电位；④4 期膜电位不稳定，由最大复极电位开始自动去极化，当去极化达到阈电位水平（-40mV）时，爆发一次动作电位；⑤4 期自动去极化的速度较快（图 9-8）。

窦房结细胞动作电位的离子机制是，当膜电位由最大复极电位自动去极化达到阈电位水平时，膜上 Ca^{2+} 通道被激活，Ca^{2+} 内流，导致 0 期去极化。由于 Ca^{2+} 通道激活和失活均较缓慢，故窦房结细胞 0 期去极化缓慢，持续时间长。随后，慢 Ca^{2+} 通道失活，Ca^{2+} 内流逐渐减少，而 K^+ 通道被激活，K^+ 外流逐渐增加，便形成了 3 期复极化过程。当达到最大复极化电位 -60mV 时，K^+ 通道逐渐失活，K^+ 外流进行性减少，而内向的 Na^+ 内流逐渐增强，导致膜内电位缓慢上升，因而出现 4 期自动去极化（图 9-8）。

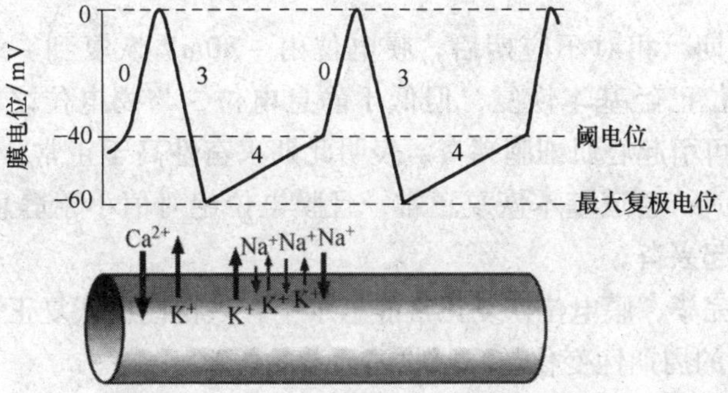

图 9-8 窦房结细胞动作电位和离子流示意图

注意：在 4 期，K^+ 外流进行性递减，Na^+ 内流进行性增加

2. 浦肯野细胞的动作电位

浦肯野细胞属于快反应自律细胞，最大复极电位约为 -90mV，其动作电位的形状与心室肌细胞相似，产生的离子基础也基本相同，自动去极化的速度较窦房结细胞慢。

二、心肌的生理特性

心肌的生理特性包括兴奋性、自律性、传导性和收缩性。

（一）兴奋性

心肌与其他可兴奋组织一样，具有兴奋性，即具有受刺激时产生兴奋的能力。

1. 心肌细胞兴奋性的周期性变化

心肌细胞兴奋后其兴奋性发生周期性变化，可分为以下几个时期：

（1）绝对不应期和有效不应期　心肌细胞发生一次兴奋后，由动作电位的去极相开始至复极 3 期膜内电位达到约 -55mV 这一段时期内，无论给予多么强大的第二次刺激，心肌细胞都不会发生去极化（兴奋），兴奋性为零，这段时间称为绝对不应期。之后，膜电位由 -55mV 恢复到 -60mV 这段时间内，如果给予的刺激足够强大，可使膜发生局部的去极化，但并不能引起可扩播的兴奋（动作电位），此期称为局部反应期。因此，心肌细胞在一次兴奋过程中，由 0 期开始至 3 期膜内电位恢复到 -60mV 这一段时期，由于不能再产生新的动作电位，故称为有效不应期。其原因是此期内膜电位绝对值太低，Na^+ 通道完全失活或复活的数量太少所致。

（2）相对不应期　有效不应期之后，膜电位由 -60mV 复极到 -80mV 这段时期，称为相对不应期。这一时期内，给予心肌细胞高于正常阈值的强刺激，可以引起扩播性兴奋。相对不应期的成因是：此期内，大部分 Na^+ 通道逐渐恢复，但开放能力尚未恢复正常，所以，心肌细胞兴奋性虽逐渐恢复但仍低于正常。

（3）超常期　相对不应期后，膜电位由 -80mV 恢复到 -90mV 这一段时期，由于膜电位已经基本恢复，但低于静息电位，与阈电位之间的差距较小，用阈下刺激即可引起心肌细胞兴奋，表明此期兴奋性高于正常，故称为超常期。这是由于此期 Na^+ 通道基本恢复正常，且膜电位绝对值小于静息电位值，故阈下刺激即可引起兴奋。

此后复极完毕，膜电位恢复正常静息水平，兴奋性也恢复正常。

2. 兴奋性的周期性变化与心肌收缩活动的关系

（1）不产生强直收缩　与骨骼肌相比，心肌细胞的有效不应期特别长，一直延续到机械收缩的舒张早期（图 9-9）。在此期内任何刺激均不能引起新的动

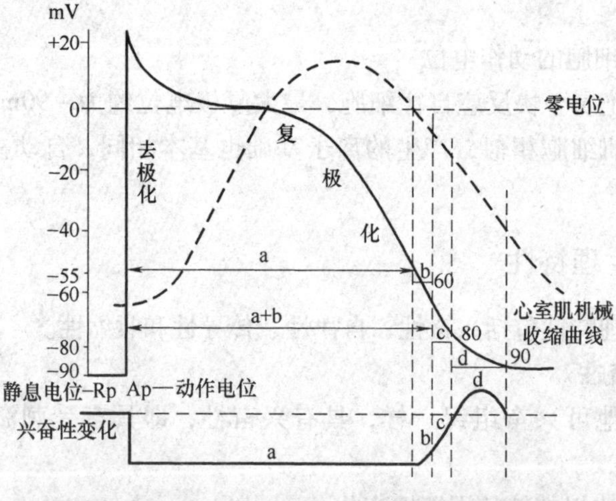

图 9-9　心室肌动作电位期间兴奋性变化与机械收缩在时间上的关系

a—绝对不应期　b—局部兴奋期　a + b—有效不应期　c—相对不应期　d—超常期

作电位和收缩，这个特点使得心肌不会像骨骼肌那样产生完全强直收缩，而始终做收缩和舒张相交替的活动，从而使心脏有血液回心充盈的时期，以保证实现其泵血功能。

（2）期前收缩和代偿间歇　正常情况下，窦房结产生的每一次兴奋传播到心房肌或心室肌的时间，都是在它们前一次兴奋的不应期终结之后。因此，整个心脏能够按照窦房结的节律而兴奋。但在某些情况下，如果心室在有效不应期之后受到人工的或窦房结之外的病理性异常刺激，则可产生一次新的兴奋和收缩。由于这次兴奋和收缩是发生在下次窦房结的兴奋到达之前，称为期前兴奋，引起的收缩称为期前收缩。期前兴奋也有它自己的有效不应期，这样，当紧接在期前兴奋之后的一次窦房结兴奋传到心室肌时，常常正好落在期前兴奋的有效不应期内，因而不能引起心室兴奋和收缩，要等到再下一次窦房结的兴奋传到心室时才能引起心室收缩。这样，在一次期前收缩之后往往出现一段较长的心舒张期，称为代偿间歇（图 9－10）。

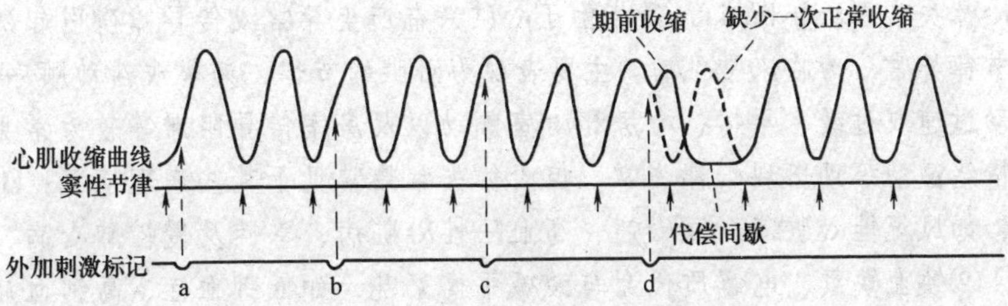

图 9－10　期前收缩和代偿间歇

刺激 a、b、c 落在有效不应期内，不引起反应；

刺激 d 落在相对不应期内，引起期前收缩与代偿间歇

（二）自律性

心肌在没有外来刺激的条件下，能够自动地发生节律性兴奋的特性，称为自动节律性，简称自律性。

1. 心脏的起搏点

心传导系的自律细胞具有自律性，且各个部位的自律性有差别。其中，窦房结细胞自律性最高，自动兴奋频率约为 100 次/min，末梢浦肯野纤维网自律性最低，约为 25 次/min，而房室结（约 50 次/min）和房室束支（约为 40 次/min）的自律性依次介于两者之间。

正常情况下，窦房结的自律性最高，它产生的兴奋依次激动心房肌，经房室结、房室束、心室内传导组织传至心室肌，引起整个心脏兴奋和收缩。可见，窦房结是主导整个心脏兴奋和跳动的正常部位，称为正常起搏点。以窦房结为起搏点的心脏节律活动称为窦性心律。其他部位自律组织并不表现出其自身的

自动节律性，只是起着兴奋传导作用，故称为潜在起搏点。在某种异常情况下，窦房结以外的自律组织的自律性增高，或者窦房结的兴奋因传导阻滞而不能下传，潜在起搏点可以取代窦房结成为异位起搏点，控制一部分或整个心脏的跳动，产生异位心律。

2. 影响自律性的因素

自律细胞的自动兴奋是4期膜自动去极化使膜电位由最大复极电位达到阈电位水平的结果，因此，自律性的高低，既受最大复极电位与阈电位间差距的影响，也取决于4期自动去极化的速度。最大复极电位绝对值减少或阈电位下移，均使两者之间的差距减少，自动去极化达到阈电位水平所需时间缩短，自律性增高；反之亦然。4期自动去极化速度快，到达阈电位所需时间缩短，自律性增高；反之，自律性降低。

心律失常

心律失常（arrhythmia）是指由于心脏兴奋产生异常或传导障碍引起的心脏活动节律异常，为临床常见病。主要表现为心脏的节律、频率或活动顺序紊乱，以心动过速或过缓、早搏、心房和心室颤动以及房室传导阻滞等较为常见。过劳、情绪激动等可出现心律失常，但心律失常最常见于某些病理情况：①心脏疾病，如风湿性心脏病、冠心病、高血压性心脏病、急性及慢性肺心病、心肌炎等。②缺血缺氧、电解质代谢与酸碱平衡紊乱，如低钾血症、高钙血症、酸中毒等。③神经内分泌系统功能障碍，如交感或迷走神经功能异常；甲状腺功能亢进或低下等。④其他，药物（如洋地黄、奎尼丁等）作用、中毒、机械性效应（如心脏扩大、心脏手术或心导管检查对心脏的机械刺激等）。

（三）传导性

心肌细胞具有传导兴奋的能力，称为传导性。心房肌或心室肌在功能上是一种合胞体，心肌细胞膜的任何部位产生的兴奋不但可以沿整个细胞膜传播，并且可以通过心肌细胞间的闰盘传递到另一个心肌细胞，从而引起心房肌或心室肌的同步兴奋和收缩。

1. 兴奋在心脏内的传播

（1）传播途径　窦房结产生的兴奋传至左、右心房肌，同时主要经优势传导通路传播到房室交界，再经房室束、左右束支、末梢浦肯野纤维网传至心室肌。左、右房室口周围的纤维（心骨骼）环将心房、心室隔开，正常情况下，心房的兴奋必须经房室交界才能传入心室。所以，窦房结产生的兴奋经一定途径先后引起左、右心房和左、右心室的兴奋。

（2）传播速度　兴奋在心脏各个部分传播的速度不同。心房肌的传导速度约为0.4m/s，兴奋传遍左、右心房仅需0.06s，这就使两侧心房肌细胞几乎同步兴奋和收缩。窦房结的传导速度为1.0～1.2m/s。兴奋在房室交界区的传导速度很慢，尤其是结区，传导速度仅为0.02m/s。心室肌的传导速度约为1m/s，浦肯野纤维的传导速度最快，可达4m/s，兴奋从房室束传遍左右心室仅0.06s，因此两侧心室几乎也是同步兴奋和收缩。由于房室交界区传导速度慢，因此，兴奋在房室交界处的传播耗时较长，约需0.1s，此现象称为房室延搁。房室延搁具有重要的生理意义，它保证了房室收缩不同步，有利于心室在充分充盈后实现其正常射血功能。但由于传导速度慢，房室交界处较易发生传导阻滞，成为某些心脏病发生的潜在因素。

2. 影响传导性的因素

心肌细胞的直径愈大，其内阻愈小，传导速度愈快；反之，传导速度慢。去极化速度愈快，幅度愈大，达到阈电位的时间愈短，传导速度加快；反之，传导减慢。邻近未兴奋部位膜的兴奋性影响兴奋的传导。如果由某种原因造成邻近部位静息电位与阈电位之间的差距增大、兴奋性降低时，产生动作电位所需的时间延长，则传导速度减慢。

在异常情况下，起源于窦房结的兴奋不能正常向全心传播，可能在某一部位发生停滞，称为传导阻滞。最常见的阻滞部位是房室交界区，称为房室传导阻滞。

三、心动周期及心率

心脏一次收缩和舒张，构成一个机械活动周期，称为心动周期（cardiac cycle）。在一个心动周期中，心房和心室的机械活动均可分为收缩期和舒张期。由于心室在心脏泵血活动中起主要作用，因此，心动周期指心室的活动周期。

心动周期持续的时间与心跳频率有关。成年人心率平均75次/min，每个心动周期持续0.8s。一个心动周期中，两心房首先收缩，持续0.1s，继而心房舒张，持续0.7s。当心房收缩时，心室处于舒张期，心房进入舒张期后不久，心室开始收缩，持续0.3s，随后舒张0.5s。心房和心室共同舒张的时间为0.4s，称为全心舒张期（图9－11）。可见，在一个心动周期中，心房和心室各自按一定的时程进行舒张与收缩相交替的活动，而心房和心室两者的活动又依一定的次序先后进行，左右两侧心房或两侧心室的活动则几乎是同步的。另一方面，无论心房或心室，收缩期均短于舒张期，亦即工作期短于休息期，这对于心脏持久地活动具有重要意义。如果心率增快，心动周期持续时间缩短，收缩期和舒张期均相应缩短，但舒张期缩短的比例较大；因此，心率增快时，心肌工作的时间相对延长，休息时间相对缩短，这对心脏的持久活动是不利的。

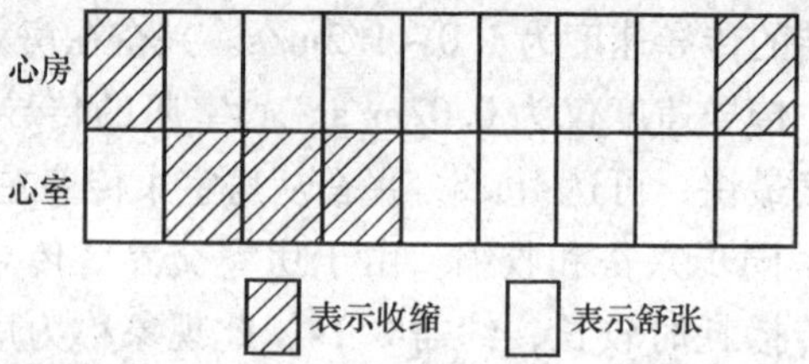

图 9－11　心动周期中心房、心室舒缩的时间关系

每一长方格表示 0.1s

四、心脏的泵血功能

（一）心脏的泵血过程

现以左心室的射血和充盈为例，分析心脏的泵血过程（图 9－12）。

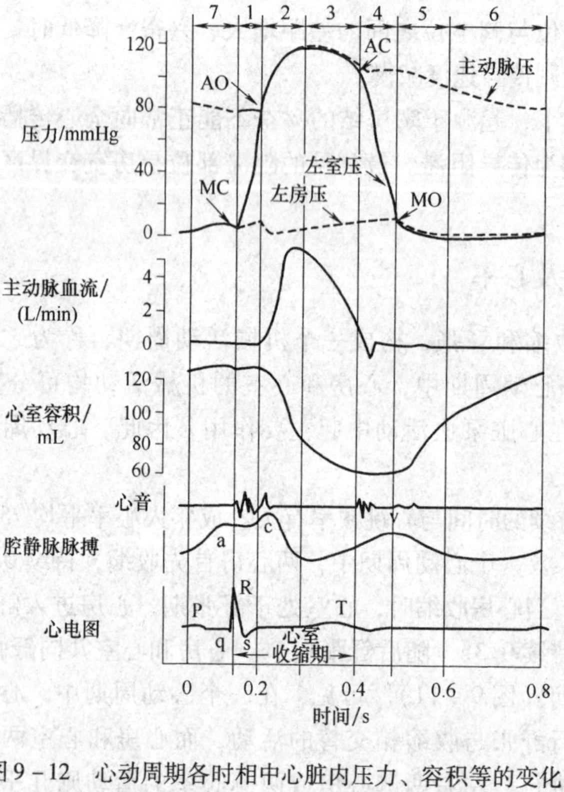

图 9－12　心动周期各时相中心脏内压力、容积等的变化

1—等容收缩期　2—快速射血期　3—减慢射血期　4—等容舒张期

5—快速充盈期　6—减慢充盈期　7—心房收缩期

AO：主动脉瓣开启　AC：主动脉瓣关闭　MC：二尖瓣关闭　MO：二尖瓣开启

1. 心室收缩与射血过程

心室收缩期可分为等容收缩期、快速射血期和减慢射血期。

（1）等容收缩期　心室开始收缩前，心房已收缩完毕进入舒张状态。此时，室内压低于房内压和动脉压，房室瓣处于开放状态，而动脉瓣处于关闭状态。心室开始收缩后，室内压力急剧升高，当超过房内压时，心室内血液出现由心室向心房返流的倾向，这种返流正好推动房室瓣，使之关闭，防止血液倒流入心房。此时室内压尚低于主动脉压，主动脉瓣仍然处于关闭状态，心室成为一个封闭的腔。由于血液的不可压缩性，尽管心室肌强烈收缩，但心室容积不变，此时心室内压急剧升高，直至超过主动脉压，主动脉瓣打开。从房室瓣关闭到动脉瓣开启的这段时间，称为等容收缩期。此期的特点是室内压大幅度升高，持续时间约为0.05s。

（2）快速射血期　等容收缩期末，室内压升高超过主动脉压时，动脉瓣被冲开，心室开始射血。此时，室内压继续上升至峰值，心室肌急剧缩短，射血速度很快，心室容积迅速缩小，称为快速射血期。此期历时0.1s，射血量很大，约占总射血量的2/3。

（3）减慢射血期　快速射血期后，由于大量血液进入主动脉，动脉压相应增高。同时，由于心室内血液减少以及心室肌收缩强度减弱，导致射血速度逐渐减弱，这一时期称为减慢射血期，历时0.15s。在快速射血的后期和减慢射血期内，心室内压已低于主动脉压，不过此时，心室内血液因受心室肌收缩的作用而具有较高的动能，依其惯性作用可以逆着压力梯度继续射入主动脉。

2. 心室舒张与充盈过程

心室舒张期包括等容舒张期和心室充盈期，后者又分为快速充盈期、减慢充盈期和心房收缩期三个时期。

（1）等容舒张期　心室肌开始舒张后，室内压下降，主动脉内血液向心室方向返流，推动动脉瓣关闭，此时室内压仍明显高于房内压，房室瓣仍然处于关闭状态，心室又成为一封闭的腔。此时心室肌舒张，室内压以极快的速度下降而心室容积不变，称为等容舒张期，历时0.06～0.08s。

（2）快速充盈期　当室内压下降到低于房内压时，房室瓣被血液冲开，心房和大静脉内的血液快速进入心室，心室容积随之增大，这一时期称为快速充盈期。此期历时约0.11s，其间流入心室的血液约为总充盈量的2/3。

（3）减慢充盈期　快速充盈期之后，心室内已有相当的充盈血量，房室间的压力梯度逐渐减小，血液以较慢的速度继续流入心室，心室容积继续增大，称为减慢充盈期，历时约0.22s。

（4）心房收缩期　心室舒张的最后0.1s，心房开始收缩，使房内压上升，血液顺压力差快速流入心室，使心室进一步充盈，为心房收缩期。此期进入心室的血量仅占心室总充盈量的10%～30%。

综上所述，心室的收缩和舒张引起的室内压力的变化，是导致心房和心室之间以及心室和动脉之间产生压力差的主要原因。而压力差的存在是推动血液在相应腔室之间流动的主要动力，血液的单方向流动则是在瓣膜活动的配合下实现的。

（二）心脏泵血功能的评价

1. 每搏输出量和射血分数

一次心跳一侧心室射出的血量，称为每搏输出量，简称搏出量。正常成年人，左心室舒张末期容积估计约为145mL。收缩末期容积约75mL，搏出量为70mL。可见，每一次心室射血后，心室内尚有一定量的余血。搏出量占心室舒张末期容积的百分比称为射血分数。健康成年人射血分数为55%～65%。正常情况下，搏出量始终与心室舒张末期容积相适应，即心室舒张末期容积增大时，搏出量也相应增加，射血分数基本不变。但在心功能减退时，心室异常扩大，心舒末期容积显著增加，尽管搏出量不变，但射血分数已经下降。因此，射血分数是评定心功能的重要指标。

2. 心输出量与心指数

一侧心室每分钟射出的血量，称为每分输出量，简称心输出量，是心率与搏出量的乘积。心输出量与机体新陈代谢水平相适应，可因性别、年龄及其他生理情况而不同。如，健康成年男性安静状态下，心率平均每分钟75次，搏出量约为70mL(60～80mL)，心输出量为5L/min(4.5～6.0L/min)。女性比同体重男性约低10%，青年时期高于老年时期。心输出量在剧烈运动时可高达25～35L/min，麻醉情况下则可降低到2.5L/min。

心输出量以个体为单位计算，但人体身材大小不同，其新陈代谢总量并不相等，因此，用心输出量的绝对值作为指标进行不同个体之间心功能的比较，并不全面。资料显示，安静状态下，心输出量和基础代谢率一样，与体表面积成正比。以单位体表面积（m^2）计算的心输出量，称为心指数（cardiac index）。我国中等身材的成年人体表面积约为1.6～1.7m^2，安静和空腹情况下心输出量5～6L/min，故心指数约为3.0～3.5L/(min·m^2)。安静和空腹情况下的心指数，称为静息心指数，是临床心功能常用的评定指标。心指数随不同的生理条件而异。年龄在10岁左右时，静息心指数最大，可达4L/(min·m^2)以上，以后随年龄增长而逐渐下降，到80岁时，静息心指数接近于2L/(min·m^2)。运动、妊娠、情绪激动以及进食时，心指数均增高。

五、心输出量及其影响因素

心输出量取决于搏出量和心率，而搏出量又取决于心肌收缩的前负荷、后负荷和心肌收缩能力。

（一）搏出量

1. 前负荷

前负荷是指心室肌收缩前承受的负荷，以心室舒张末期容积表示。在一定范围内，静脉回心血量越多，心室舒张末期的容积越大，心室肌前负荷就越大，心室肌纤维初长度就越长，心室肌的收缩力将随之增加，导致搏出量增加；反之，搏出量减少。这种由于心肌纤维初长度的改变而调节心肌收缩力的方式，称为异长自身调节。

2. 后负荷

后负荷是指心室肌收缩射血时所承受的来自大动脉血压的阻力。在其他条件不变的情况下，动脉血压升高，即心肌后负荷增大时，会使心室等容收缩期延长，射血期缩短，射血速度减慢，导致搏出量减少。然而搏出量减少会造成室内剩余血量增多，若静脉回心血量不变，心舒末期容积将增大，继发性引起异常自身调节，而使心肌收缩力增强，使搏出量恢复正常水平。如果动脉血压长期持续在较高水平，心室肌将因长期处于收缩力加强状态而逐渐肥厚，最终导致心泵血功能减退，严重时出现心力衰竭。

3. 心肌收缩能力

心肌收缩能力是指心肌不依赖于前、后负荷而改变其收缩强度和速度的一种内在特性。人体在劳动或运动情况下，动脉血压有所增高，心室舒张期末的容积不一定增大，甚至有所减小，但搏出量明显增加，就是由于心肌收缩能力明显增强的结果。神经、激素以及局部代谢产物经常影响心肌的收缩能力，在这些情况下，尽管心肌纤维的初长度不变，但由于心肌细胞本身力学活动的强度和速度发生变化，使心搏出量和搏出功能发生改变，因此称为等长调节。如心交感神经活动增强、血中儿茶酚胺浓度增加等都能增强心肌收缩能力，使搏出量增加；而乙酰胆碱、心肌缺氧等可使心肌收缩能力减弱，搏出量减少。

（二）心率

心率是决定心输出量的基本因素之一，在一定范围内它与心输出量呈正变关系，即心输出量随心率加快而增加。但心率过快时（健康成人安静时心率超过 180 次/min），心输出量反而减少，这是由于心率过快导致心舒期缩短而影响心室的充盈，使搏出量减少；另一方面，心率过慢（低于 40 次/min），心输出量同样减少，这是因为心肌的伸展性小，当心室充盈达到最适前负荷后，充盈量即不再增加，此时心舒期虽然延长，但是搏出量不会相应增大。

六、心音与心电图

（一）心音

心动周期中，心肌收缩、瓣膜启闭、血液流速改变和血流冲击等因素引起的机械振动，通过周围组织传递到胸壁，如将听诊器放在胸壁上可以听到声音，称为心音（heart sound）。

心音发生在心动周期的某些特定时期，其音调和持续时间有一定的规律。正常情况下，在一个心动周期中有4个心音，分别称为第一、第二、第三和第四心音。多数情况下只能听到第一心音和第二心音。心脏某些异常活动可以产生杂音或其他异常心音。因此，听取心音或记录心音图对于心脏疾病的诊断有一定的意义。

第一心音发生在心缩期，音调低而持续时间较长（0.12～0.14s），是由心室肌收缩、房室瓣关闭、心室射血冲出主动脉等引起的振动而产生。因此，第一心音常作为心室收缩期开始的标志，它的强弱反映心室肌收缩力的强弱及房室瓣的功能状况。

第二心音发生在心舒期，音调高而持续时间较短（0.08～0.10s），是由心室舒张，主动脉瓣和肺动脉瓣关闭时的振动所产生。通常第二心音标志心室舒张期的开始，它的强弱可反映动脉压的高低和动脉瓣的功能状况。

（二）体表心电图

心脏内兴奋产生和传播时所发生的电变化，可通过组织和体液传至体表。将测量电极放置在体表一定位置，即可记录到这些电变化的波形，称为心电图（electrocardiogram，ECG）（图9－13）。心电图每一个周期的波形基本都包含P波、QRS波群和T波三个波以及P－R间期、S－T段和Q－T间期。

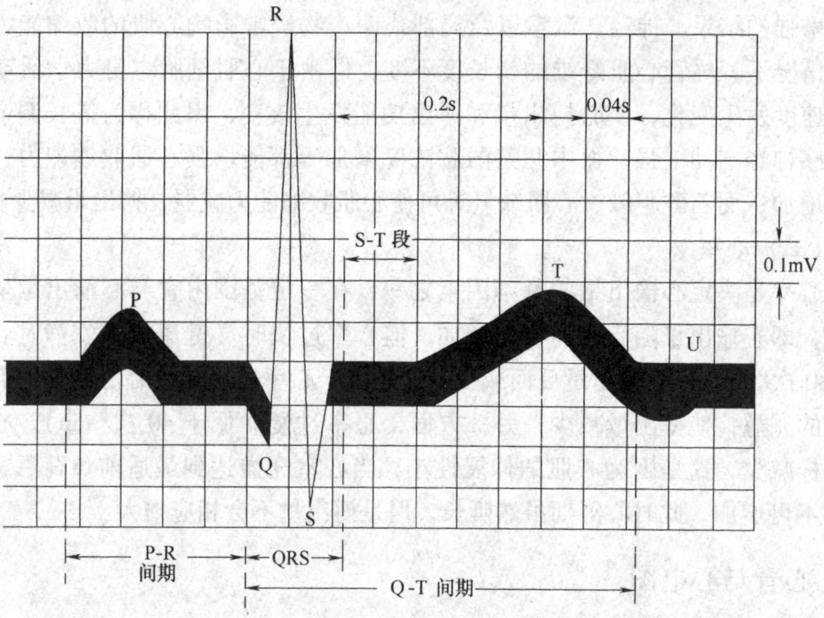

图9－13　正常人心电图

P 波是左、右心房的去极化波，反映兴奋在心房传导过程中的电位变化。P 波的起点标志心房兴奋的开始，终点标志左、右心房已全部兴奋。历时 0.08 ~ 0.11s，波幅 0.05 ~0.25mV。

QRS 波群简称 QRS 波，它反映左、右心室去极化过程的电位变化。QRS 波的起点标志心室兴奋的开始，终点表示左、右心室已全部兴奋。QRS 波历时 0.06 ~0.10s，代表兴奋在左、右心室肌扩布所需要的时间。

T 波反映两心室复极化过程的电位变化。T 波起点标志心室肌复极开始，终点表示左、右心室复极化完成。历时 0.05 ~0.25s，波幅一般为 0.1 ~0.8mV。

P－R 间期指从 P 波起点至 QRS 波起点之间的时间，历时 0.12 ~0.20s。它反映从心房开始兴奋到心室开始兴奋所需的时间。

S－T 段指从 QRS 波终点至 T 波开始之间的线段。它反映心室肌细胞全部处于去极化状态的一个时期，它们之间没有电位差。

Q－T 间期指从 QRS 波起点至 T 波终点的时间。它反映从心室开始兴奋去极化到完全复极化至静息状态的时间。

第三节 血管生理

一、血流量、血流阻力和血压

（一）血流量和血流速度

单位时间内流过血管某一截面的血量称为血流量，血流量（Q）的大小与推动血液流动的压力差（ΔP）成正比，与血流的阻力（R）成反比，即 $Q = \Delta P/R$。

血液中的一个质点在血管内移动的线速度称为血流速度。血液在血管内流动时，血流速度与血流量成正比，与血管的截面积成反比。主动脉总的截面积最小，血流速度最快。毛细血管数量极大，总的截面积最大，血流速度最慢。

（二）血流阻力

血液在血管内流动时所遇到的阻力称为血流阻力，它主要来自血液内部各种成分之间的摩擦和血液与血管壁之间的摩擦。根据泊肃叶定律，血流阻力的大小与血管长度（l）和血液黏滞度（η）成正比，与血管半径（r）的四次方成反比，可用下式表示：

$$R = 8\eta l/\pi r^4$$

一般情况下，血管的长度和黏滞度基本不变，而经常变化的是血管半径，且血流阻力与血管半径的 4 次方成反比，所以，在一般生理情况下，影响血流阻力的主要因素是血管口径的变化。小动脉和微动脉是形成血流阻力的主要部位，因此将该处形成的血流阻力称为外周阻力。

（三）血压

血压（blood pressure）是指血液在血管内流动时对血管壁的侧压力。血管各部位都有血压，分别称为动脉血压、静脉血压及毛细血管血压。

二、动脉血压和动脉脉搏

（一）动脉血压

1. 动脉血压的正常值

动脉血压是指血液对单位面积动脉管壁的侧压力。在一个心动周期中，动脉血压随心室收缩和舒张发生周期性的波动。心室收缩时，主动脉压急剧升高，达到的最高值称为收缩压。心室舒张时，主动脉压降低，达到的最低值称为舒张压。收缩压和舒张压的差值称脉压。一个心动周期中，每一个瞬间动脉血压的平均值，称为平均动脉压。由于心舒期长于心缩期，故平均动脉压大约等于舒张压加 1/3 脉压。

一般所说的动脉血压是指主动脉压。由于大动脉的血压降落很小，故通常以上臂肱动脉压代表主动脉压。我国健康青年人在安静状态时的收缩压为 13.3～16.0kPa（100～120mmHg），舒张压为 8.0～10.6kPa（60～80mmHg），脉压为 4.0～5.3kPa（30～40mmHg），平均动脉压在 13.3kPa（100mmHg）左右。

正常人的血压因性别、年龄及生理状态而异。一般而言，女性在更年期前动脉血压比同龄男性低，更年期后动脉血压升高。血压随年龄的增长而逐渐升高。兴奋、恐惧、忧虑、饮酒等可使血压暂时升高。

2. 动脉血压的形成

形成动脉血压的主要因素：

（1）心血管系统内有足够的血液充盈　血管中有足够的血液充盈是形成动脉血压的前提。

（2）心室射血和外周阻力　这是形成动脉血压的两个基本因素。在射血期，由于外周阻力的存在以及主动脉、大动脉的可扩张性，搏出量中约有 1/3 流向外周，而 2/3 暂时贮存在主动脉和大动脉内，使主动脉和大动脉扩张，导致动脉压升高。在心室舒张期，心室停止射血，此时大动脉弹性回缩，迫使射血期暂存于大动脉的血液继续流入毛细血管，动脉内血量减少，动脉压降低（图 9－14）。因此，在心动周期中，动脉血压随心脏搏动而发生周期性的变化。

（3）主动脉和大动脉的弹性　缓冲动脉血压。

3. 影响动脉血压的因素

凡是能影响心输出量和外周阻力的各种因素，都能影响动脉血压。

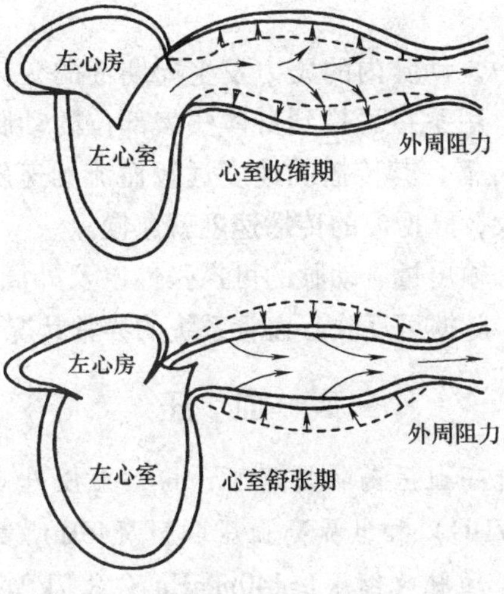

图 9-14 主动脉的弹性作用示意图

（1）心输出量 在其他条件不变的情况下，动脉血压与心输出量成正比。心输出量增加，射入动脉的血量增多，动脉血压升高；反之，动脉血压降低。而心输出量又取决于搏出量和心率。

①搏出量：如果每搏输出量增加，心缩期射入主动脉的血量增多，主动脉和大动脉血量增加，管壁所受的张力也更大，故收缩期动脉血压的升高更加明显。反之，当每搏输出量减少时，则主要使收缩压降低，脉压减小。可见，在一般情况下，收缩压的高低主要反映心脏每搏输出量的多少。

②心率：如果心率加快，而每搏输出量和外周阻力不变，由于心舒期缩短，在心舒期流至外周的血液减少，故心舒期末主动脉内存留的血量增多，舒张期血压升高。

（2）外周阻力 如果心输出量不变而外周阻力增加，则心舒期流向外周的血量减少，心舒期末存留在主动脉中的血量增多，故舒张压升高。一般情况下，舒张压的高低主要反映外周阻力的大小。

（3）主动脉和大动脉的弹性 主动脉和大动脉的弹性贮器作用可缓冲动脉血压的波动。老年人的动脉管壁硬化，大动脉的弹性贮器作用减弱，故脉压增大。因此，脉压主要反映动脉的弹性。

（4）循环血量与循环系统容积的比值 循环血量与循环系统容积相适应，才能使血管系统充分充盈，产生一定的体循环平均充盈压。在正常情况下，循环血量和血管容积相适应，循环系统充盈程度的变化不大。失血后，循环血量减少。此时，如果血管系统的容量改变不大，则体循环平均充盈压必然降低，动脉血压降低。

（二）动脉脉搏

在每个心动周期中，动脉内的压力发生周期性的变化，引起动脉血管发生搏动，称为动脉脉搏。用手指可摸到身体浅表部位的动脉搏动。动脉脉搏可沿动脉管壁向外周血管传播，其传播的速度远较血流的速度为快。一般说来，动脉管壁的可扩张性愈大，脉搏波的传播速度就愈慢。

由于动脉脉搏与心输出量、动脉的可扩张性以及外周阻力等因素密切相关，因此，在某些情况下，脉搏可反映心血管系统的异常状况。

高 血 压

在安静状态未服抗高血压药物情况下，持续血压升高，即为高血压。1999年，世界卫生组织（WHO）和世界高血压联盟（ISH）发布的高血压治疗指南规定的高血压标准为：动脉收缩压≥140mmHg（18.7kPa）或/和动脉舒张压≥90mmHg（12kPa）为高血压。实际上，高血压与正常血压之间并无明确的统计学或生物学界限。随着临床医学的发展，高血压的诊断标准也在不断修改。2003年，美国高血压预防、查出、评估和治疗联合委员会提出的第七版高血压治疗新指南认为：收缩压120～139mmHg（16～18.5kPa），舒张压80～89mmHg（10.7～11.9kPa）为前高血压，即应改善生活方式，采取预防措施。

高血压的病因和发病机制尚不完全明确。以血压升高为主要表现的独立的临床综合征称为原发性高血压（primary hypertension），因患其他疾病引起的血压升高称为继发性高血压（secondary hypertension）。临床95%以上的高血压患者都属于原发性高血压，其发病原因与遗传、环境和生活因素有关。如长期的精神紧张与心理负担过重，肥胖，食盐摄入过多与钾、钙摄入不足，吸烟与饮酒过量等。

三、静脉血压和静脉回心血量

静脉在功能上不仅是血液回流入心的通道，而且由于其容量大、管壁薄且易扩张，又能够收缩，因此静脉起着血液贮存库的作用。人体安静时循环血量的60%～70%存在于静脉系统内。静脉的收缩或舒张可有效调节回心血量以及心输出量，以适应人体不同生理状态的需要。

（一）静脉血压

当血液经过动脉和毛细血管到达微静脉时，血压下降至2.0～2.7kPa(15～20mmHg)，静脉血压无收缩压和舒张压的波动。右心房作为体循环的终点，血压最低，接近于零。

1. 中心静脉压

通常将右心房和胸腔内大静脉的血压称为中心静脉压。中心静脉压取决于心脏射血能力与静脉回心血量。如果心脏射血能力较强，能及时将回流入心脏的血液射入动脉，中心静脉压较低；心脏射血能力减弱时，中心静脉压升高。另一方面，如果静脉回流速度加快，中心静脉压也会升高。因此，在血量增加、全身静脉收缩，或因微动脉舒张而使外周静脉压升高等情况下，中心静脉压都可能升高。

2. 外周静脉压

各器官静脉的血压称为外周静脉压。当心功能减弱导致中心静脉压升高时，静脉回流减慢，外周静脉压增高。因此，外周静脉压也可作为判断心功能的参考指标。

（二）静脉回心血量及其影响因素

单位时间内静脉回心血量取决于外周静脉压和中心静脉压之差以及静脉对血流的阻力。故凡能影响外周静脉压、中心静脉压以及静脉阻力的因素，都能影响静脉回心血量。

1. 循环系统平均充盈压

它是反映血管系统充盈程度的指标。实验证明，血管系统内血液充盈程度愈高，静脉回心血量也就愈多。当血量增加或容量血管收缩时，体循环平均充盈压升高，静脉回心血量也就增多；反之，血量减少或容量血管舒张时，体循环平均充盈压降低，静脉回心血量减少。

2. 心肌收缩力

心肌收缩力是影响静脉回心血量最重要的因素。心肌收缩力增强，射血时心室排空较完全，心舒期心室内压较低，对心房和大静脉内血液的抽吸力量较大，故静脉回心血量增多；心肌收缩力减弱时，静脉回心血量减少，会造成静脉系统淤血。

3. 体位改变

当人体由卧位变为立位时，由于重力的作用，使身体低垂部分静脉扩张，容量增大，故回心血量减少。长期卧床的病人，静脉管壁的紧张性较低，可扩张性较高，加之腹腔和下肢肌肉的收缩力量减弱，对静脉的挤压作用减小，故由平卧位突然站起来时，可因大量血液积滞在下肢，回心血量过小而发生昏厥。

4. 骨骼肌的挤压作用

因静脉内有瓣膜存在，使静脉内的血液只能向心方向流动而不能倒流。当肌肉收缩时，可将静脉内的血液挤向心脏，当肌肉舒张时，静脉内压力降低，有利于微静脉和毛细血管内的血液流入静脉，使静脉充盈。这样，骨骼肌和静脉瓣膜一起，对静脉回流发挥“泵”的作用。

5. 呼吸运动

呼吸运动也能影响静脉回流。吸气时，胸膜腔负压进一步增大，使胸腔内的大静脉和右心房更加扩张，压力也进一步降低，有利于外周静脉内的血液回流入右心房；呼气时的情况则相反。

四、微循环

微循环（microcirculation）是指微动脉和微静脉之间的血液循环。

（一）微循环的组成

典型的微循环由微动脉、后微动脉、毛细血管前括约肌、真毛细血管、通血毛细血管、动－静脉吻合支和微静脉组成（图9－15）。

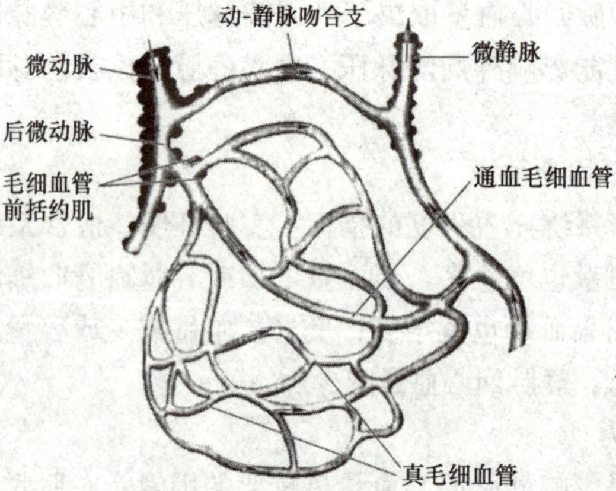

图9－15　微循环模式图

（二）微循环的血流通路

1. 迂回通路

血液由微动脉经后微动脉、毛细血管前括约肌和真毛细血管网后汇集到微静脉，称为迂回通路。这一通路的毛细血管壁薄、通透性好，且穿行于组织细胞间隙中，是血液与组织液之间进行物质交换的主要场所。

2. 直捷通路

血液由微动脉经后微动脉、通血毛细血管而进入微静脉，称为直捷通路。此通路经常处于开放状态，血流速度较快，主要使血液迅速通过微循环进入静脉，以保证静脉回心血量。

3. 动－静脉短路

血液由微动脉经动－静脉吻合支直接回流到微静脉，称为动－静脉短路，多见于皮肤微循环，主要参与体温调节。在某些病理状态下，如感染或中毒性休克时，动－静脉短路大量开放，可加重组织缺氧状况。

休 克

休克这词由英文 Shock 音译而来，系各种强烈致病因素作用于机体，使循环功能急剧减退，组织器官微循环灌流严重不足，以致重要生命器官机能、代谢严重障碍的全身危重病理过程。休克是一急性的综合征。在这种状态下，全身有效血流量减少，微循环出现障碍，导致重要的生命器官缺血缺氧。即是身体器官需氧量与得氧量失调。

五、组织液的生成与回流及淋巴循环的生理意义

组织液（interstitial fluid）存在于组织、细胞的间隙内，是组织细胞与血液之间进行物质交换的介质。

（一）组织液的生成与回流

组织液的生成和重吸收取决于四种因素（图 9－16），即：毛细血管血压、组织液静水压、血浆胶体渗透压和组织液胶体渗透压。其中，毛细血管血压和组织液胶体渗透压是促使血浆由毛细血管内向血管外滤过的力量，而血浆胶体渗透压和组织液静水压是将组织液由血管外重吸收入毛细血管内的力量。滤过的力量与重吸收的力量之差，称为有效滤过压，可用下列公式表示：

有效滤过压＝(毛细血管血压＋组织液胶体渗透压)－(血浆胶体渗透压＋组织液静水压)

有效滤过压为正，血浆由毛细血管内滤出，生成组织液；有效滤过压为负，组织液被重吸收入毛细血管，即组织液回流。动脉端滤出生成的组织液，其中

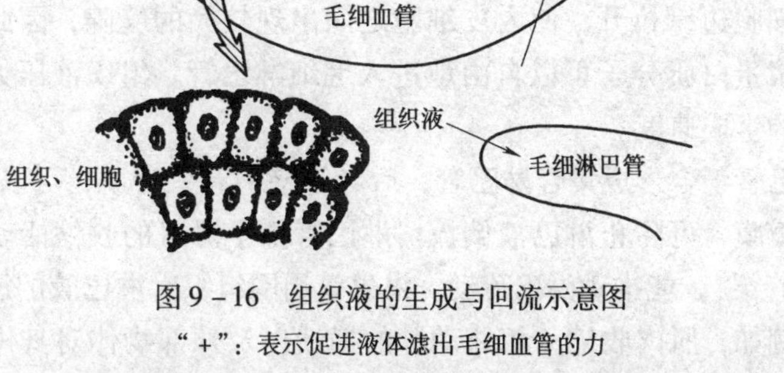

图 9－16 组织液的生成与回流示意图

"＋"：表示促进液体滤出毛细血管的力

"－"：表示阻止液体滤出毛细血管的力（图中数字的单位为 mmHg）

约90%在静脉端被重吸收回血液，其余约10%进入毛细淋巴管，形成淋巴液。

（二）影响组织液生成与回流的因素

在正常情况下，组织液不断生成，又不断被重吸收（回流），保持动态平衡。如果组织液生成过多或重吸收减少，组织间隙中过多的组织液潴留，则形成水肿。凡能影响有效滤过压和毛细血管通透性及淋巴循环的因素，都能影响组织液的生成与重吸收。

1. 毛细血管血压

毛细血管血压取决于毛细血管前、后阻力的比值。比值增大，如微动脉收缩加强或微静脉紧张性降低时，毛细血管血压降低，组织液生成减少；反之，比值变小，毛细血管血压升高，组织液生成增多。右心衰竭导致静脉回流受阻，毛细血管血压逆行升高，组织液生成也会增加，造成水肿，称为心源性水肿。

2. 血浆胶体渗透压

血浆胶体渗透压降低，如某些肾脏疾病，大量血浆蛋白随尿排出，使血浆胶体渗透压降低，有效滤过压增大，组织液生成增多，形成水肿，称为肾源性水肿。

3. 毛细血管壁的通透性

毛细血管壁的通透性增加时，部分血浆蛋白质滤出，组织液胶体渗透压升高，组织液生成增多，形成水肿。如过敏反应时，局部组织释放大量的组胺，使毛细血管通透性增加，引起局部水肿。

4. 淋巴回流受阻

正常时，一部分组织液经淋巴管回流入血液，保持组织液生成量和回流量的平衡。淋巴回流受阻时（如丝虫病），组织液积聚，也可导致水肿。

（三）淋巴液的生成和回流

淋巴管系统是组织液向血液回流的重要辅助系统。

组织液进入淋巴管成为淋巴液（lymph）。在毛细淋巴管起始端，内皮细胞的边缘像瓦片般互相覆盖，形成向管腔内开启的单向活瓣。另外，当组织液积聚在组织间隙内时，组织中的胶原纤维和毛细淋巴管之间的胶原细丝可将互相重叠的内皮细胞边缘拉开，使内皮细胞之间出现较大的缝隙，因此，组织液包括其中的血浆蛋白质分子可以自由地进入毛细淋巴管。组织液压力升高时，能加快淋巴液的生成速度。

毛细淋巴管汇合形成集合淋巴管，后者管壁中有平滑肌，可以收缩；此外，淋巴管中有瓣膜，可防止淋巴液倒流。淋巴管壁平滑肌的收缩活动与瓣膜共同构成“淋巴管泵”，能推动淋巴流动。淋巴管周围组织对淋巴管的压迫也能推动淋巴流动，例如，肌肉收缩、相邻动脉的搏动以及外部物体对身体组织的压迫和按摩等。

淋巴回流的生理意义有以下几点：

（1）回收蛋白质 由毛细血管滤出的少量血浆蛋白，只能经淋巴管运回血液，对维持血浆和组织液中蛋白质的正常浓度非常重要。

（2）运输脂肪及其他营养物质 消化后的营养物质，如食物中 80% ~90% 的脂肪经小肠绒毛的毛细淋巴管吸收入淋巴液；少量胆固醇和磷脂也经此途径吸收。

（3）调节体液平衡 如果淋巴回流障碍，可导致血量减少而组织液增多。因此，淋巴回流在调节血浆量与组织液量的平衡中起重要作用。

（4）防御和免疫功能 当组织受损伤时，红细胞、异物、细菌等可进入组织间隙，这些物质可被回流的淋巴液带走；淋巴在回流途中，要经过多个淋巴结，在淋巴结内有大量的巨噬细胞，可将红细胞、细菌或其他微粒清除掉。此外，淋巴结还能产生具有免疫功能的淋巴细胞，参与机体的免疫机制。

第四节 心血管活动的调节

机体各组织器官对血流量的经常发生变化。机体通过神经、体液和自身调节机制，对心血管的活动进行调节，以适应各组织器官活动的需要。

一、神经调节

机体对心血管活动的神经调节通过各种心血管反射实现。

（一）心脏和血管的神经支配

1. 心脏的神经支配

心脏接受心交感神经和心迷走神经双重支配。

（1）心交感神经及其作用 心交感神经的节前神经元位于脊髓第 1 ~5 胸段的灰质侧角，节后神经元的轴突支配心脏各个部分，包括窦房结、房室交界、房室束、心房肌和心室肌。心交感节后神经元末梢释放去甲肾上腺素，其与心肌细胞膜上的 β_1 型肾上腺素能受体结合，可导致心率加快，房室交界传导加快，心房肌和心室肌收缩力加强，即正性变时、正性变传导和正性变力作用。

（2）心迷走神经及其作用 支配心脏的副交感神经为心迷走神经，其节前纤维起源于延髓的迷走神经背核和疑核，节后神经纤维支配窦房结、心房肌、房室交界、房室束及其分支，心室肌也有少量迷走神经纤维支配。心迷走神经节后纤维末梢释放乙酰胆碱，作用于心肌细胞膜的 M 型胆碱能受体，导致心率减慢，心房肌收缩力减弱，房室传导速度减慢，即具有负性变时、负性变力和负性变传导作用。

2. 血管的神经支配

支配血管平滑肌的神经纤维分为缩血管神经纤维和舒血管神经纤维。

（1）缩血管神经纤维　一般为交感缩血管纤维。其节前神经元位于脊髓胸、腰段的灰质侧角，节后神经纤维末梢释放去甲肾上腺素。血管平滑肌细胞有 α 和 β_2 两类肾上腺素能受体。去甲肾上腺素与 α 受体结合，可导致血管平滑肌收缩；与 β_2 受体结合，则导致血管平滑肌舒张。

人体内多数血管只接受交感缩血管纤维的支配。在安静状态下，交感缩血管纤维持续发放 1 ~ 3 次/s 的低频冲动，称为交感缩血管紧张，使血管平滑肌保持一定程度的收缩状态。当交感缩血管紧张增强时，血管平滑肌收缩加强，血管收缩；而当交感缩血管紧张减弱时，血管平滑肌收缩程度减弱，血管舒张。

（2）舒血管神经纤维

①交感舒血管神经纤维：交感舒血管纤维末梢释放乙酰胆碱，其与血管平滑肌 M 受体结合使血管舒张，阿托品可阻断其效应；这类神经纤维主要分布于支配骨骼肌的血管平滑肌。平时，交感舒血管纤维没有紧张性活动，只有当机体情绪激动或发生防御反应时才发放冲动，使骨骼肌血管舒张，血流量增加。

②副交感舒血管神经纤维：少数器官如脑膜、唾液腺、胃肠外分泌腺和外生殖器等，其血管平滑肌除接受交感缩血管神经纤维支配外，还接受副交感舒血管神经纤维支配。副交感舒血管神经纤维末梢释放乙酰胆碱，与血管平滑肌的 M 型胆碱能受体结合，引起血管舒张。副交感舒血管神经纤维的活动只对组织器官局部血流起调节作用，对外周阻力影响很小。

（二）心血管中枢

中枢神经系统内，控制心血管活动有关的神经元集中的部位称为心血管中枢。它们分布在中枢神经系统由脊髓到大脑皮层的各个水平，彼此密切联系，相互协调，使整个心血管系统的活动协调一致，并与整个机体的活动相适应。

1. 脊髓心血管中枢

脊髓胸、腰段灰质侧角有支配心血管的交感神经节前神经元，在骶段还有支配血管的副交感节前神经元。正常情况下，这些神经元的活动完全受延髓和延髓以上心血管中枢的控制。

2. 延髓心血管中枢

延髓是最基本的心血管中枢。心血管正常的紧张性活动起源于延髓，只要保留延髓及其以下中枢部分的完整，就可维持心血管正常的紧张性活动，并完成一定的心血管反射。

延髓心血管中枢是指位于延髓内的心迷走神经元和控制心交感神经以及交感缩血管神经活动的神经元。延髓心血管中枢包括：

（1）缩血管区　位于延髓头端的腹外侧部，引起交感缩血管神经纤维的紧张性活动。心交感紧张也起源于此区神经元。

（2）舒血管区　位于延髓尾端腹外侧部，其兴奋时可抑制缩血管区神经元的活动，导致交感缩血管紧张降低，血管舒张。

（3）心抑制区　位于延髓的迷走神经背核和疑核，心迷走神经节前纤维起源于此区。

（4）传入神经接替站　位于延髓的孤束核，该区的神经元接受由颈动脉窦、主动脉弓和心脏感受器经舌咽神经和迷走神经传入的信息，然后发出纤维至延髓缩血管区和舒血管区，调节其活动；也可投射到延髓和中枢神经系统其他部位，调节心血管活动。

3. 延髓以上的心血管中枢

延髓以上的脑干部位以及大脑、小脑、下丘脑中，都存在与心血管活动有关的神经元，它们对心血管活动与机体其他功能之间进行复杂的整合作用。例如，下丘脑在调节体温、摄食、水平衡以及发怒等情绪反应中都起着重要作用，而在这些活动中都包含相应的心血管活动的变化。

（三）心血管反射

神经系统对心血管活动的调节是通过各种心血管反射实现的。当机体处于不同的生理状态如变换姿势、运动、睡眠时，或当机体内、外环境发生变化时，可引起各种心血管反射，使心输出量和各器官的血管收缩状况发生相应的改变，动脉血压发生相应变动，使循环功能与当时机体的状态或环境的变化相适应。

1. 颈动脉窦和主动脉弓压力感受性反射

当动脉血压升高时，可引起压力感受性反射，其反射效应是使心率减慢，外周血管扩张，外周阻力降低，血压回降。

（1）压力感受器　是位于颈动脉窦和主动脉弓血管外膜下的感觉神经末梢（图9－17）。压力感受器并非直接感觉血压的变化，而是感觉血管壁的机械牵张程度。当动脉血压升高时，动脉管壁被牵张程度增加，压力感觉器发放的神经冲动增多。在一定的范围内，压力感受器的传入冲动频率与动脉管壁的扩张程度或动脉血压的高低成正比。

（2）传入神经及其与中枢的联系　颈动脉窦压力感受器的传入神经纤维组成窦神经，后并入舌咽神经，进入延髓孤束核。主动脉弓压力感受器的传入神经纤维加入迷走神经干，同样进入延髓孤束核。

压力感受器的传入神经冲动到达孤束核后，进一步传送到延髓头端腹外侧部，抑制心交感紧张和交感缩血管紧张性活动；同时压力感受器的传入冲动也经孤束核的接替，与迷走神经背核和疑核（心抑制区）发生联系，使心迷走紧张增强。

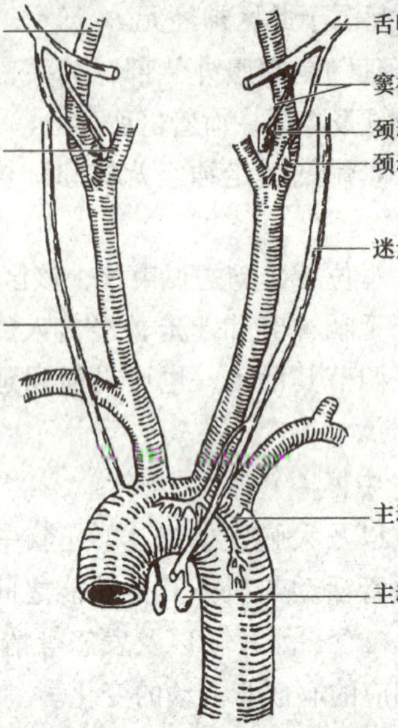

图 9－17　颈动脉窦区与主动脉弓区的压力感受器与化学感受器

（3）反射效应　动脉血压升高时，压力感受器传入冲动增多，通过中枢使心迷走紧张加强，心交感紧张和交感缩血管紧张减弱，导致心率减慢，心输出量减少，外周血管阻力降低，动脉血压回降。反之，血压降低时，压力感受器传入冲动减少，使心迷走紧张减弱，心交感紧张和交感缩血管紧张加强，于是心率加快，心输出量增加，外周血管阻力增高，血压回升。可见，压力感受性反射具有双向效应，在维持动脉血压的相对稳定中发挥重要作用。

（4）压力感受性反射的生理意义　压力感受性反射是负反馈调节机制，在心输出量、外周血管阻力、血量等发生突然变化的情况下，对动脉血压进行快速调节，使动脉血压不至于波动过大，维持血压稳态，特别是对快速血压变动时（如体位改变、意外刺激）的血压调节尤为重要。

2. 颈动脉体和主动脉体化学感受性反射

在颈总动脉分叉处和主动脉弓区域，存在特殊的感受装置，称为颈动脉体和主动脉体化学感受器。当血液的某些化学成分发生变化时，如缺氧、CO_2 分压过高、H^+ 浓度过高等，可刺激这些化学感受器，感觉信号分别由颈动脉窦神经和迷走神经传入至延髓孤束核，使延髓内呼吸神经元和心血管活动神经元的活动发生改变。

化学感受性反射的效应主要是使呼吸加深加快（详见第十章）。平时，化学感受性反射对心血管活动的调节作用并不明显，只有在低氧、窒息、失血、动脉血压过低和酸中毒情况下才发挥作用，使心输出量重新分配，以保证脑、心等重要器官的血液供应。

3. 其他心血管反射

除上述两种反射外，人体很多部位感受器的传入冲动都能影响心血管的活动。如在心房、心室和肺循环大血管管壁中存在许多调节心血管活动的感受器，总称为心肺感受器，它们能感受血量的变化，故又称为容量感受器。当血容量增加时，容量感受器受到较大的牵张刺激而兴奋，其冲动传至心血管中枢，引起交感神经紧张性降低，迷走神经紧张性增强，使心率减慢，血压下降。此外，平时的肌肉活动、皮肤的冷热刺激以及各种伤害性刺激都可引起心血管活动的反射性变化。

二、体液调节

心血管活动的体液调节是指血液和组织液中一些化学物质对心血管活动的调节作用。

（一）肾上腺素和去甲肾上腺素

肾上腺素和去甲肾上腺素都属于儿茶酚胺。循环血液中的肾上腺素和去甲肾上腺素主要来自肾上腺髓质。肾上腺髓质释放的儿茶酚胺中，肾上腺素约占80%，去甲肾上腺素约占20%。交感神经末梢释放的递质去甲肾上腺素也有一小部分进入血液循环。

肾上腺素可与α和β两类受体结合。在心脏，肾上腺素与β_1受体结合，产生正性变时亚性变力亚性变传导效应，使心输出量增加，临床常用作强心药。在血管，肾上腺素的作用取决于血管平滑肌α和β_2受体分布的情况。皮肤、肾、胃肠血管平滑肌的α受体在数量上占优势，肾上腺素能使这些器官的血管收缩；骨骼肌、肝和冠状动脉血管平滑肌的β_2受体占优势，肾上腺素的作用是引起血管舒张。

去甲肾上腺素主要与α受体结合，也可与心肌上的β_1受体结合，但与血管平滑肌β_2受体结合的能力较弱。静脉注射去甲肾上腺素，可使全身血管广泛收缩，动脉血压升高，故临床常用作升压药。因血压升高又使压力感受性反射活动加强，压力感受性反射对心脏的效应超过去甲肾上腺素对心脏的直接效应，故心率减慢。

（二）肾素-血管紧张素系统

肾素（renin）是由肾近球细胞分泌的酸性蛋白酶。肾素可使血浆中由肝脏分泌的血管紧张素原水解，产生十肽的血管紧张素Ⅰ，在肺循环血管内皮表面存在血管紧张素转换酶，可使血管紧张素Ⅰ进一步水解，产生血管紧张素Ⅱ。血管紧张素Ⅱ再转变为血管紧张素Ⅲ。

肾血流减少以及血浆Na^+浓度降低时，肾素分泌增加。肾素分泌受神经和体液调节（详见第十三章）。

血管紧张素Ⅱ作用广泛：①可直接使全身微动脉收缩，血压升高；②可使静脉收缩，回心血量增加，心输出量增多，动脉血压升高。③作用于中枢，使交感缩血管紧张加强；④可刺激肾上腺皮质球状带细胞合成、释放醛固酮，保钠保水，血量增加；⑤可引起或增强渴觉，并导致饮水行为，血量增加。总之，血管紧张素Ⅱ的效应均与血压升高有关。

（三）血管升压素

血管升压素由下丘脑视上核和室旁核的神经元合成，经下丘脑垂体束运送至神经垂体贮存，平时少量释放进入血液循环。

血管升压素作用于肾远曲小管和集合管，促进水的重吸收，故又称为抗利尿激素（antidiuretic hormone，ADH）（详见第十三章）；也可作用于血管平滑肌的相应受体，引起血管平滑肌收缩，是已知的最强的缩血管物质之一。在正常情况下，血浆中血管升压素浓度升高时首先出现抗利尿效应；只有当其血浆浓度明显高于正常时，才引起血压升高。禁水、失水、失血等情况下，血管升压素释放增加，对保留体液和维持动脉血压有重要作用。

（四）血管内皮生成的血管活性物质

血管内皮细胞不仅是血管内壁的屏障，而且可以生成并释放多种血管活性物质，引起血管平滑肌舒张或收缩。

内皮细胞能合成前列环素和内皮舒张因子（一氧化氮）使血管舒张。血管内皮细胞也可产生多种内皮缩血管因子，如，内皮素是已知最强烈的缩血管物质之一。动物注射内皮素可引起持续时间较长的升血压效应。

（五）激肽

激肽释放酶是一类蛋白酶，可使底物激肽原分解为激肽，具有舒血管活性，可参与对血压和局部组织血流的调节。

（六）心房钠尿肽

心房钠尿肽是由心房肌细胞合成和释放的一类多肽，可使血管舒张，外周阻力降低；也可使每搏输出量减少，心率减慢，心输出量减少。心房钠尿肽还可以使肾排水和排钠增多；在脑内，可以抑制血管升压素的释放，导致体内细胞外液量减少。

冠 心 病

冠心病（coronary heart disease，CHD），即冠状动脉粥样硬化性心脏病，是因冠状动脉狭窄、供血不足引起的心肌机能障碍和（或）器质性病变，又称缺血性心脏病，是最常见的心脏病，表现为胸腔中央的压榨性的疼痛，并可迁延至颈、颌、手臂、后背及胃部，伴有眩晕、气促、出汗、寒颤、恶心及昏厥，严重患者可能因为心力衰竭而死亡，其病因至今尚未完全清楚，认为与高血压、高脂血症、糖尿病、内分泌功能低下等因素有关。改变生活方式，远离致病的危险因素，对预防冠心病大有益处。如，控制高胆固醇、高脂肪食物的摄入；控制总热量的摄入，限制体重增加；生活有规律，避免过度紧张；保持足够的睡眠；保持情绪稳定，切忌急躁、激动或闷闷不乐；适当的体育锻炼，增强体质。此外，冠心病与冠状动脉供血不足及血栓形成有关，茶多酚中的儿茶素及茶多本酚在煎煮过程中不断氧化形成茶色素有显著的抗凝、促进纤溶、抗血栓形成等作用。有资料表明，不喝茶的冠心病发病率为3.1%，偶尔喝茶的降为2.3%，常喝茶的（喝三年以上）只有1.4%。不吸烟、不酗酒：烟可使动脉壁收缩，促进动脉粥样硬化；而酗酒则易情绪激动，血压升高。

冠心病的常规治疗方法包括：药物治疗、介入治疗和手术治疗。

药物治疗主要有两方面：一是应用抗血小板药（比如阿司匹林等）、降脂药物等，稳定粥样斑块，防止心肌梗死等严重后果；二是服用冠状动脉扩张剂，主要指硝酸甘油等硝酸酯类药物，以缓解心绞痛等严重的临床症状。但药物治疗不能从根本上解除、减轻粥样硬化导致的冠状动脉血管狭窄。介入治疗（“支架”治疗）的基本原理是疏通狭窄或堵塞的冠状动脉，并用支架加以支撑，防止病变的复发。手术治疗则针对冠状动脉病变严重、弥漫的患者，在无法置入支架，或由于病变的复杂性，支架治疗的远期效果不佳时选用。冠状动脉旁路移植手术（俗称冠状动脉搭桥术，或者冠脉搭桥）是获取患者其他部位的血管，移植到心脏。移植的血管就像一座桥，跨越冠状动脉狭窄或堵塞的部位，架在主动脉和冠状动脉之间。血液由主动脉通过“桥血管”输送到阻塞的冠状动脉远端，重建心脏的血供系统。

复习思考题

1. 名词解释

自动节律性、窦性心律、期前收缩、代偿间歇、心动周期、心输出量、射血分数、心指数、平均动脉压、心电图、微循环、有效滤过压、减压反射。

2. 简述人体心脏的基本结构。

3. 血管的分布有何规律?

4. 心肌细胞的兴奋性有何特点？该特点有何生理意义？

5. 期前收缩和代偿间歇是如何产生的？

6. 以左心室为例，简述心脏的射血与充盈的主要过程。

7. 试述影响心输出量的因素。

8. 心电图各波和间期的意义是什么？

9. 试述动脉血压的形成及其影响因素。
10. 组织液是如何生成的？受哪些因素的影响？
11. 试述颈动脉窦和主动脉弓压力感受性反射的过程、特点及意义。
12. 简述肾素－血管紧张素系统对心血管的作用。

（万军利）

第十章　呼吸系统

学习目的和要求

1. 掌握呼吸、呼吸膜、胸膜与胸膜腔、肺通气与肺换气的概念；气体在血液中的运输；p_{CO_2}、p_{O_2}及H^+浓度对呼吸运动的影响及调节。
2. 熟悉胸内压的形成及生理意义；肺活量、潮气量、肺泡通气量等概念，肺牵张反射的生理意义。
3. 了解肺泡上皮细胞；血氧容量、血氧含量及血氧饱和度；呼吸节律的形成。

呼吸（respiration）是指机体与外界环境之间进行气体交换的过程。通过呼吸，机体不断由外界吸入氧气，经循环系统运送到全身各器官、组织细胞；同时，将组织细胞代谢产生的CO_2经循环系统运送到肺，排出体外，维持机体正常的新陈代谢。

呼吸过程包括三个相互联系的环节：外呼吸，包括外界空气与肺泡之间的气体交换以及肺泡与肺泡毛细血管之间的气体交换；气体在血液中的运输；内呼吸，即毛细血管与组织细胞之间的气体交换（图10－1）。

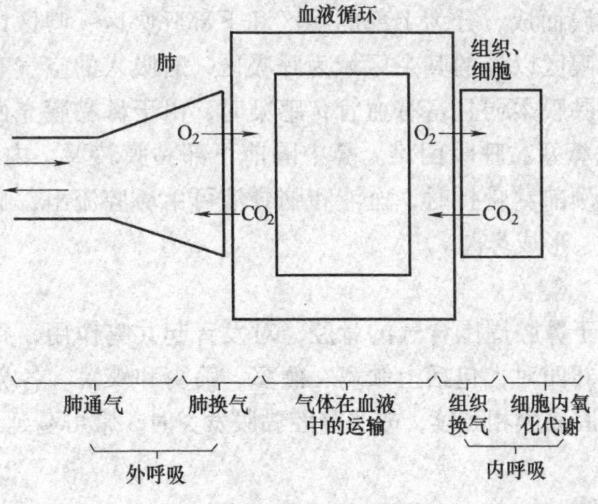

图10－1　呼吸全过程图解

第一节 呼吸系统的组成和结构

人体的呼吸系统包括呼吸道和肺。呼吸道包括鼻、咽、喉、气管和支气管等，是气体进出的通道。临床上将鼻、咽、喉称为上呼吸道，气管和各级支气管称为下呼吸道，肺为气体交换的器官（图 10－2）。

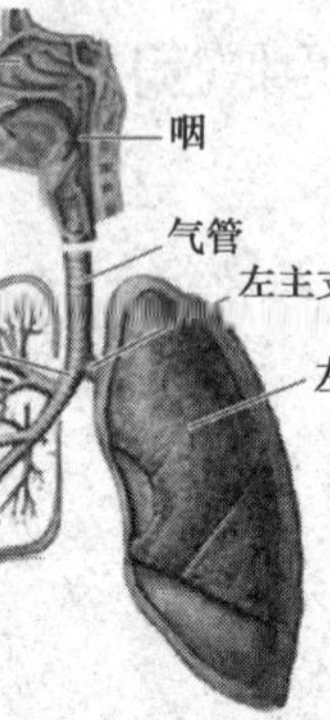

图 10－2　呼吸系统组成模式图

一、呼吸道

（一）鼻

鼻是呼吸道的起始部，亦是嗅觉感受器所在部位，并辅助发音。鼻分为外鼻、鼻腔和鼻旁窦。

1. 外鼻

外鼻由骨和软骨构成支架，其外覆盖皮肤。包括鼻根、鼻背、鼻尖和鼻翼。鼻翼至口角外侧的浅沟称鼻唇沟，鼻尖和鼻翼处皮肤厚，皮下组织少，富含皮脂腺和汗腺，是痤疮、疖子的好发部位。

2. 鼻腔

鼻腔被鼻中隔分为左右两腔。鼻腔向前经鼻前孔通外界，向后经鼻后孔通鼻咽。每侧鼻腔可分为前部的鼻前庭和后部的固有鼻腔。鼻前庭由鼻翼围成，内衬皮肤，生有鼻毛，是过滤吸入空气的第一道屏障。固有鼻腔为鼻腔后部由骨性鼻腔覆以黏膜而成，分为上部的嗅区和下部呼吸区：嗅区内含嗅细胞，具有嗅觉功能；除嗅区以外的其余区域为呼吸区，对吸入的空气有过滤、加温和湿润等作用。鼻黏膜柔弱且富有血管，感染时，由于鼻黏膜充血肿胀，使鼻腔更加狭窄，造成鼻塞、呼吸困难。鼻中隔前下部黏膜较薄，内有丰富的血管，为易出血区。当颅前窝骨折时，血液和脑脊液可由鼻腔流出，脑膜和鼻腔顶黏膜有可能被撕裂，形成鼻漏。

3. 鼻旁窦

鼻旁窦为位于鼻腔周围含气的骨腔，对发音起共鸣作用，并调节吸入空气的温度。鼻旁窦共四对，包括上颌窦、额窦、筛窦和蝶窦。各鼻旁窦内表面都衬有黏膜，与鼻腔黏膜相延续，故当鼻腔黏膜发炎时，常可蔓延至鼻旁窦。

（二）咽

详见消化系统。

（三）喉

喉位于颈前部中间，既是气体通道，又是发音器官。成人喉的上界约相当于第4颈椎体水平，下界平对第6颈椎体下缘。喉的上方借韧带连于舌骨与咽相通，下方与气管相连续。

喉由软骨借韧带和关节构成支架，关节周围配布喉肌，内表面衬以黏膜构成。喉软骨主要有单块的甲状软骨、环状软骨、会厌软骨以及成对的杓状软骨（图10-3）。

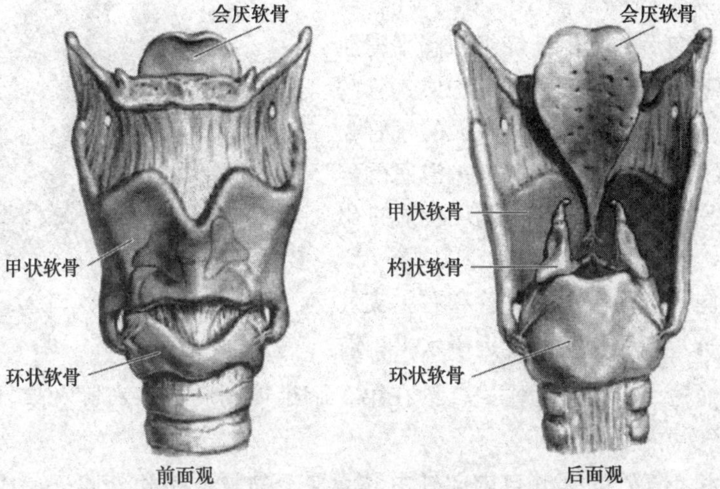

图10-3 喉软骨及喉连结

喉腔以软骨、韧带、关节构成支架，内面覆以黏膜。喉腔中部的两侧壁有两对上、下方向的黏膜皱襞，上一对称为前庭襞，下一对称为声襞，又称为声带（图10-4），是发音的形态学基础。左右声襞之间的裂隙称为声门裂，是喉腔最狭窄的部位，当气流通过时，振动声带发出声音。喉腔可借前庭裂（两前庭襞之间的裂隙）和声门裂为界分为喉前庭、喉中间腔和声门下腔或喉下腔（图10-5）。声襞下的黏膜下组织比较疏松，当发生急性炎症时，易引起水肿，不但影响发音，还可造成呼吸困难。

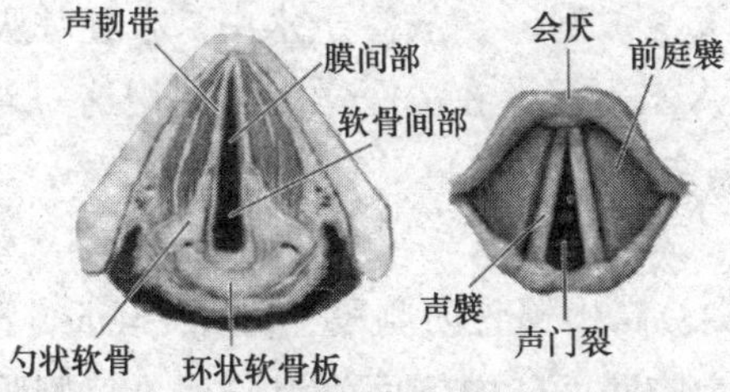

图10-4 通过声带的喉横切面图
喉腔的喉镜所见

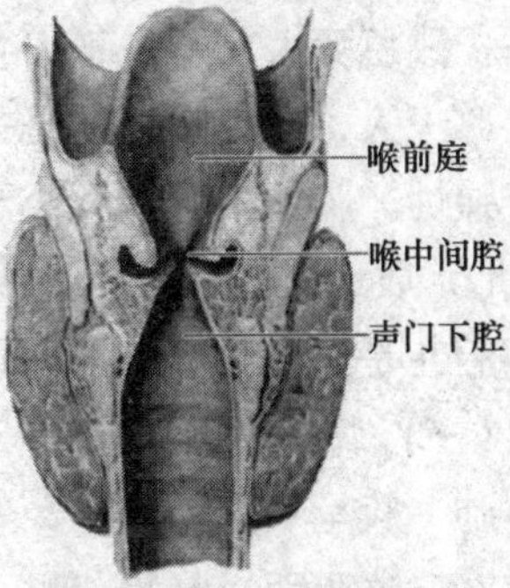

图10-5 喉腔冠状切面

（四）气管和支气管

气管和主支气管不仅是气体的通道，而且具有调节温度、湿度，清除异物的功能。气管位于食管前方，上与喉相连，由14~16个半环状气管软骨和连于其间的环韧带构成（图10-6）。气管软骨的缺口对向后方，由结缔组织和平滑肌构成的膜壁所封闭。气管软骨构成气管的支架，保持呼吸道的畅通。成人的气管长11~12cm，直径约2cm。膜壁平滑肌的舒缩可改变气管口径，以调节空气的出入量。

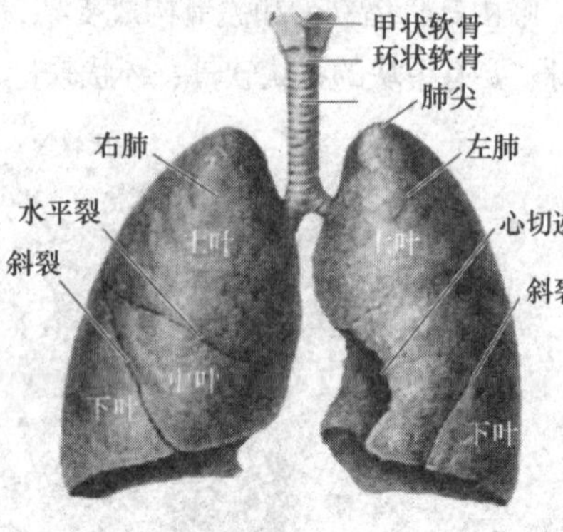

图10-6　气管、主支气管与肺

气管向下分为左主支气管和右主支气管。左支气管细而长，行走近于水平；右支气管粗而短，行走较为垂直，约在第5胸椎体高度进入右肺。故气管异物多坠入右支气管内。

气管和支气管的管壁自内向外由黏膜层、黏膜下层和外膜三层组成。黏膜层由假复层纤毛柱状上皮和固有层组成。纤毛细胞的纤毛可向咽喉方向摆动，将尘粒及细菌等随黏液一起运送到咽，经咳嗽反射排出体外。黏膜下层有气管腺，开口于黏膜表面，可分泌黏液，与上皮杯状细胞分泌物共同形成黏膜表面的黏液屏障。外膜由半环状透明软骨和结缔组织构成。

二、肺

肺（lung）是呼吸过程中进行气体交换的场所。左右两肺位于胸腔内纵隔的两侧。正常肺的表面覆盖脏胸膜，光滑湿润而有光泽，透过肺表面的浆膜隐约可见多边形的肺小叶。新生儿的肺呈淡红色，随年龄增长和生活环境中尘埃的污积颜色变得深灰，或有散在的黑斑。吸烟者或生活在烟尘环境的人，尤其是煤矿工人，部分肺可呈棕黑色或全部呈黑色。肺质地软而轻，用手指捏肺明显有弹性。肺的相对密度小于1（0.345~0.746），故浮于水中。未经呼吸的肺（胎儿）质地坚实，相对密度大于1，入水下沉。在法医学上可利用这一点作为鉴别胎儿是出生前或出生后死亡的依据之一。

（一）肺的形态结构

肺一般呈半圆锥体形，上部为肺尖，高出锁骨内侧段上方2~3cm；下方为肺底，又称膈面，与膈相贴，外侧面为胸肋面，内侧面为纵隔面。每侧肺的纵隔面中部有一凹陷称为肺门，支气管、血管、淋巴管和神经等由此处进出肺。

右肺因膈肌下有肝脏，宽而略短；左肺因心脏偏左，窄而稍长。左肺由斜裂分为上、下二叶，右肺由斜裂和水平裂分为上、中、下三叶（图 10－6）；肺外支气管在肺门处分出肺叶支气管，左肺 2 支，右肺 3 支，分别进入肺叶，肺叶支气管入肺门后反复分支，呈树枝状，称为支气管树。

（二）肺的组织结构

肺组织分为实质和间质两部分。肺实质包括肺内逐级分支的支气管和大量肺泡。间质为肺内结缔组织、神经、血管和淋巴管等。人的支气管至肺泡约有 24 级分支（图 10－7）。每个细支气管连同它的分支至肺泡组成一个肺小叶，是肺的结构单位。肺小叶呈锥体形，尖朝向肺门，底部构成肺表面。每个肺有 50～80 个肺小叶。

肺泡（图 10－7）为半球形小囊，开口于呼吸性细支气管、肺泡管和肺泡囊，是气体交换的场所。成人每个肺有 3～4 亿个肺泡，总面积 70～80m²。肺泡壁由肺泡上皮及基膜组成，相邻肺泡间仅有少量结缔组织，称为肺泡隔。

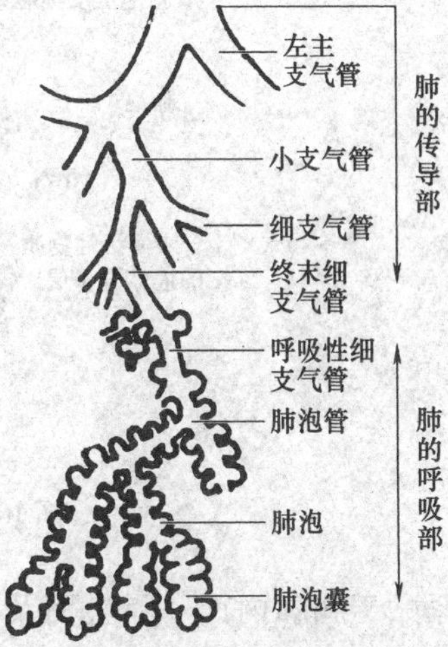

图 10－7　支气管及其分支模式图

肺泡上皮分为Ⅰ型肺泡细胞和Ⅱ型肺泡细胞：Ⅰ型肺泡细胞扁平，参与构成气血屏障。Ⅱ型肺泡细胞散在于Ⅰ型细胞之间，可将磷脂（表面活性物质）分泌至肺泡表面，形成一层薄膜，有降低肺泡表面张力和稳定肺泡大小的作用。吸气时，肺泡扩张，表面活性物质变薄，密度减小，肺表面张力增加，回缩力增强，防止肺泡过度扩张；呼气终末时，肺泡缩小，表面活性物质密度增加，肺泡表面张力降低，回缩力下降，以防止肺泡过度塌陷。

肺泡隔位于两相邻肺泡之间，富含毛细血管网和弹性组织。老年人弹性纤维退化，炎症等病变也可破坏弹性纤维，使其弹性下降，肺泡扩张，导致肺气肿。肺泡隔中还有肺巨噬细胞，有防御功能，吞噬细菌、灰尘等异物。含大量尘粒的肺巨噬细胞称为尘细胞。

气血屏障是肺泡与血液间气体分子交换所通过的结构，包括肺泡表面液体层、Ⅰ型肺泡细胞及基膜、薄层结缔组织、连续毛细血管基膜和内皮（图 10－8）。

三、胸膜、胸膜腔和纵隔

（一）胸膜和胸膜腔

胸膜分为脏胸膜与壁胸膜。脏胸膜紧贴于肺的表面，形成肺的外膜；壁胸

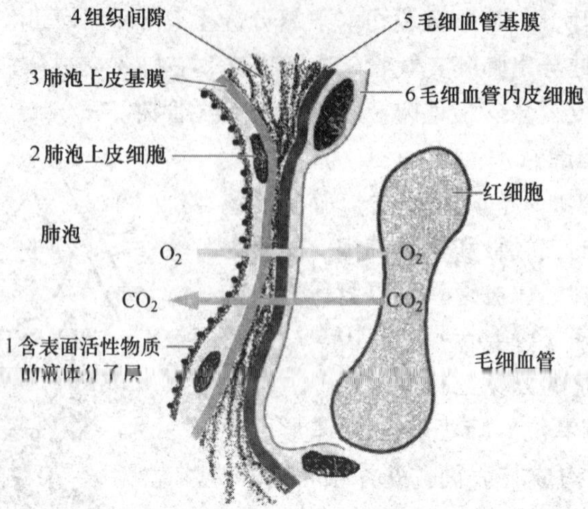

图10－8　气血屏障（呼吸膜）

膜紧贴于胸廓内面、膈上面及纵隔的外侧面。脏、壁胸膜在肺根处互相移行，形成左右两个完全密闭互不相通的浆膜间隙称为胸膜腔。正常情况下，由于胸膜腔是负压，腔内含少量浆液，液体分子之间有较强的凝聚力，故脏胸膜与壁胸膜贴附在一起。所以胸膜腔实际是两个潜在的腔隙。当胸腔扩大或缩小时，肺也随之扩大与缩小。另外，少量的液体还可减少呼吸时两层胸膜之间的摩擦。胸膜腔呈负压是吸气时肺扩张的主要因素之一。

（二）纵隔

纵隔是左右纵隔胸膜间所有器官结构的总称，其前界为胸骨，后界为脊柱胸段，两侧为纵隔胸膜，向上达胸廓上口，向下至隔。纵隔内主要有心包和心脏、心脏的大血管、食管、气管、支气管、迷走神经、胸导管等。

第二节
呼吸运动与肺通气

一、呼吸运动

1. 呼吸肌及其活动

呼吸肌的收缩与舒张引起胸廓有节律地扩大和缩小称为呼吸运动（respiratory movememt）。呼吸运动分为吸气和呼气。呼吸肌包括吸气肌和呼气肌，主要的吸气肌有肋间外肌和膈肌，主要的呼气肌包括肋间内肌和腹肌，另外还有一些辅助吸气肌，如胸锁乳突肌、斜角肌等。

（1）平静呼吸　指人在正常安静状态下的呼吸。平静吸气时，吸气肌主动收缩：一方面肋间外肌收缩使肋骨上举，胸骨上提，胸廓前后左右径增大；另一方面膈肌收缩使膈顶下移，胸廓上下径增大，胸廓扩大。因为肺有弹性，通过胸膜腔的作用牵拉肺，使肺被动扩大，肺内压降低。当肺内压低于外界大气压时，空气进入肺。平静呼气时肋间外肌舒张，由于重力和弹性的作用肋骨和胸骨回位，胸廓前后左右径减小；膈肌舒张使膈顶回位，胸廓上下径减小，胸廓缩小。肺由于弹性回缩，容积也减小，肺内压增高，当肺内压高于大气压时，气体出肺。平静呼气时只有肋间外肌和膈肌的舒张，而无呼气肌的主动收缩。

（2）用力呼吸　人在运动或体力劳动时呼吸加深加快称为用力呼吸。用力吸气时除肋间外肌和膈肌更有力地收缩外，辅助吸气肌，如胸锁乳突肌、胸大肌和胸小肌等也参与收缩，使胸廓和肺扩得更大，肺内压降得更低，进入肺内的气体也更多。用力呼气时，除肋间外肌和膈肌舒张外，肋间内肌和腹肌等呼气肌收缩，使胸廓进一步缩小，肺内压升得更高，呼出的气体更多。用力呼气时因有呼气肌的主动收缩，消耗代谢能，所以也成为主动的过程（图 10－9 和图 10－10）。

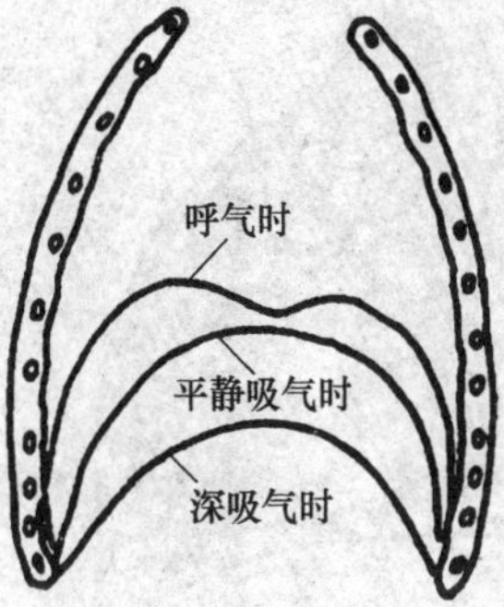

图 10－9　膈肌在呼吸运动中的位置变化

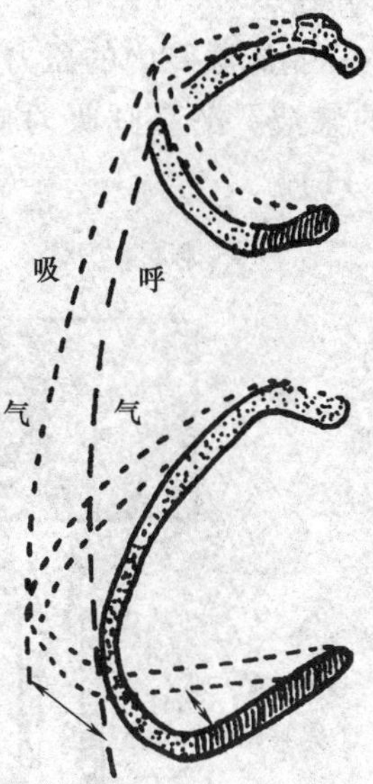

图 10－10　呼吸时肋骨位置的变化

2. 呼吸运动的形式

呼吸运动的形式分为胸式呼吸和腹式呼吸。肋间肌的收缩和舒张，引起胸廓的扩大和缩小，可看到胸壁的起伏，这种呼吸运动称为胸式呼吸；膈肌的收缩和舒张，引起腹壁的起伏，称为腹式呼吸。呼吸运动主要通过扩大胸腔容积而实现，胸式呼吸主要扩大了胸腔的前、后径和左、右径，腹式呼吸主要扩大胸廓的上、下径。正常成人为混合式呼吸；婴儿以腹式呼吸为主。腹腔巨大肿瘤、严重腹水、腹膜炎的患者以胸式呼吸为主；胸部疾病患者如胸膜炎或有胸水时以腹式呼吸为主。

二、肺内压和胸内压

（一）肺内压

肺内压指肺泡内的压力。气体之所以能进出肺泡，是因肺泡与外界空气之间存在压力差所致，气体总是由气压高处流向气压低处。肺内与外界的气压差是推动气体进出肺的直接动力，只有在呼吸暂停瞬间、声带开放、呼吸道畅通时，肺内压与大气压相等。外界的大气压一般变化很小，主要靠肺内压的变化。肺内压降低，低于外界的大气压时，外界的气体入肺；肺内压升高，高于外界的大气压时，肺内的气体出肺。肺内压力的变化靠胸廓的运动，胸廓扩大，肺随之扩大，肺内压降低；胸廓缩小，肺随之缩小，肺内压升高。胸廓的运动靠呼吸肌的收缩与舒张完成，所以呼吸肌的收缩和舒张是肺通气的原动力。

（二）胸内压

1. 胸内压

胸内压指胸膜腔内的压力。胸膜腔是潜在的密闭腔隙，其中没有气体，仅有少量的浆液。平静呼吸时胸膜腔内的压力低于大气压，称为胸膜腔负压（图 10 - 11）。

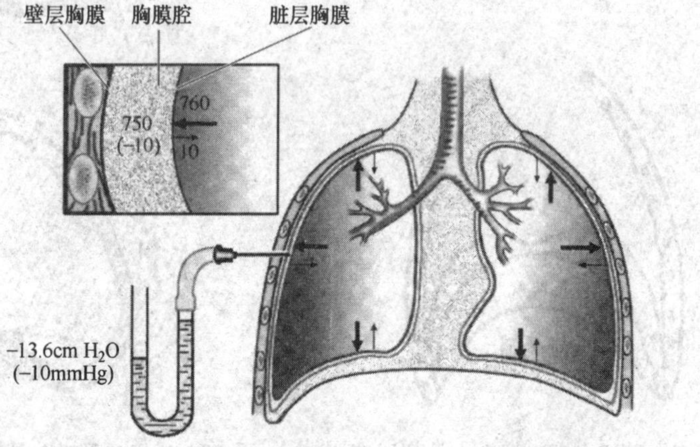

图 10 - 11　胸膜腔负压的直接测定及产生原理示意图

2. 胸内压的产生机制及影响因素

胸内负压是婴儿出生后形成的。婴儿出生后，肺随胸廓的扩张而增大，以后因胸廓发育快于肺，故胸廓的自然容量大于肺的自然容量，由于胸膜腔的密闭性和两层胸膜间液体分子之间的吸附力，胸膜不能分开，胸膜腔不能增大，肺被动地随之扩大，故无论呼气还是吸气，肺都处于一定的扩张状态。

由于胸膜壁层有坚硬的胸廓保护，外界的大气压不会通过坚硬的胸壁传入胸膜腔，而肺内压可通过脏层胸膜作用于胸膜腔；另一方面，由于肺处于被动扩张状态，肺因其有弹性而具有回缩力，肺回缩力的方向与肺内压作用于胸膜腔压力的方向正好相反，所以肺内压作用于胸膜腔的压力将被肺的回缩力抵消一部分，真正传到胸膜腔内的压力为肺内压减去肺的回缩力，即：

胸膜腔内压 = 肺内压 - 肺的回缩力

吸气末和呼气末，呼吸道内气流停止，呼吸道与外界环境相通，肺内压均等于大气压（760mmHg），此时：

胸膜腔内压 = 大气压 - 肺的回缩力

如果以一个大气压为0位标准，大于此值为正，低于此值为负，则：

胸膜腔内压 = - 肺的回缩力

维持胸膜腔负压的条件是胸膜腔密闭、无气，肺处于一定程度的扩张状态。如果胸膜腔的密闭性破坏，如，外伤或疾病等原因导致胸壁或肺破裂，胸膜腔与大气相通，空气立刻由外界或肺泡进入胸膜腔，形成气胸，这时，两层胸膜分开，肺由于弹性回缩而塌陷，不再随胸廓的运动而节律性地扩张与缩小，胸膜腔负压消失。

3. 胸内负压的生理意义

胸内负压具有重要的生理意义。一方面，它使肺处于扩张状态，因两层胸膜紧贴，使肺随胸廓活动，这是呼吸运动进行的必要条件；另一方面，吸气时，胸内压降低，使胸腔内的静脉和淋巴管扩张，压力降低，促进静脉血和淋巴液的回流。

三、肺容量与肺通气量

（一）肺容量

肺容量指肺所容纳的气量。包括以下几部分（图10－12）。

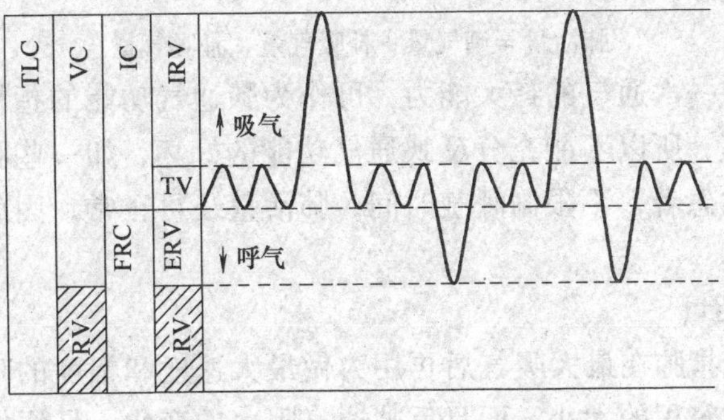

图10－12　肺容量变化的记录曲线

TV：潮气量　ERV：补呼气量　IRV：补吸气量　RV：余气量　IC：深吸气量

FRC：功能余气量　VC：肺活量　TLC：肺总容量

1. 潮气量

潮气量指平静呼吸时一次吸入或呼出的气量。平静呼吸时为400～600mL，一般为500mL。运动时潮气量增加。

2. 补吸气量

补吸气量指平静吸气后，再尽力吸气所能吸入的气量。正常成年人为1500～2000mL。

3. 深吸气量

深吸气量指尽力吸气时吸入的气量。深吸气量＝潮气量＋补吸气量，正常成年人为2000～2500mL。

4. 补呼气量

补呼气量指平静呼气末再尽力呼气所能呼出的气量。正常成年人为900～1200mL。

5. 余气量

余气量指尽力呼气后仍留在肺内不能呼出的气量。正常成年人为1000～1500mL。

6. 功能余气量

功能余气量指平静呼气后留在肺内的气量。

功能余气量＝余气量＋补呼气量

正常成年人约为2500mL。

7. 肺总容量

肺总容量指肺能容纳的最大气量。

肺总容量＝潮气量＋补吸气量＋补呼气量＋余气量

正常男性约为5000mL，女性为3500mL。

8. 肺活量

肺活量指尽力吸气后再尽力呼气所呼出的气量。成年男性约为3500mL，女性为2500mL。

肺活量＝潮气量＋补吸气量＋补呼气量

肺活量反映一次通气的最大能力，可作为肺通气功能的指标。但是因为未限制呼气的时间，所以不能充分反映通气功能的好坏，如一些肺组织弹性降低或呼吸道狭窄的患者，不限制呼气时间，肺活量还可正常，因此，提出了时间肺活量的概念。

9. 时间肺活量

时间肺活量指肺在最大吸气后再用力做最大速度和幅度的呼气所呼出的气量，不仅反映肺容积的大小，而且反映通气阻力的变化，是评价肺通气功能较好的指标。

（二）肺通气量

肺通气量指单位时间吸入或呼出肺的气量。

1. 每分通气量

每分通气量是每分钟吸入或呼出的气量。

$$每分通气量 = 潮气量 \times 呼吸频率 = 500 \times 12 = 6000(mL) = 6(L)$$

正常成人呼吸频率为 12 ~ 15 次/min。如果潮气量为 500mL，则每分通气量为 6 ~7.5L。呼吸加深，潮气量增加，每分通气量增加。在一定范围内，呼吸频率增加，每分通气量随之增加。

以尽快的速度、尽力的深度呼吸时，每分钟能吸入或呼出的气量为最大通气量。正常成人男性约为 100L/min，女性为 80L/min。

最大通气量为单位时间内充分发挥全部能力所能达到的通气量，是估计一个人能进行多大运动量的生理指标之一。比较最大通气量和平静呼吸时的每分通气量，可看出肺的通气功能有很大潜力，或者说储备力。最大通气量减少，说明肺的通气储备力减小，剧烈运动时会感到通气量不足。

2. 肺泡通气量

从鼻到终末细支气管的呼吸道没有气体交换功能，这部分呼吸道称为解剖无效腔，成年人约为 150mL。进入肺泡的部分气体因为肺部血流不足，而不能进行气体交换，称为肺泡无效腔。解剖无效腔与肺泡无效腔合称为生理无效腔。正常人生理无效腔基本等于解剖无效腔。因每次吸入的 500mL 气体并没有全部达到肺部进行气体交换，只有 350mL 到肺部进行了气体交换，为了计算真正有效的气体交换量，应以肺泡通气量为准。每分钟实际在肺部进行气体交换的气量称为肺泡通气量。

$$\begin{aligned}肺泡通气量 &= (潮气量 - 无效腔气量) \times 呼吸频率 \\ &= (500 - 150) \times 12 = 4200(mL)\end{aligned}$$

影响肺泡通气量的因素有呼吸深度、呼吸频率和无效腔。当呼吸加深时，通常无效腔不变，每次进入肺泡的新鲜空气增多，肺泡通气量增加，使肺泡气体的更新率增加。呼吸频率在一定范围内增加，而呼吸深度不减小的情况下，肺泡通气量增加。如果呼吸频率过快，使呼吸变浅，致使每次吸入肺泡的量减少，肺泡通气量也随之减少，进而影响气体的交换功能。故适当的深慢呼吸比浅快呼吸好。无效腔增大，呼吸深度不变时肺泡通气量将减少。如佩戴防毒面具时，由于无效腔的增大，需要增加呼吸的深度，以维持肺泡通气量。肺炎时由于肺泡无效腔的增加而影响肺换气。

四、人工呼吸

当患者不能自主呼吸时（呼吸停止），人为地维持患者的通气功能，称为人工呼吸（artificial respiration）。人工呼吸的基本原理是人为地造成肺内与外界的气压差。常用有两种方法，一种是负压呼吸法：人工地使肺内压低于外界大气压，引起吸气，然后使肺内压再高于外界大气压，引起呼气，如举臂压胸法；

另一种是正压呼吸法：先使外界的气压高于肺内压，使外界空气入肺，同时使胸廓和肺扩张，当外界停止加压时，胸廓和肺弹性回缩，使肺内压升高，高于大气压，引起呼气，如口对口呼吸。

第三节 呼吸气体的交换与运输

一、气体交换

气体交换（gas exchange）包括肺换气和组织换气。

（一）肺换气

1. 肺换气的呼吸膜

肺换气（pulmonary exchange）是指肺泡和毛细血管之间的气体交换。气体交换通过的膜称为呼吸膜（图10-8），由六层结构组成：①含表面活性物质的液体分子层；②肺泡上皮细胞；③肺泡上皮基膜；④肺泡上皮和毛细血管之间的组织间隙；⑤毛细血管基膜；⑥毛细血管内皮。呼吸膜很薄，不到1μm，通透性很高，O_2 和 CO_2 是高脂溶性的物质，极易通过。呼吸膜对 O_2 和 CO_2 有通透性是肺换气的先决条件。

2. 肺换气的动力和过程

肺换气以扩散方式进行，气体交换的动力是两个部位气体的分压差，分压差越大，气体扩散越快。在肺部，肺泡气的 p_{O_2} 高于静脉血，O_2 由于分压差的作用向静脉血中扩散；静脉血的 p_{CO_2} 高于肺泡气，CO_2 由于分压差的作用由静脉血向肺泡中扩散。这样，静脉血就变成了动脉血。当静脉血流经肺部毛细血管时带走的是 O_2，放出的是 CO_2（图10-13）。

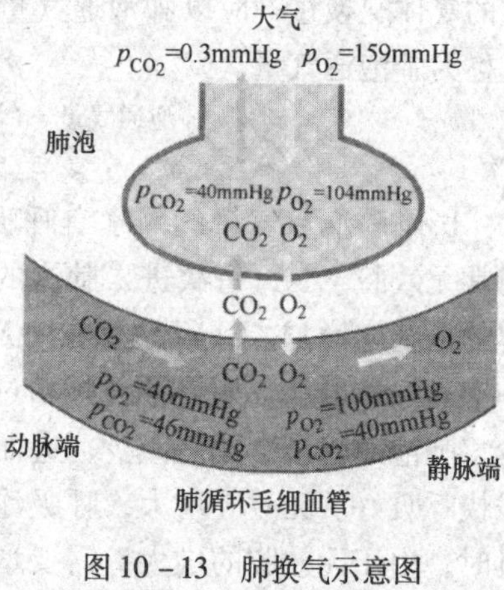

图10-13 肺换气示意图

3. 影响肺换气的因素

影响肺换气的因素包括气体扩散速率、呼吸膜的厚度和面积、通气/血流比值等。

（1）气体的扩散速率 根据物理学原理，气体的扩散速率受以下因素影响：

$$D \propto \frac{\Delta p \cdot A \cdot T \cdot S}{d \cdot \sqrt{M_W}}$$

式中 D——扩散速率

Δp——分压差

A——扩散面积

T——绝对温度

S——溶解度

d——扩散距离

M_W——相对分子质量

由以上公式可以看出，气体的扩散速率与分压差、扩散面积、温度及气体的溶解度呈正比，而与扩散距离和相对分子质量的平方根呈反比。气体分子扩散速率由膜两侧气体的分压差决定，分压差越大，气体扩散速率越快。肺泡与血液间 p_{O_2} 是 p_{CO_2} 的 10 倍，如果仅从分压差考虑，则 O_2 的扩散速率比 CO_2 快，但 CO_2 在血浆中的溶解度为 O_2 的 24 倍，尽管 CO_2 的相对分子质量（44）大于 O_2 的相对分子质量（32），在同样的分压下，CO_2 的扩散速率约为 O_2 的 20 倍。临床上，肺换气有障碍的病人通常出现严重的缺氧，而 CO_2 潴留不明显，主要是由于 CO_2 扩散速率快于 O_2。正常情况下，CO_2 和 O_2 经呼吸膜的扩散速率都很快，仅需 0.3s，而血液流经肺泡毛细血管的时间约为 0.7s，因此，正常情况下，实现肺换气的时间可充分保证。

（2）呼吸膜的厚度和面积　呼吸膜的厚度增加，通透性下降，气体交换减少。肺炎、肺纤维化和肺水肿时，气体交换减少，导致患者缺 O_2 以及体内 CO_2 蓄积。正常成人呼吸膜的交换面积为 70～100m^2，如果由于疾病使交换面积减小，肺换气也将减少。肺气肿、肺不张、肺部血管阻塞时，均可使交换面积减少，引起肺换气减少，使患者缺 O_2 和体内 CO_2 蓄积。

（3）通气/血流比值　每分肺泡通气量与每分肺血流量的比值为通气/血流比值。通气/血流比值正常，则肺泡通气量和肺血流量匹配最佳，气体交换效率最高。通气/血流比值增大或减小，都会妨碍肺换气，导致机体缺氧和二氧化碳的潴留。

（二）组织换气

组织换气机理与肺换气相同。组织交换膜由毛细血管内皮、毛细血管基膜、组织液和细胞膜组成，交换膜薄，通透性大。组织部位气体交换的动力依然是气体的分压差。在组织，O_2 由毛细血管血液向组织、细胞扩散；CO_2 由组织细胞向毛细血管中扩散。当动脉血流经毛细血管后，血液中 p_{O_2} 降低，p_{CO_2} 升高，动脉血变为静脉血（图 10－14）。

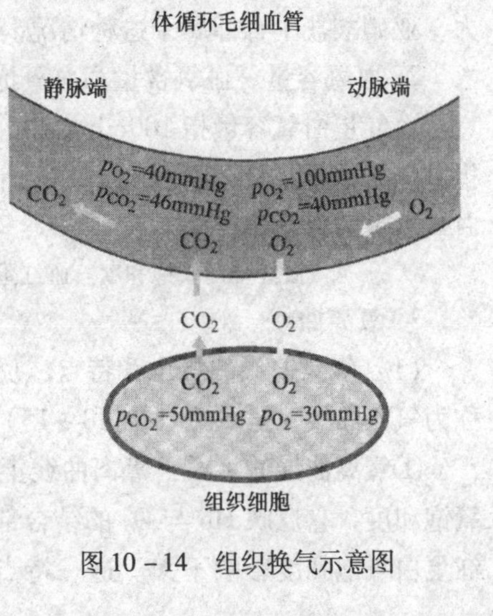

图 10－14　组织换气示意图

二、气体在血液中的运输

气体运输指 O_2 和 CO_2 在血液中的运输。O_2 和 CO_2 的运输包括物理溶解和化学结合两种方式。首先，气体必须先溶解于血液，提高气体分压，然后发生化学结合；而 O_2 和 CO_2 由血液释出时，溶解的先逸出，至气体分压下降，化学结合的分离出来补充失去的溶解气体。物理溶解与化学结合保持动态平衡。

（一）氧的运输

1. 氧的运输形式

（1）物理溶解　O_2 直接溶解于血浆被运输的形式。运送量决定于氧分压的高低，分压高，溶解多；分压低，溶解少。物理溶解的运氧量很少，仅占总运氧量的1.5%，但物理溶解仍是 O_2 运输的重要形式。

（2）化学结合　在肺部，p_{O_2}高，O_2 与血红蛋白（hemoglobin，Hb）的 Fe^{2+} 结合成氧合血红蛋白（oxyhemoglobin，HbO_2）。Fe^{2+} 与 O_2 结合后仍然是二价铁，该反应是氧合，而不是氧化。HbO_2 呈鲜红色，所以动脉血也呈鲜红色。在组织，p_{O_2}低，HbO_2 解离为去氧血红蛋白和 O_2。去氧血红蛋白呈紫蓝色，所以静脉血呈暗红色。O_2 与 Hb 结合的特点是快速、可逆，无需酶的催化。

$$Hb + O_2 \underset{p_{O_2}\text{低的组织}}{\overset{p_{O_2}\text{高的肺部}}{\rightleftharpoons}} HbO_2$$

当100mL血中去氧血红蛋白超过5g时，皮肤黏膜呈紫蓝色称为紫绀。出现紫绀常表示人体缺氧。Hb还可与CO结合，生成一氧化碳血红蛋白，CO与Hb的亲和力是 O_2 的250倍。CO与Hb结合，占据 O_2 的结合位点，使 HbO_2 减少，人体出现缺氧，称为CO中毒。HbCO呈樱桃红色，患者的皮肤黏膜也呈樱桃红色。O_2 是结合在Hb的 Fe^{2+} 上，如果 Fe^{2+} 被氧化成 Fe^{3+}，Hb将失去带 O_2 的能力，亚硝酸盐中毒即属于这种情况。

2. 血氧容量、血氧含量和血氧饱和度

血红蛋白氧容量指100mL血中，Hb能结合的最大 O_2 量。血红蛋白氧含量指100mL血中，Hb实际结合的 O_2 量。血氧饱和度指血红蛋白氧含量占血红蛋白氧容量的百分比：

$$\text{血红蛋白氧饱和度} = \text{血红蛋白氧含量}/\text{血红蛋白氧容量} \times 100\%$$

3. 氧离曲线

（1）氧离曲线的概念和特点　反映血红蛋白氧饱和度与血液 p_{O_2}关系的曲线称为氧离曲线，呈S型（图10－15）。氧离曲线与血红蛋白的变构效应有关。

①氧离曲线的上段：氧离曲线上段（右段）相当于 p_{O_2} 60～100mmHg的Hb氧饱和度，它反映Hb与 O_2 的结合部分。该段曲线较平坦，说明 p_{O_2}的变化对血红蛋白氧饱和度影响不大。这一特点有利于肺部氧的摄取，只要吸入气或肺泡

气 p_{O_2} 不低于 60mmHg，血红蛋白氧饱和度仍可维持在 90% 以上，不会发生明显的低氧血症。在高原、高空或某些呼吸系统疾病时，吸入气或肺泡气 p_{O_2} 不低于此值就不会引起明显的低氧血症。

②氧离曲线的中段：相当于 p_{O_2} 40～60mmHg，这段曲线坡度较陡。说明 p_{O_2} 下降时，血红蛋白氧饱和度明显下降，HbO_2 放出较多的 O_2。组织部位的 p_{O_2} 在此范围内，有利于氧合血红蛋白解离。

③氧离曲线下段：相当于 p_{O_2} 15～40mmHg，这段曲线坡度更陡，说明 p_{O_2} 稍有下降，血红蛋白氧饱和度便显著下降。组织活动加强时氧分压可降至 15mmHg，HbO_2 进一步解离，Hb 氧饱和度降到更低水平。

（2）影响氧离曲线的因素

①p_{CO_2} 和 pH：p_{CO_2} 升高或 pH 降低时，Hb 对 O_2 的亲和力降低，氧离曲线右移。当血液流经组织时 CO_2 从组织扩散入血液，血液 p_{CO_2} 和 H^+ 浓度升高，此时 Hb 对 O_2 的亲和力降低，促使 HbO_2 解离，向组织释放更多的 O_2，有利于组织 O_2 的供应。p_{CO_2} 降低或 pH 升高时，Hb 对 O_2 的亲和力增强，氧离曲线左移。血液流经肺部时，CO_2 从血液向肺泡扩散，血液的 p_{CO_2} 降低，H^+ 浓度也降低，均使 Hb 对 O_2 的亲和力增加，促进肺部血液的氧合，血液运 O_2 量增加，也有利于人体的供氧。pH 对 Hb 氧亲和力的影响称为波尔效应。波尔效应的机制主要与 pH 改变时 Hb 的构型变化有关。波尔效应具有重要的生理意义，它既可促进肺毛细血管血液的氧合，又有利于组织毛细血管血液释放 O_2（图 10－15）。

②温度：温度升高时氧离曲线右移，O_2 的释放增多。组织代谢增高时，温度升高，同时 CO_2 和酸性产物增加，都利于 HbO_2 解离，使活动的组织获得更多 O_2，适应代谢需要。温度降低时，曲线左移，不利于 O_2 的释放（图 10－15）。

③2，3－二磷酸甘油酸：2，3－DPG 是红细胞无氧糖酵解的产物，在慢性缺氧、贫血等情况下，红细胞内 2，3－DPG 增加，氧离曲线右移，释放 O_2 增多，改善组织缺氧状态。2，3－DPG 降低，Hb 对 O_2 的亲和力增强，氧离曲线左移（图 10－15）。

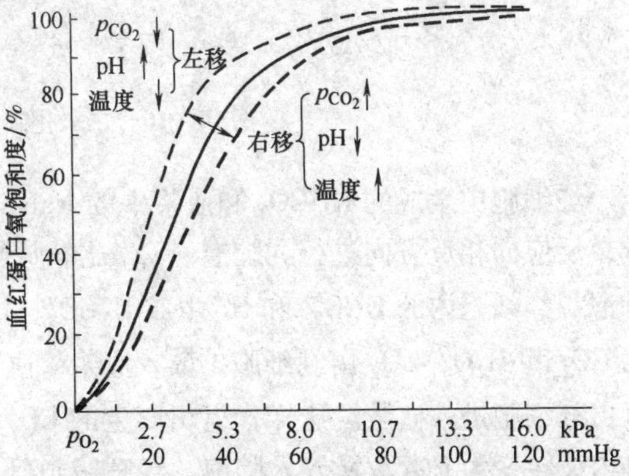

图 10－15 氧离曲线及其影响因素

（二）CO_2 的运输

血液中的 CO_2 以物理溶解和化学结合两种形式运输。

1. 物理溶解

CO_2 也能直接溶解在血浆中运输，但 CO_2 也只有先溶解然后才能以化学结合的形式运输。

2. 化学结合

化学结合是CO_2运输的主要形式。化学结合的CO_2以碳酸氢盐和氨基甲酸血红蛋白两种形式存在，前者占CO_2总运输量的88%，后者约占7%。

（1）碳酸氢盐　CO_2由组织扩散进入血液，除少量与血浆中的水形成碳酸外，绝大部分在其分压差的推动下透过红细胞膜进入红细胞内，在碳酸酐酶催化下，CO_2与H_2O反应生成碳酸，形成的碳酸不稳定，又迅速解离为H^+和HCO_3^-，反应式如下：

$$CO_2 + H_2O \rightleftharpoons H_2CO_3 \rightleftharpoons HCO_3^- + H^+$$

此反应是可逆的，反应进行的方向取决于CO_2分压的高低，CO_2分压高时，反应向右进行，CO_2分压低时，反应向左进行。

由于红细胞内的HCO_3^-浓度升高，HCO_3^-顺浓度差向血浆中扩散，血浆中的Cl^-向红细胞内转移，此过程称为氯离子转移。在血浆HCO_3^-与Na^+结生成$NaHCO_3$；碳酸解离出来的H^+在红细胞内与Hb结合，形成HHb，降低了红细胞内的H^+浓度，从而促进更多的HCO_3^-形成。HCO_3^-在红细胞和血浆中分别形成$KHCO_3$和$NaHCO_3$（图10-16）。

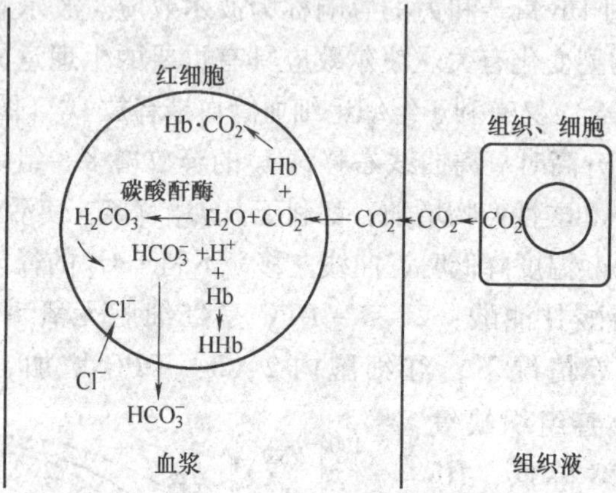

图10-16　二氧化碳的运输

红细胞中生成的$KHCO_3$和血浆中的$NaHCO_3$随血液循环运送到肺部。在肺部，反应向相反方向进行。肺泡气p_{CO_2}比静脉血低，血浆中溶解的CO_2先扩散入肺泡，红细胞内的HCO_3^-和H^+生成H_2CO_3，H_2CO_3又在碳酸酐酶的催化下分解为CO_2和H_2O，CO_2由红细胞扩散入血浆，血浆中的HCO_3^-又进入红细胞，Cl^-又由红细胞进入血浆。这样，组织产生的CO_2在血液中以HCO_3^-的形式运输到肺内又转变为CO_2，释放入肺泡，经呼吸道呼出体外，实现CO_2碳酸氢盐形式的运输。

（2）氨基甲酸血红蛋白 CO_2 进入红细胞后，与 Hb 的氨基结合生成氨基甲酸血红蛋白，该反应不需酶的催化，且迅速、可逆。反应式如下；

$$HbNH_2O_2 + CO_2 \rightleftharpoons HbNHCOOH + O_2$$

该反应主要受 Hb 氧合作用的调节。组织的毛细血管 p_{O_2} 低，HbO_2 解离为 Hb 和 O_2，Hb 的氨基易与 CO_2 结合，形成氨基甲酸血红蛋白；血液流到肺部，Hb 与 O_2 结合，CO_2 被释放出来，排出体外。这种运输方式效率很高。平静呼吸时，以氨基甲酸血红蛋白形式运输的 CO_2 仅占静脉血 CO_2 总量的7%左右，但由肺部排出的 CO_2 中，17.5%由氨基甲酸血红蛋白释放。

第四节 呼吸的调节

在中枢神经系统控制下，呼吸肌进行节律性舒缩活动，呼吸的频率和深度随人体活动状态的不同而改变，进而改变肺通气量，保持血液 p_{O_2} 和 p_{CO_2} 的相对稳定，维持人体新陈代谢的正常进行。

一、呼吸中枢与呼吸节律

呼吸中枢是指位于中枢神经系统内产生和调节呼吸运动的神经细胞群，广泛分布于脊髓、延髓、脑桥、间脑和大脑皮层，正常呼吸的节律性是这些呼吸中枢整合的结果。

1. 脊髓呼吸中枢

实验表明，在脊髓和延髓之间横断，动物的呼吸立即停止，再不能恢复，说明脊髓的呼吸运动神经元不能自动产生节律性兴奋，不能使动物维持呼吸运动。脊髓呼吸运动神经元只是联系上级中枢与呼吸肌之间的中继站，其活动受高位中枢的控制。

2. 延髓呼吸中枢

延髓呼吸中枢是最基本的呼吸中枢，是呼吸节律产生的基本部位，其一旦损伤，呼吸立即停止。延髓中与呼吸有关的神经元主要分布在孤束核、疑核等处，分为吸气神经元和呼气神经元，由它们发出下行纤维，影响脊髓的呼吸运动神经元。延髓吸气神经元兴奋，兴奋脊髓管理吸气肌的运动神经元，使吸气肌收缩；延髓呼气神经元兴奋，使脊髓管理呼气肌的神经元兴奋，使呼气肌收缩。

3. 脑桥呼吸中枢

脑桥的主要作用是抑制吸气，促进吸气向呼气转化，防止吸气过深，加快呼吸频率，调整呼吸节律，使呼吸成为正常的节律性的呼吸运动，故通常称之为呼吸调整中枢。

4. 其他高位中枢

呼吸还受脑桥以上部位的影响，如下丘脑、大脑皮层。人可以在一定限度内自主地控制呼吸的频率和深度，如讲话和唱歌时人为地控制呼吸，这些都在大脑皮层的调节下进行。

呼吸节律是怎样产生的尚不完全清楚。Cohen（1977）用吸气切断机制描述了延髓内中枢吸气活动发生器和吸气切断机制模型（图 10－17）：中枢吸气活动发生器引起吸气神经元放电逐渐增加产生吸气；而吸气切断机制使吸气停止转为呼气。但吸气切断机制究竟包括脑内哪些部位？活动原理究竟如何尚待进一步研究。

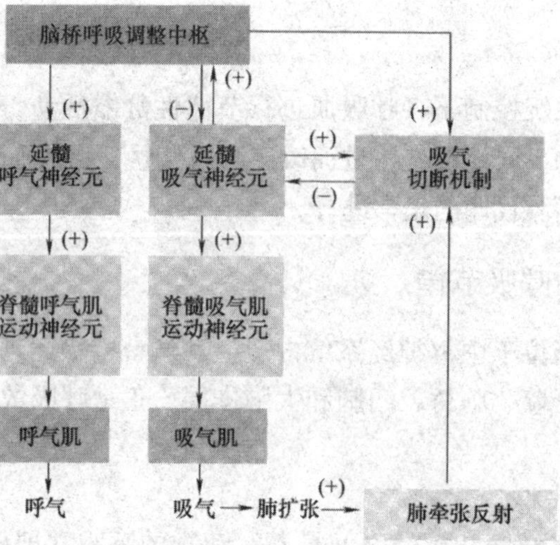

图 10－17　呼吸节律形成原理示意图

二、呼吸的调节

（一）化学感受性调节

化学感受性调节指化学因素，如动脉血、组织液或脑脊液中 O_2、CO_2 和 H^+ 对呼吸运动的调节。

1. 化学感受器

化学感受器指适宜刺激为 O_2、CO_2 和 H^+ 等化学物质的感受器，包括外周化学感受器和中枢化学感受器。

外周化学感受器主要位于颈动脉体和主动脉体。动脉血中低 O_2、CO_2 和 H^+ 水平升高时，刺激外周化学感受器，冲动沿舌咽神经和迷走神经传入延髓，反射性地引起呼吸加深加快。外周化学感受器主要是在机体低 O_2 时驱动呼吸运动。

中枢化学感受器位于延髓迷走与舌咽神经根处，其生理刺激物是脑脊液和细胞外液中的 H^+。血中 CO_2 能迅速透过血－脑屏障，与脑脊液中的水形成碳酸，碳酸解离出的 H^+ 刺激中枢化学感受器。中枢化学感受器对 CO_2 敏感，对缺氧不敏感，通过调节脑脊液 H^+ 的浓度，使中枢神经系统有稳定的 pH 环境。

2. CO_2、H^+ 和低 O_2 对呼吸的调节

（1）低 O_2 对呼吸的影响　低 O_2 对呼吸中枢的直接作用是抑制，可能由于低 O_2 使中枢神经元代谢障碍所致。低 O_2 可兴奋外周化学感受器，冲动沿窦神经和主动脉神经传到延髓呼吸中枢，可使呼吸增强，表现为呼吸加深加快，肺通气量增加。严重缺 O_2 时，动脉血 p_{O_2} 降至 40mmHg 以下，出现呼吸抑制，表现为呼吸减弱、减慢，甚至停止。

（2）CO_2 对呼吸的影响　CO_2 是调节呼吸运动最重要的化学因素，是呼吸中枢有效的生理刺激物。呼吸中枢对血液中 CO_2 浓度的变化极为敏感，当血液中 CO_2 浓度低于正常水平时，呼吸中枢的活动减弱，呼吸减弱，甚至暂停。过度通气时，由于体内 CO_2 过多地呼出，即可出现上述现象。

吸入气中 CO_2 浓度升高，但是小于 10% 时，可使呼吸加强；如果吸入气中的 CO_2 含量超过 10%，体内 CO_2 浓度太高时，则抑制呼吸中枢，出现呼吸困难、头痛、头昏，甚至昏迷，称为 CO_2 麻醉。

（3）H^+ 对呼吸的影响　动脉血 H^+ 增加可通过外周化学感受器和中枢化学感受器反射性引起呼吸加深、加快。其作用途径与 CO_2 相同，但血液中的 H^+ 不易通过血脑屏障，所以动脉的 H^+ 变化对中枢化学感受器影响不大，主要通过外周化学感受器发挥作用。酸中毒患者即由以上原因导致呼吸加深、加快。

O_2、CO_2 和 H^+ 几种因素之间互相影响，互相作用，其中，CO_2 对呼吸的刺激最强，H^+ 次之，低 O_2 的作用最弱，在定量探讨呼吸调控时，应全面、动态观察分析，才能得出正确的结论。

（二）机械感受性反射

1. 肺牵张反射

肺牵张反射是由肺扩张或缩小引起的吸气抑制或吸气兴奋的反射，又称黑－伯反射。肺牵张反射包括肺扩张反射和肺缩小反射。

（1）肺扩张反射　扩张或充气时抑制吸气活动的反射，称为肺扩张反射。牵张感受器位于由支气管至细支气管的平滑肌中。吸气时肺扩张，牵拉支气管，使肺牵张感受器兴奋，发出冲动增多，其冲动经迷走神经传入延髓，通过吸气切断机制抑制延髓吸气神经元的活动，使吸气停止转换为呼气。肺扩张反射的意义：加速吸气过程向呼气过程转换，使呼吸频率加快。平静呼吸时，肺扩张

反射不参与呼吸的调节，在肺炎等病理条件下，肺顺应性降低，肺扩张时气道扩张较大，刺激较强，引起反射。

(2) 肺缩小反射　肺缩小时引起的吸气反射，称为肺缩小反射。呼气时肺缩小，对肺牵张感受器的刺激减弱，传入冲动减少，解除对吸气的抑制，再次吸气。该反射对防止呼气过深或肺不张有一定意义，在平静呼吸时意义不大。

肺牵张反射的敏感性有种族差异。动物尤其是兔，这一反射较为明显，如切断动物的双侧迷走神经，出现吸气延长，呼吸深慢。人的这种反射敏感性较低，阻滞人颈部迷走神经，对呼吸没有明显影响。但在新生儿，这一反射较为明显。在肺炎、肺水肿、肺充血等病理情况下，由于肺的顺应性降低，吸气时对支气管的牵张过强，引起反射，从而使呼吸变浅。

2. 防御性呼吸反射

防御性呼吸反射指呼吸黏膜受异物刺激时引起的以清除异物为目的的反射性呼吸变化，包括咳嗽反射、喷嚏反射。咳嗽反射是由位于呼吸道黏膜的感受器受刺激时引起的反射性活动，咳嗽反射是最常见的重要的防御反射，包括：短暂的深吸气、声门紧闭、呼吸肌强劲收缩使胸内压和腹内压上升、关闭的声门突然打开使气体高速冲过喉腔、咳出异物等连续过程。喷嚏反射由鼻黏膜感受器受异物刺激时引起，可反射性地引起腭垂下降、舌根压向软腭，使气流经鼻冲出，以清除鼻腔中的刺激物。

复习思考题

1. 名词解释

呼吸膜、胸膜腔、肺通气、肺换气、潮气量、肺活量、时间肺活量、肺泡、通气/血流比值、血氧容量、血氧含量、血氧饱和度、氧离曲线、肺牵张反射。

2. 呼吸运动包括哪三个环节？

3. 简述肺的组织结构和肺泡的结构。

4. 简述呼吸运动的过程。

5. 在平静呼吸的一个周期中，肺内压、胸内压各有何变化？

6. 胸膜腔负压是如何形成的？其生理意义是什么？

7. 试述氧和二氧化碳在血液中的运输方式。

8. 何为氧离曲线？简述曲线各段的特点及其意义。

9. 简述化学感受器的分布及其适宜刺激。

10. 试述肺牵张反射的过程及其生理意义。

11. 当吸入气体中 CO_2 含量增加对肺通气有何影响？是通过何途径实现的？

（阮　琴）

第十一章 消化系统

学习目的和要求

1. 掌握消化管及消化腺的解剖结构。
2. 了解消化和吸收的概念。
3. 掌握消化道平滑肌的电生理特性。
4. 明确食物在消化道中进行消化和吸收的基本过程。
5. 掌握唾液、胃液、胰液、胆汁的主要成分和生理作用。
6. 掌握胃液分泌的调节。
7. 了解主要营养物质的吸收方式。

第一节 概述

、 消化系统的主要功能是对食物进行消化和吸收，为机体新陈代谢提供物质和能量来源。食物在消化道内被分解为小分子的过程称为消化，包括机械性消化和化学性消化。消化后的营养物质通过消化道上皮细胞，进入血液和淋巴循环的过程，称为吸收。消化和吸收是两个相辅相成、紧密联系的过程。不能被消化吸收的食物残渣以粪便的形式排出体外。

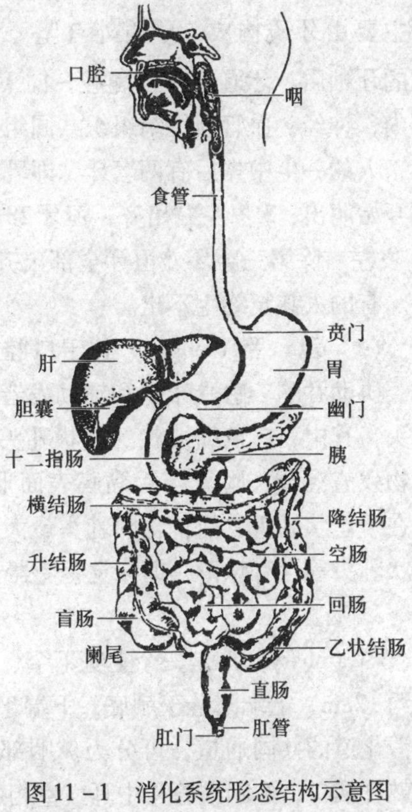

图 11－1 消化系统形态结构示意图

一、消化系统的组成和结构

消化系统（digestive system）由消化管和消化腺组成，消化管包括口腔、咽、食管、胃、小肠（十二指肠、空肠、回肠）和大肠（盲肠、阑尾、结肠、直肠、肛管）（图 11－1）。临床上，将口腔至十二指肠的一段称上消化道；空肠以下部分称下消化道。消化腺包括大消化腺（大唾液腺、肝、胰）和消化管壁内的小消化腺（胃腺、肠腺等）。

（一）消化管

1. 口腔

口腔（oral cavity）是消化管的起始部，其功能为吸吮、咀嚼、吞咽、感受味觉和辅助发音等。其前经口裂与外界相通，其后经咽峡与咽相续。两侧为颊，上壁为腭（前 2/3 为硬腭，后 1/3 为软腭），下壁为口底，口腔内有牙、舌等器官（图 11－2）。

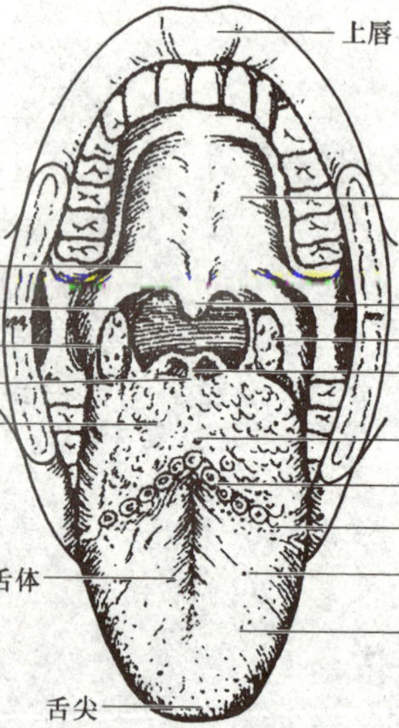

图 11－2　口腔

（1）牙　牙（teeth）是人体最坚硬的器官，主要功能是咀嚼食物，辅助发音。人的牙由于杂食而有不同的形态特点，可分为切牙、尖牙、前磨牙和磨牙。牙包括牙冠、牙颈和牙根三部分。牙主要由牙质构成，牙质外有坚硬的牙釉质。牙冠内有牙髓腔，向下延伸为牙根管，牙根管末端有根尖孔。牙腔内，神经、血管与结缔组织共同组成牙髓。牙髓发炎时，常引起剧烈疼痛。

人的一生中先后有两套牙，即乳牙和恒牙。乳牙 20 个，一般在出生后 6 个月开始萌出，3 岁左右出齐，恒牙 28～32 个，6～7 岁开始萌发，乳牙逐渐脱落，14 岁左右除第三磨牙外恒牙全部出齐。第三磨牙成年后才长出，称为迟牙或智牙。有的人甚至终生不出。

（2）舌　舌（tongue）位于口腔底，是以骨骼肌被覆黏膜而成，有搅拌食物、协助吞咽、感受味觉和辅助发音等功能。舌黏膜上有许多小突起，称为舌乳头，其中，白色细绒状的丝状乳头数量最多，其浅层上皮细胞不断脱落，与食物残渣混合，附着于舌黏膜表面形成舌苔；菌状乳头体积较大，呈鲜红色，散在于丝状乳头之间；轮廓乳头最大，7～11 个，排列于界沟前方；轮廓乳头、菌状乳头等含有味蕾，即味觉感受器，可感受酸、甜、苦、咸等刺激。

2. 咽

咽（pharynx）是一个上宽下窄、前后略扁的漏斗形肌性管（图 11－3），全长约 12cm，上端附着于颅底，下端于第 6 颈椎下缘平面续于食管。咽是呼吸道和消化道的共同通道，可分为鼻咽部、口咽部和喉咽部。在鼻咽部的侧壁上有咽鼓管咽口，经咽鼓管与中耳鼓室相通。

3. 食管

食管（esophagus）为一前后略扁的肌性食管，位于脊柱前方，上端自第 6 颈椎体下缘平面续于咽，约在第 10 胸椎水平，穿过膈食管裂孔，向下连于胃贲门，全长约 25cm。食管有三个生理性狭窄，是异物滞留及肿瘤的好发部位（图 11－3）。

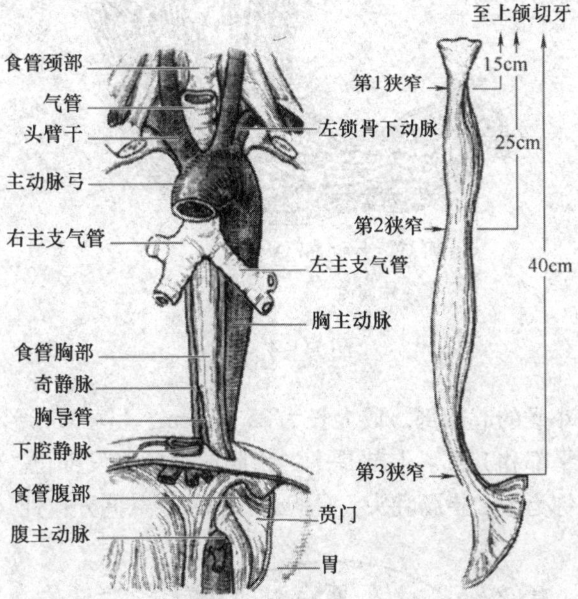

图 11－3　食管

4. 胃

胃（stomach）是消化管膨大成囊状的部分，上连食管，下续十二指肠，主要有储存、消化食物等功能。成人胃容量约 1500mL，新生儿的胃容量为 30mL。胃的大小和形态因充盈程度、体位以及体型等而不同。

胃有两口、两壁和两缘。胃的入口称贲门，接食管；出口称幽门，接十二指肠。下缘凸向左下方称为胃大弯，上缘凹向右上方称为胃小弯。胃小弯最低处为角切迹，是胃体与幽门的分界。

胃分为 4 部分：贲门部、胃底、胃体和幽门部。近贲门处为贲门部；贲门平面以上向左上方膨出的部分为胃底；角切迹向右至幽门的部分为幽门部（胃窦），幽门部分为左侧较大的幽门窦和右侧呈管状的幽门管；胃底和幽门部之间的部分为胃体（图 11－4）。

5. 小肠

小肠（small intestine）是消化管中最长的一段，成人全长 5～7m，上起自幽门，下接盲肠，分为十二指肠、空肠和回肠三部分，是消化、吸收的主要部位。

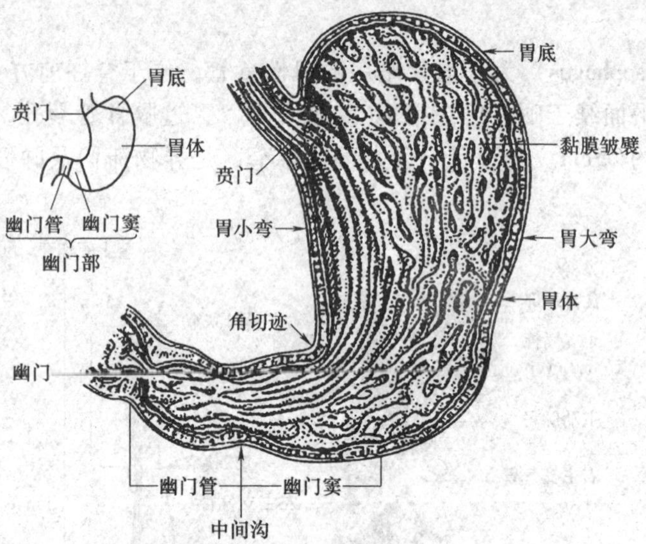

图 11－4　胃

十二指肠为小肠的起始部。成人长为 25～30cm，呈“C”形包绕胰头，分为上部、降部、水平部和升部。上部是十二指肠溃疡的好发部位。降部后侧壁黏膜有乳头状突起，称为十二指肠乳头，是胆总管和胰管共同开口处（图 11－5）。

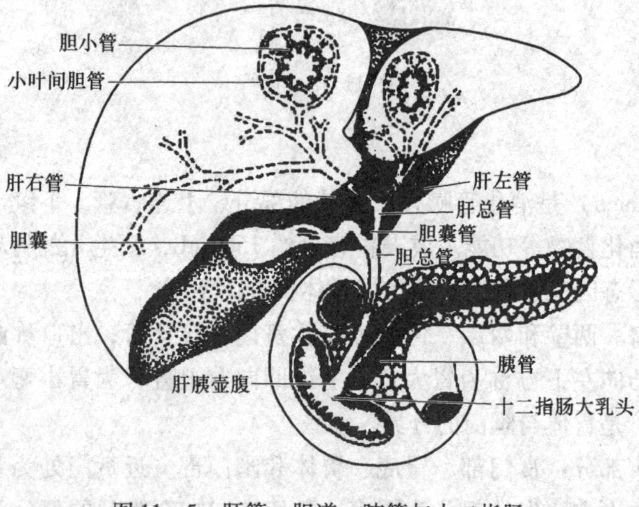

图 11－5　肝管、胆道、胰管与十二指肠

空肠和回肠借肠系膜固定于腹后壁，上段为空肠，上接十二指肠，回肠下端接盲肠（图 11－1）。空肠和回肠之间无明显分界，一般空肠占空回肠全长的近端 2/5，占据腹腔的左上部；回肠占空回肠全长的远端 3/5，位于腹腔右下部，部分位于盆腔内。

6. 大肠

大肠（large intestine）是消化管的末端，全长约1.5m，包括盲肠、阑尾、结肠、直肠和肛管。

盲肠是大肠的起始部，位于右髂窝内，长6~8cm，左接回肠，上通升结肠。回肠末端突入盲肠处形成上、下两个半月形皱襞，称为回盲瓣，具有括约肌的作用，即可控制小肠内容物进入盲肠的速度，以便食物在小肠内充分消化吸收，又可防止大肠内容物反流入回肠。

阑尾根部连于盲肠的后内侧壁，远端游离，一般长6~8cm（图11-6）。阑尾根部的体表投影点在脐与右髂前上棘连线的中、外1/3交点处，即麦氏点。急性阑尾炎时，此点有明显压痛，具有一定的诊断价值。

结肠围绕在空、回肠周围，起始于盲肠，终止于直肠。按位置可分为升结肠、横结肠、降结肠和乙状结肠四部分（图11-1）。

直肠位于盆腔内，长10~14cm，其上端续于乙状结肠，下行穿过盆膈，移行于肛管（图11-7）。肛管是盆膈以下的消化管，长3~4cm，上续直肠，末端终止于肛门。肛管黏膜下和皮下有丰富的静脉丛，如果静脉丛曲张、血液淤滞，形成突起，称为痔。

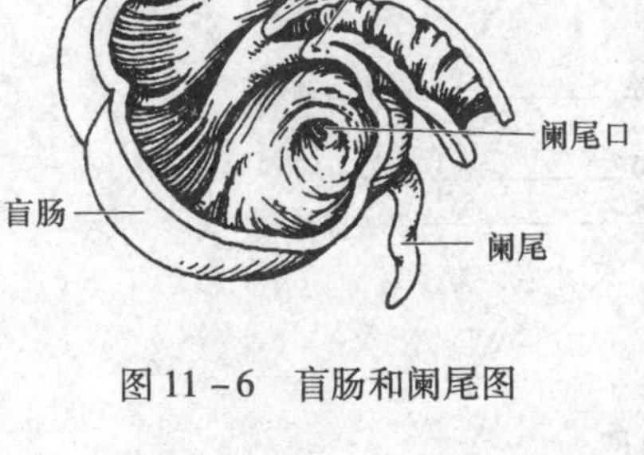

图11-6 盲肠和阑尾图

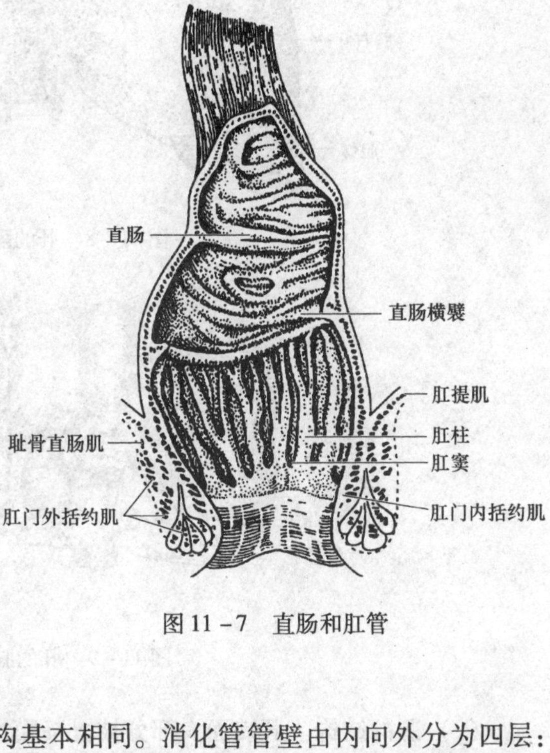

图11-7 直肠和肛管

（二）消化管的一般组织结构

除口腔外，消化管各段的结构基本相同。消化管管壁由内向外分为四层：①黏膜层，由黏膜上皮、固有层和黏膜肌层组成；②黏膜下层，由疏松结缔组织组成；③肌层，通常由内环行肌和外纵行肌两层平滑肌组成。胃壁则由内斜行，中环行，外纵行三层平滑肌组成；④外膜，是消化管壁的最外层，通常由薄层结缔组织和间皮构成，又称为浆膜。其表面光滑，可减少相互间的摩擦。

（三）消化腺

1. 肝

肝（liver）是人体最大的腺体，主要位于右季肋区及腹上区。我国成人肝重男性约1300g，女性约1220g。肝的血液供应极为丰富，活体的肝呈红褐色，质软而脆，受外力打击时易破裂，引起大出血。肝主要有分泌胆汁，参与代谢，解毒以及吞噬防御等功能。

（1）肝的形态和分部　肝被镰状韧带分为左、右两叶，右叶大而厚，左叶小而薄。上面（膈面）隆凸，与膈肌相邻；下面（脏面）与腹腔器官邻接，凹凸不平，中间的横沟称为肝门，有肝管、肝动脉、门静脉等结构出入。肝门右前部有胆囊窝，容纳胆囊（图11－8和图11－9）。

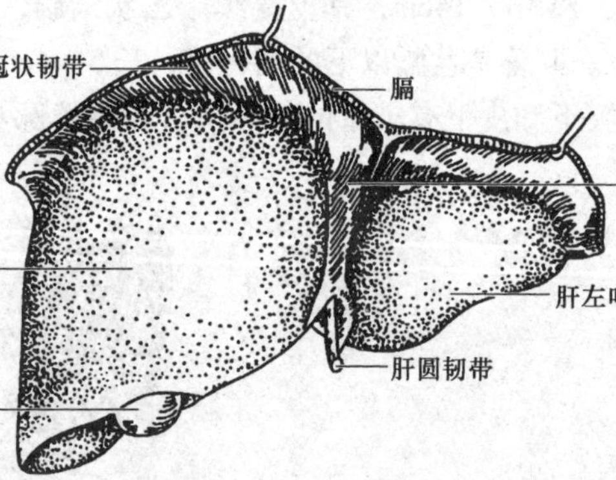

图11－8　肝的隔面

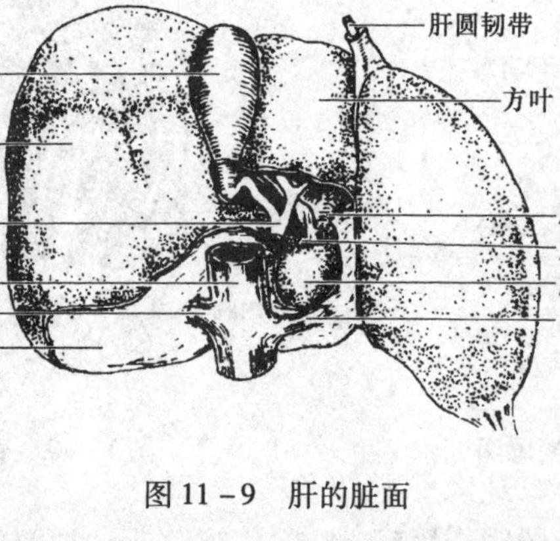

图11－9　肝的脏面

（2）肝的结构　肝表面大部分被覆浆膜，称为被膜。被膜的结缔组织于肝门处随门静脉、肝固有动脉、肝静脉和肝管的分支伸入肝内，将肝实质分隔成许多结构相同的肝小叶。

肝小叶是肝的基本结构和功能单位，呈多面棱柱体，高约2mm，宽约1mm，成人的肝有50万~100万个肝小叶。肝小叶中央有一沿其长轴走行的中央静脉，中央静脉周围是大致呈放射状排列的肝细胞和肝血窦。在肝细胞横断面上，肝细胞以中央静脉为中心，向四周呈放射状排列成一行行的肝细胞索，称为肝索；从立体结构上看，肝细胞排列成不规则的板状结构，称为肝板（图11-10）。

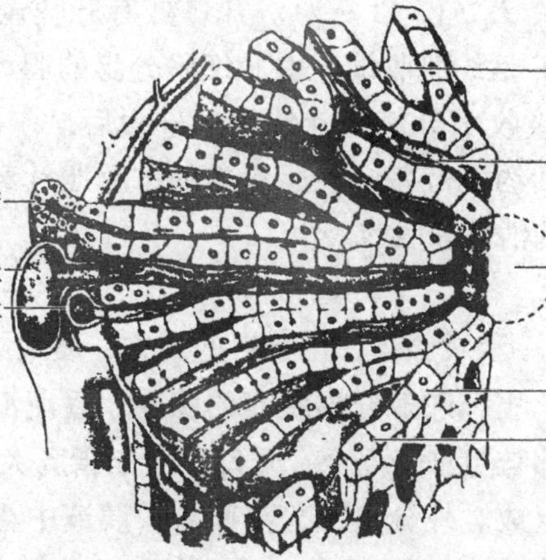

图11-10 肝小叶结构模式图

肝细胞索之间的空隙是肝血窦，即扩大的毛细血管。肝血窦互相吻合，血液由肝小叶的周边流向中央，汇入中央静脉。肝血窦内有定居的巨噬细胞，又称库普弗细胞（Kupffer cell），能进行变形运动，具有强大的吞噬能力，可清除由门静脉入肝的抗原异物、衰老的血细胞等。肝血窦内皮细胞与肝细胞之间有狭小间隙，称为窦周隙，充满血浆，相互连接成网状管道，是肝细胞与血液进行物质交换之处。窦周隙内有储脂细胞，胞内有脂滴，脂滴内含维生素A。在某些病例情况下，如肝炎等，储脂细胞产生大量纤维，导致肝硬化。

胆小管由相邻两个肝细胞之间细胞膜凹陷形成，在肝板内相互连接成网。肝细胞分泌的胆汁排入胆小管。当肝细胞发生变性、坏死或胆道阻塞内压升高时，胆小管的正常结构被破坏，胆汁进入肝血窦，出现黄疸。

由肝门进出肝的门静脉、肝动脉和肝管，在肝内反复分支、伴行，分别称为小叶间静脉、小叶间动脉和小叶间胆管，它们所在的区域称为门管区。

（3）肝的血液循环　入肝的血管为门静脉和肝固有动脉，出肝的血管为肝静脉。门静脉是肝的功能血管，将消化管吸收的营养物质输入肝内，由肝细胞合成脂蛋白、血浆蛋白、糖原等；肝固有动脉是肝的营养血管，将富含氧的血输入肝。门静脉和肝固有动脉入肝后反复分支形成小叶间静脉和小叶间动脉，在肝小叶周边进入肝血窦，因此，肝血窦内含门静脉和肝固有动脉的混合血液。血液在肝血窦内与肝细胞进行物质交换后汇入中央静脉，若干中央静脉汇合成小叶下静脉，小叶下静脉最后汇入肝静脉，出肝后注入下腔静脉。

(4) 胆囊和输胆管道　胆囊位于肝右叶下面的胆囊窝内，呈梨形，为贮存和浓缩胆汁的器官。胆囊可分为底、体、颈、管四部分。肝细胞不断分泌胆汁，进入胆小管，经小叶间胆管汇至左、右肝管，经肝总管、胆总管储存于胆囊。胆囊借胆囊管与左、右肝管汇合成的肝总管合并成胆总管。胆总管与胰管汇合，共同开口于十二指肠乳头（图 11 –5）。开口处有肝胰壶腹括约肌（Oddi 括约肌）环绕。平时，Oddi 括约肌收缩，由肝细胞分泌的胆汁经由肝总管、胆囊管入胆囊贮存。胆囊能吸收水分使胆汁浓缩。进食后，在神经体液因素调节下，胆囊收缩，肝胰壶腹括约肌舒张，使胆囊内的浓缩胆汁经胆囊管、胆总管排入十二指肠，参与食物的消化和吸收。

2. 胰

胰（pancreas）为一狭长腺体，位于胃的后方，质地柔软，呈灰红色，可分为头、体、尾 3 部分。胰有许多分泌胰液的腺泡，逐渐汇合成一条贯穿胰腺全长的主导管，在胰头部与胆总管汇合，开口于十二指肠大乳头（图 11 –5）。由外分泌部和内分泌部组成。外分泌部分泌胰液，胰液中含有多种消化酶（蛋白酶、脂肪酶、淀粉酶等），对消化食物起重要的消化作用。内分泌部即胰岛，是一些散在于外分泌部之间的细胞团，其分泌的激素直接进入血液和淋巴，主要参与糖代谢的调节。

二、消化道平滑肌的生理特性

在整个消化道中，除口、咽、食管上端和肛门外括约肌是骨骼肌外，其余部分都由平滑肌组成。

（一）消化道平滑肌的一般特性

消化道平滑肌具有肌组织的一些共同特性，如兴奋性、传导性和收缩性等，但也有其自身的特点。

1. 兴奋性

消化道平滑肌的兴奋性较骨骼肌为低。收缩的潜伏期、收缩期和舒张期所占的时间比骨骼肌长得多，而且变异较大。

2. 自动节律性

消化道平滑肌具有良好的节律性运动，但其收缩频率慢，节律性远不如心肌规则。

3. 紧张性

消化道平滑肌具有一定的紧张性，经常保持一种微弱的持续收缩状态。平滑肌的紧张性有利于消化道各部分保持一定的形状和位置，也有利于消化道管腔内保持一定的基础压力，是消化道平滑肌各种收缩活动的基础。

4. 伸展性

消化道平滑肌具有很大的伸展性，使消化道有可能容纳数倍于自身原初体积的食物。

5. 特异感受性

消化道平滑肌对电刺激不敏感，但对于牵张、温度和化学刺激则特别敏感，轻微的牵张、温度和化学刺激常可引起强烈的收缩。这类刺激是引起消化道内容物推进或排空的自然刺激因素。

（二）消化道平滑肌的电生理特性

与神经组织和骨骼肌组织一样，消化道平滑肌细胞具有电生理特征。其电变化大致可分为三类，即静息电位、慢波电位和动作电位。

1. 静息电位

胃肠平滑肌细胞静息电位为 -60 ~ -50mV。静息电位主要由 K^+ 外流形成，但也与 Na^+、Cl^-、Ca^{2+} 以及生电性钠泵活动有关。消化道平滑肌的静息电位不稳定，波动性较大，能不断地发生自动去极化。

2. 慢波电位

慢波电位是在静息电位的基础上产生的自发去的、节律性的电位波动，因其频率较慢而称为慢波电位，也称为基本电节律（basal electric rhythm，BER）。消化道不同部位慢波电位的频率不同。人胃的慢波频率为 3 次/min，十二指肠为 12 次/min，回肠末端为 8 ~ 9 次/min。慢波的波幅为 5 ~ 15mV，持续时间数秒至十几秒。切断支配胃肠的神经或以药物阻断神经冲动后，平滑肌仍可出现 BER。因此推测，其产生原因是肌源性的。用抑制钠泵的药物哇巴因后，胃肠平滑肌的慢波电位便消失。慢波电位本身不引起肌肉收缩，但它可使膜电位接近或达到阈电位，一旦达到阈电位，膜电压依赖性离子通道开放，可产生动作电位。

3. 动作电位

动作电位也称为快波电位。当慢波电位自动去极化达到阈电位时，产生动作电位。快波电位的产生机制与平滑肌细胞膜上的钙通道开放有关，细胞外的钙经钙通道进入细胞内并引起动作电位，之后出现平滑肌收缩。平滑肌收缩的机制与心肌及骨骼肌类似。

平滑肌的动作电位与神经和骨骼肌的动作电位有明显的区别，表现在以下几方面：

（1）锋电位上升慢，持续时间长。

（2）平滑肌动作电位的产生主要依赖 Ca^{2+} 内流，Ca^{2+} 通道阻断剂可阻断 Ca^{2+} 内流，但不受钠通道阻断剂的影响。

（3）平滑肌动作电位的复极化与骨骼肌相同，都是通过 K^+ 的外流，所不同的是，平滑肌 K^+ 的外向电流与 Ca^{2+} 的内向电流在时间、过程上几乎相同，因而锋电位大小不等，幅度也低。

平滑肌的收缩继动作电位之后产生，而动作电位则是在慢波去极化的基础上发生的。慢波电位是平滑肌的起步电位，控制平滑肌收缩节律，决定蠕动的方向、节律和速度。

第二节 食物的消化

一、口腔内的消化

消化过程从口腔内开始。食物在口腔内停留的时间很短，一般是 15～20s。食物在口腔内经咀嚼被磨碎，并与唾液混合形成食团，便于吞咽。唾液中含有唾液淀粉酶，使食物中的淀粉在口腔内发生初步的化学变化。

（一）唾液的分泌

1. 唾液的性质和成分

唾液由唾液腺分泌。唾液无色无味，近于中性（pH 6.6～7.1），为低渗液体。唾液中水分约占 99%；有机物主要为黏蛋白，还有免疫球蛋白、唾液淀粉酶和溶菌酶等；无机物有钠、钾、钙、硫氰酸盐、氯、氨等。

2. 唾液的作用

（1）湿润与溶解食物　有利于引起味觉并易于吞咽。

（2）清洁和保护口腔　唾液可清除口腔中的残余食物，冲淡、中和进入口腔的有害物质，并将它们从口腔黏膜上洗掉。

（3）杀菌作用　唾液中的溶菌酶和免疫球蛋白有杀菌作用。

（4）唾液淀粉酶　在人和少数哺乳动物如兔、鼠等的唾液中，含有唾液淀粉酶，可使淀粉分解为麦芽糖。唾液淀粉酶发挥作用的最适 pH 在中性范围。食物进入胃后，唾液淀粉酶还可继续发挥作用，直至胃内容物的 pH 变为 4.5 以下时为止。

（二）咀嚼与吞咽

咀嚼（mastication）是口腔各咀嚼肌有顺序地收缩所组成的复杂的反射性动作。咀嚼运动对食物进行机械性加工。咀嚼可磨碎、混合食物，形成食团，便于吞咽，并反射性地引起消化管下段和消化腺的活动，有利于后续的消化过程。

吞咽（deglutation）是复杂的反射性动作，通过吞咽使食团由口腔进入胃内，根据食团在吞咽时所经过的部位，可将吞咽过程分为：由口腔到咽、由咽到食管上端和由食管上端至胃三个时期。

二、胃内的消化

食物入胃后，受到胃液的化学性消化和胃壁肌肉运动的机械性消化，将食物变为食糜，然后依次被排入十二指肠。

（一）胃液分泌及其调节

1. 胃液的成分和作用

纯净的胃液是无色的酸性液体，pH 为 0.9 ~ 1.5。正常人每日分泌的胃液量为 1.5 ~ 2.5L。胃液的成分主要包括：盐酸、胃蛋白酶原、内因子和碳酸氢盐等。

（1）盐酸　盐酸也称胃酸（gastric acid），由壁细胞分泌。盐酸在胃液中以两种形式存在：一种是解离状态的游离酸；另一种是与蛋白质结合的盐酸蛋白盐，为结合酸。正常人空腹时盐酸排出量（基础酸排出量）为 0 ~ 5mmol/h。在食物或药物（胃泌素或组胺）的刺激下，盐酸排出量可进一步增加。正常人的盐酸最大排出量可达 20 ~ 25mmol/h。

①盐酸分泌的机制：壁细胞分泌 H^+ 是逆浓度梯度进行的，需消耗能量。水解离产生 H^+ 和 OH^-，壁细胞顶端分泌小管膜的 H^+ 泵将 H^+ 主动转运入小管腔内。H^+ 泵又称为质子泵或酸泵，选择性干扰胃壁细胞，H^+ 泵的药物可有效地抑制胃酸分泌，已用于消化性溃疡的治疗。

壁细胞内含有丰富的碳酸酐酶，在其催化下，细胞代谢产生的 CO_2 和由血浆中摄取的 CO_2 可迅速水合形成 H_2CO_3，H_2CO_3 随即又解离为 H^+ 和 HCO_3^-；在 H^+ 分泌后，留在细胞内的 OH^- 便与由 H_2CO_3 解离的 H^+ 结合而被中和，壁细胞内不因 OH^- 的蓄积而使 pH 升高。由 H_2CO_3 产生的 HCO_3^- 则在壁细胞的底侧膜，与 Cl^- 交换而进入血液。与 HCO_3^- 交换而进入壁细胞内的 Cl^- 则通过分泌小管膜上特异性的 Cl^- 通道进入小管腔，与 H^+ 形成 HCl（图 11－11）。

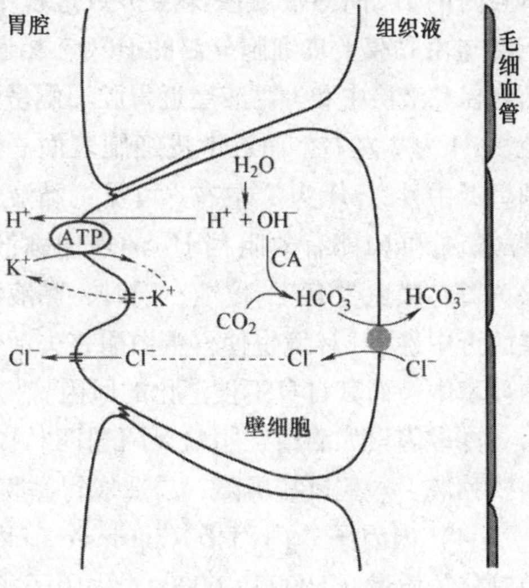

图 11－11　胃酸的分泌

②胃酸的功能：

a. 杀灭随食物进入胃内的细菌，维持胃和小肠内的无菌状态。

b. 激活胃蛋白酶原，使之转变为有活性的胃蛋白酶，盐酸还为胃蛋白酶作用提供了必要的酸性环境。

c. 盐酸进入小肠后，可引起促胰液素的释放，从而促进胰液、胆汁和小肠液的分泌。

d. 盐酸所造成的酸性环境有利于铁和钙在小肠内吸收。

但若盐酸分泌过多，也会对人体产生不利的影响。过高的胃酸对胃和十二指肠黏膜有侵蚀作用，是溃疡病发病的重要原因之一。

（2）胃蛋白酶原　胃蛋白酶原（pepsinogen）主要由主细胞分泌，在酸性条件下，被激活为有活性的胃蛋白酶（pepsin），可水解蛋白质，生成多肽和少量的氨基酸。胃蛋白酶作用的最适 pH 为 2.0～3.5，当 pH＞5 时便失去活性。随着 pH 的升高，胃蛋白酶的活性降低，当 pH 升至 6 以上时，此酶即发生不可逆的变性。

（3）黏液和碳酸氢盐（mucus and bicarbonate）　胃的黏液是由胃黏膜上皮细胞、泌酸腺的颈黏液细胞、贲门腺和幽门腺共同分泌的，其主要成分为糖蛋白，具有较高的黏滞性，可形成凝胶。在正常人，黏液覆盖在胃黏膜的表面，形成厚约 500μm 的凝胶层，具有润滑作用，可减少粗糙食物对胃黏膜的机械性损伤。

胃内 HCO_3^- 主要由胃黏膜的非泌酸细胞分泌，HCO_3^- 与胃黏液形成的凝胶层共同形成“黏膜－碳酸氢盐屏障”（图 11－12）。胃腔内的 H^+ 向黏液凝胶深层扩散过程中，不断与由黏膜上皮细胞分泌的 HCO_3^- 相遇，两者在黏液层中和。黏液层近胃腔一侧呈酸性，pH 为 2 左右，而近上皮细胞表面一侧则呈近中性，pH 为 7 左右。可见，黏液－碳酸氢盐屏障能有效阻挡 H^+ 的逆向弥散，保护胃黏膜免受 H^+ 的侵蚀；同时，黏液深层的近中性 pH 环境也使胃蛋白酶丧失活性。这就是胃黏膜处于高酸和胃蛋白酶的环境中，而其自身不被消化的原因。

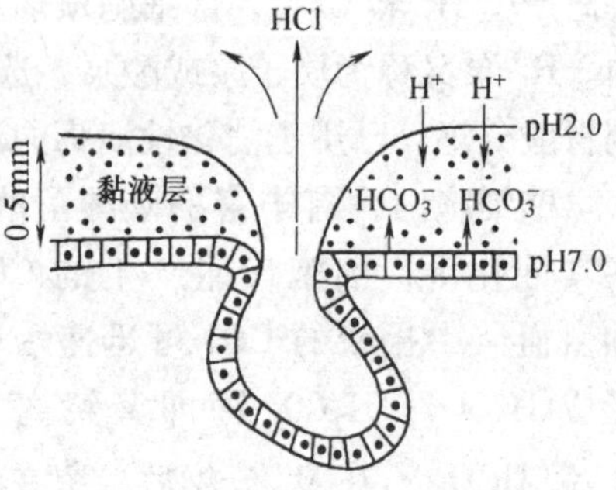

图 11－12　胃黏液－碳酸氢盐屏障模式图

许多因素如酒精、胆盐、阿司匹林以及耐酸的幽门螺杆菌等，均可破坏或削弱黏液－碳酸氢盐屏障，易造成胃黏膜损伤，引起胃炎或胃溃疡。

（4）内因子　内因子（intrinsic factor）是泌酸腺的壁细胞分泌的糖蛋白，相对分子质量在 50000～60000。内因子能与进入胃内的维生素 B_{12} 结合形成复合物，并促进其在空肠内吸收。内因子缺乏，可影响红细胞生成，出现恶性贫血。

2. 胃液分泌的调节

空腹时（消化间期），胃液分泌很少，进食后，胃液分泌增多。胃液分泌受神经和体液因素的调节。

(1) 影响胃酸分泌的主要内源性物质　在胃和小肠，有许多内源性物质可直接或间接地作用于壁细胞，促进或抑制其分泌胃酸。

①促进胃酸分泌的物质。

a. 乙酰胆碱：支配胃的大部分迷走神经末梢都释放乙酰胆碱（ACh）。ACh可直接作用于壁细胞上的胆碱能受体，引起壁细胞分泌盐酸。ACh 的作用可被 M 受体拮抗剂阿托品阻断。在胃窦部，ACh 能兴奋 G 细胞释放胃泌素，胃泌素有很强的刺激胃酸分泌的作用。肠嗜铬样细胞（ECL cell）分泌组胺，组胺与壁细胞上的 H_2 受体结合，使胃酸分泌增多。

b. 胃泌素：胃泌素是由胃窦和上段小肠黏膜中的 G 细胞分泌的肽类激素。胃、肠内的化学物质等是引起胃泌素释放的有效刺激。胃泌素释放后，主要通过血液循环作用于壁细胞膜的相应受体，引起胃酸分泌。丙谷胺（proglumide）是该受体的拮抗剂。

c. 组胺（histamine）：由胃黏膜固有层中的肥大细胞和肠嗜铬样细胞分泌，通过局部扩散到达邻近的壁细胞，与壁细胞上的 H_2 受体结合，引起胃酸分泌。H_2 受体的拮抗剂西咪替丁（cimetidine）可阻断组胺引起的胃酸分泌。另外，胃泌素和 ACh 可通过作用于 ECL 细胞上的相应受体促进组胺分泌，调节胃酸分泌。

以上三种内源性分泌物，一方面可通过各自壁细胞上的特异性受体，独立发挥刺激胃酸分泌的作用；另一方面，三者又相互影响，当三个因素中的两个因素同时作用时，胃酸分泌往往大于两因素单独作用时的总和。

②抑制胃酸分泌的物质。

a. 生长抑素（somatostatin）：由胃体、胃窦以及小肠黏膜内的 D 细胞分泌，对胃酸分泌有很强的抑制作用。生长抑素可通过直接抑制壁细胞而抑制胃酸分泌，也可通过抑制 G 细胞及 ECL 细胞释放胃泌素和组胺，间接发挥作用。

b. 促胰液素（secretin）：由小肠上部黏膜的 S 细胞分泌，主要是促进胰液的分泌，但也有明显的抑制胃泌素和胃酸分泌的作用。

(2) 消化期胃液分泌的调节　进食后，胃液分泌增多，即消化期胃液分泌。按接受食物刺激的部位分为三个时期：头期（cephalic phase）、胃期（gastric phase）和肠期（intestinal phase）。三个时期的划分是人为的，只是为了便于叙述。实际上，这三个时期相互重叠，同时开始（图 11－13）。

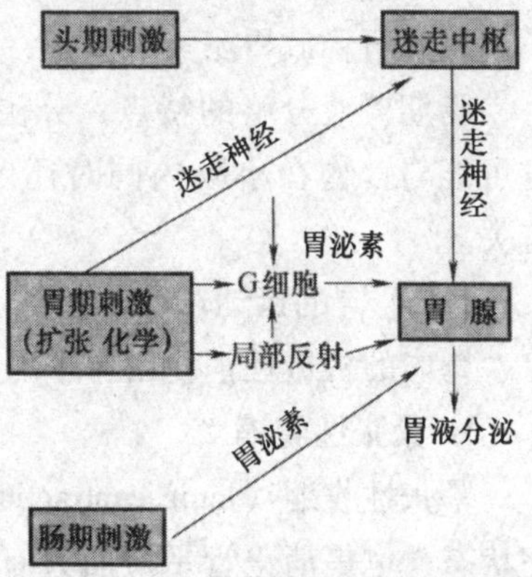

图 11－13　胃液分泌的调节

①头期：指此期引起胃液分泌的传入冲

动均来自头部感受器（眼、耳、鼻、口腔、咽、食管等），故称为头期。

由进食动作所引起的胃液分泌，包括条件反射性和非条件反射性。前者是由与食物有关的形象、气味、声音等刺激了视、嗅、听等感受器而引起；后者是由咀嚼和吞咽时，食物刺激了口腔、咽、喉等处的化学和机械感受器而引起。迷走神经是这些反射共同的传出神经。

迷走神经兴奋刺激胃液分泌的机制有二：一是迷走神经直接作用于壁细胞，刺激壁细胞分泌；二是迷走神经作用于 G 细胞和 ECL 细胞，通过释放胃泌素和组胺间接刺激胃液分泌。

头期胃液分泌受情绪影响很大，其分泌量占整个消化期分泌量的 30%，胃液的酸度及胃蛋白酶含量均很高。人体观察资料表明，头期胃液分泌量的大小与食欲有很大关系。

②胃期：指食物入胃后，通过对胃部的机械性和化学性刺激，继续引起的胃液分泌，称为胃期。此期胃液分泌的特点是：胃液分泌量大，约占消化期胃液分泌量的 60%，酸度高，但胃蛋白酶的含量较头期少。

胃期胃液分泌的主要机制：a. 食物进入胃后，机械扩张刺激胃底、胃体部的感受器，通过迷走 - 迷走神经长反射和壁内神经丛短反射，直接或间接通过胃泌素作用于壁细胞，引起胃液分泌；b. 扩张刺激胃幽门部，通过壁内神经丛，作用于 G 细胞引起胃泌素的释放；c. 食物的化学成分，主要是蛋白质的消化产物（肽和氨基酸）直接作用于 G 细胞，引起胃泌素的释放。

③肠期：食物离开胃进入小肠后，还有继续刺激胃液分泌的作用，称为肠期。实验证明，将食糜、肉的提取液、蛋白胨液由瘘管直接注入十二指肠内，也可引起胃液分泌的轻度增加。直接机械扩张游离的空肠袢，也有引起胃液分泌的作用。肠期胃液分泌主要通过体液调节，神经反射的作用不大。切断支配胃的外来神经后，食物作用于小肠仍可引起胃液分泌。当食物接触小肠黏膜时，小肠黏膜可释放胃泌素等激素，通过血液循环作用于胃，刺激胃酸分泌。

肠期胃液分泌的特点：分泌量不大，大约占进食后胃液分泌总量的 1/10，这可能与食物在小肠内同时还产生许多对胃液分泌起抑制性作用的调节机制有关。

（二）胃的运动

胃内的机械性消化由胃平滑肌的运动完成。胃的运动有以下几种形式。

1. 紧张性收缩

紧张性收缩（tonic contraction）是指胃壁平滑肌经常保持一定程度的持续收缩状态，也是消化管平滑肌共有的运动形式。充满食物的胃，紧张性收缩可使胃腔内保持一定的压力，有助于胃液渗入食物，并协助推动食糜向十二指肠移行。此外，紧张性收缩还有助于保持胃的正常位置，不致出现胃下垂。

2. 容受性舒张

当咀嚼和吞咽时，食物对咽、食管等处感受器的刺激，可通过迷走神经反射性地引起胃底和胃体肌肉的舒张。胃壁肌肉的这种活动，被称为胃的容受性舒张（gastric receptive relaxation）。容受性舒张使胃腔容量由空腹时的50mL，增加到进食后的1.5L，它适应于大量食物的涌入，而胃内压力变化并不大，从而使胃更好地完成容受和贮存食物的功能。该反射活动的传入和传出神经均为迷走神经，即属于迷走－迷走反射。其传出神经末梢释放的神经递质可能是某种肽类物质或一氧化氮（NO）。

3. 蠕动

蠕动出现在食物入胃后约5min。蠕动是从胃的中部开始，有节律地向幽门方向进行。人胃蠕动波的频率约每分钟3次，需1min左右到达幽门。因此，通常是一波未平，一波又起。蠕动波在初起时较弱，在向幽门传播过程中，波的幅度和速度都逐步增加，当接近幽门时，明显加强，每次可将部分食糜（1～2mL）排入十二指肠，因此有幽门泵之称。胃的蠕动受胃平滑肌基本电节律的控制。

蠕动主要的生理意义在于使食物与胃液充分混合，以利于胃液发挥作用；蠕动还可搅拌和粉碎食物，并推进胃内容物通过幽门向十二指肠移行。

4. 胃的逆蠕动（呕吐）

呕吐（vomiting）是将胃及肠内容物从口腔排出的过程，由一系列复杂的反射活动组成。机械的和化学的刺激作用于舌根、咽部、胃肠、总胆管、泌尿生殖器官等处的感受器，都可以引起呕吐。视觉和内耳前庭位置感觉发生改变时，也可引起呕吐。

呕吐是一种具有保护意义的防御反射，可将胃内有害的物质排出。但长期剧烈的呕吐会影响进食和正常消化活动，并且使大量的消化液丢失，造成体内水电解质和酸碱平衡的紊乱。

三、小肠内的消化

食糜由胃进入十二指肠后，即开始了小肠内的消化。小肠内消化是整个消化过程中最重要的阶段。在小肠内，食糜受到胰液、胆汁和小肠液的化学性消化以及小肠运动的机械性消化。许多营养物质也都在这一部位被吸收。食物通过小肠后，消化过程基本完成。未被消化的食物残渣，从小肠进入大肠。食物在小肠内停留的时间，随食物的性质而有不同，一般为3～8h。

（一）胰液

1. 胰液的性质、成分和作用

胰液是无色无嗅的碱性液体，pH为7.8～8.4，渗透压约与血浆相等。人每日分泌的胰液量为1～2L。胰液含水、碳酸氢盐和各种消化酶等。HCO_3^- 可中和进入十二指肠的胃酸，使肠黏膜免受强酸的侵蚀，也为小肠内多种消化酶活动提供了适宜的pH环境（pH7～8）。胰液含有水解三大类营养物质的消化酶：胰蛋白酶、胰淀粉酶和胰脂肪酶等。

（1）胰淀粉酶　胰淀粉酶是一种α－淀粉酶，它对生的或熟的淀粉水解效率都很高，消化产物为糊精、麦芽糖等。胰淀粉酶作用的最适pH为6.7～7.0。

（2）胰脂肪酶　胰脂肪酶主要消化脂肪，可分解甘油三酯为脂肪酸、甘油一酯和甘油，其最适pH为7.5～8.5。胰脂肪酶的活性需辅脂酶的存在才能较好发挥作用。胰脂肪酶与辅脂酶在甘油三酯的表面形成一种高亲和度的复合物，牢固地附着在脂肪颗粒表面，防止胆盐将脂肪酶从脂肪表面置换下来。

（3）胰蛋白酶和胰凝乳蛋白酶　这两种酶都是以不具有活性的酶原形式存在于胰液中。肠液中的肠致活酶可激活胰蛋白酶原，使之变为具有活性的胰蛋白酶。此外，酸、胰蛋白酶本身，以及组织液也能使胰蛋白酶原活化。胰凝乳蛋白酶原在胰蛋白酶作用下转化为有活性的胰凝乳蛋白酶。胰蛋白酶和胰凝乳蛋白酶的作用相似，能将蛋白质分解成多肽，如两者同时作用于蛋白质时，则将蛋白质消化为氨基酸等。

（4）其他酶　胰液中含有一定量的胆固醇酯酶和磷脂酶 A_2，前者水解胆固醇酯，生成胆固醇和脂肪酸，后者水解磷脂为溶血磷脂和脂肪酸。胰液中还含有羧基肽酶、核糖核酸酶、脱氧核糖核酸酶等水解酶。羧基肽酶可作用于多肽末端的肽键，释放出具有自由羧基的氨基酸，后两种酶则可使相应的核酸部分地水解为单核苷酸。

2. 胰液分泌的调节

在非消化期，胰液几乎不分泌或很少分泌。进食后，胰液即开始分泌。所以，食物是兴奋胰腺的自然因素。进食时，胰液分泌受神经和体液调节，以体液调节为主（图11－14）。

（1）神经调节　食物的形象、气味以及对口腔、食管、胃和小肠的刺激，都可通过神经反射（包括条件反射和非条件反射）引起胰液分泌。反射的传出神经主要是迷走神经。切断迷走神经，或注射阿托品阻断迷走神经的作用，都可显著地减少胰液分泌。迷走神经末梢释放乙酰胆碱，直接作用于胰腺，也可通过引起胃泌素的释放，间接地引起胰腺分泌。迷走神经主要作用于胰腺的腺泡细胞，对导管细胞的作用较弱，因此，迷走神经兴奋引起的胰液分泌的特点是：水分和碳酸氢盐含量很少，而酶的含量很丰富。

（2）体液调节　调节胰液分泌的体液因素主要是促胰液素和胆囊收缩素（促胰酶素）。

①促胰液素：由小肠上段黏膜S细胞分泌。当酸性食糜进入小肠后，可刺

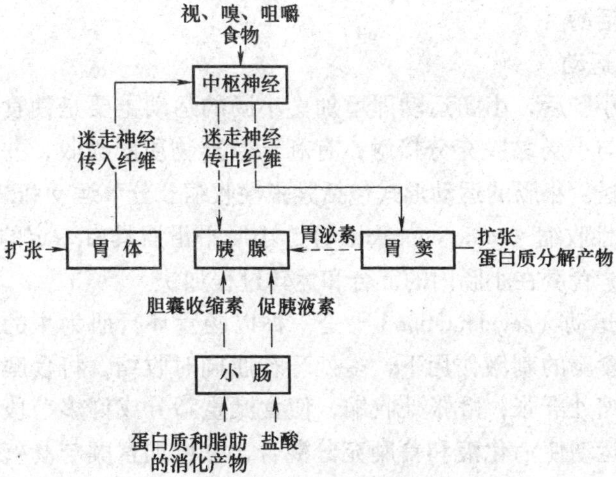

图 11－14 胰液分泌的调节

实线代表水样分泌 虚线代表酶的分泌

激小肠黏膜释放促胰液素。盐酸是最强的刺激因素，其次为蛋白质分解产物和脂酸钠，糖类几乎没有作用。切除小肠的外来神经，盐酸仍能引起小肠内胰液分泌，说明促胰液素的释放不依赖于肠管外来神经。促胰液素主要作用于胰腺小导管的上皮细胞，分泌大量的水和碳酸氢盐。促胰液素引起的胰液分泌特点是分泌量大（水分和碳酸氢盐），酶的含量很低。

②胆囊收缩素（CCK）：由小肠黏膜I细胞释放的一种肽类激素，引起胆囊收缩素释放的因素（由强至弱）为：蛋白质分解产物、脂酸钠、盐酸、脂肪，糖类没有作用。胆囊收缩素促进胰液中各种酶的分泌，因而也称为促胰酶素；另一重要作用是促进胆囊强烈收缩，排出胆汁。胆囊收缩素对胰腺组织还有营养作用，能促进胰组织蛋白质和核糖核酸的合成。

（二）小肠液

小肠液由小肠内的腺体（勃氏腺和李氏腺）分泌。

1. 小肠液的性质、成分和作用

小肠液是弱碱性液体，pH 约为 7.6，渗透压与血浆相等。成年人小肠液每日分泌量为 1～3L。小肠液的作用：①稀释消化产物，降低渗透压，便于吸收。②小肠液的肠致活酶可激活胰液中的胰蛋白酶原，使之变为有活性的胰蛋白酶，有利于蛋白质的消化。③保护十二指肠上皮。十二指肠腺分泌碱性液体和黏蛋白，可保护十二指肠上皮不被胃酸侵蚀。小肠液分泌后又很快地被绒毛重吸收，这种液体的交流为小肠内营养物质的吸收提供了媒介。小肠液中还常混有脱落的肠上皮细胞、白细胞以及肠上皮细胞分泌的免疫球蛋白。

近年来认为，虽然小肠上皮细胞内含有多种消化酶，但真正由小肠腺分泌的酶只有肠致活酶。

2. 小肠的运动

食糜进入小肠后，小肠运动即增加。小肠的运动主要是使食糜与小肠消化液充分混合，与小肠黏膜充分接触，有利于营养物质的吸收，并将食糜由小肠上段向下段推送。小肠的运动形式包括紧张性收缩、分节运动和蠕动。

(1) 紧张性收缩（tonic contraction） 小肠平滑肌具有一定的紧张性。小肠紧张性升高时，食糜在小肠内的混合和运转过程加快。

(2) 分节运动（segmentation） 是一种以肠管环行肌为主的节律性收缩和舒张运动。在食糜的刺激作用下，多处环行肌同时收缩，将食糜分割形成许多节段。随后收缩处舒张，舒张处收缩，使食糜重新分成许多节段，这样反复交替进行。分节运动使消化液和食糜充分混合，并增加食糜与肠壁的接触，有利于消化和吸收。此外，它还挤压肠壁，有利于血液和淋巴液的回流。

(3) 蠕动（peristalsis） 小肠的蠕动可发生在小肠的任何部位，速度为0.5～2.0cm/s。蠕动使经过分节运动作用的食糜向前推进一步，到达一个新肠段，再开始分节运动。肠蠕动时，由于肠腔内食物被推动，可产生声音，称为肠鸣音，在临床上常用作判断肠运动功能的指标。肠蠕动亢进时，肠鸣音增强，肠麻痹时，肠鸣音减弱或消失。

（三）胆汁

胆汁（bile）由肝细胞不断生成，由肝管流出，经胆总管至十二指肠（图11－5）。但在消化间期，胆汁经胆囊管转入胆囊储存，消化期再由胆囊排出至十二指肠。胆汁对脂肪的消化和吸收具有重要作用。

1. 胆汁的性质和成分

胆汁是一种有苦味的有色液汁。肝胆汁（由肝直接分泌的胆汁）呈金黄色；而胆囊胆汁（在胆囊中储存过的胆汁）则因被浓缩而颜色变深。肝胆汁呈弱碱性（pH7.4），胆囊胆汁因碳酸氢盐在胆囊中被吸收而呈弱酸性（pH6.8）。正常成人每日分泌量为600～1200mL。

胆汁的成分很复杂，除水分和钠、钾、钙、碳酸氢盐等无机成分外，其有机成分有胆盐、胆色素、脂肪酸，胆固醇、卵磷脂和黏蛋白等。但胆汁中没有消化酶。

胆盐是肝细胞分泌的胆汁酸与甘氨酸或牛磺酸结合形成的钠盐或钾盐，是胆汁参与消化和吸收的主要成分。胆盐随胆汁排入小肠后，绝大部分（约95%）仍可由小肠（主要为回肠末端）黏膜吸收入血，通过门静脉回到肝，再合成胆汁而又分泌入肠，这一过程称为胆盐的肠－肝循环。胆盐因其分子结构的特点，当达到一定浓度后，可聚合而形成微胶粒。肠腔中脂肪的分解产物，如脂肪酸、甘油一酯等均可掺入到微胶粒中，形成水溶性复合物（混合微胶粒）。因此，胆盐便作为不溶于水的脂肪分解产物到达肠黏膜表面所必需的运载工具，对于脂肪消化产物的吸收具有重要意义。

胆色素是血红蛋白的分解产物，包括胆红素和它的氧化物——胆绿质。胆色素的种类和浓度决定了胆汁的颜色。

在正常情况下，维持胆固醇的溶解状态需要胆汁中的胆盐（或胆汁酸）、胆固醇和卵磷脂的适当比例。当胆固醇分泌过多，或胆盐、卵磷脂合成减少时，胆固醇就容易沉积下来，这是形成胆石的原因之一。

2. 胆汁的作用

胆汁对于脂肪的消化和吸收具有重要意义。胆汁中的胆盐、胆固醇和卵磷脂等都可作为乳化剂，降低脂肪的表面张力，使脂肪乳化成微滴，分散在肠腔内，这样便增加了胰脂肪酶的作用面积，有助于脂肪的消化。胆汁通过促进脂肪分解产物的吸收，间接促进了脂溶性维生素（维生素 A、维生素 D、维生素 E、维生素 K）的吸收。

四、大肠内的消化

大肠内没有重要的消化活动。大肠的主要功能在于吸收水分，为消化后的残余物质提供暂时贮存所。

（一）大肠液的分泌

大肠液由大肠黏膜表面的柱状上皮细胞及杯状细胞分泌。大肠的分泌液富含黏液和磷酸氢盐，pH 为 8.3 ~ 8.4。大肠液的主要作用在于润滑粪便，减少食物残渣对肠黏膜的摩擦；粘连结肠的内容物，助于粪便形成；碱性的大肠液还可中和粪便内细菌活动产生的酸，保护大肠壁不受酸的侵蚀。

当大肠受到严重的细菌感染导致肠炎时，黏膜除分泌碱性黏液外，还分泌大量的水和电解质，稀释大肠内的刺激因子，通过腹泻促进粪便迅速通过大肠，促进肠炎好转。

（二）大肠的运动和排便

大肠的运动少而慢，对刺激的反应也较迟缓。大肠的运动形式包括袋状往返运动、蠕动和集团蠕动。

食物残渣在大肠内停留的时间较长，一般在十余小时以上，在这一过程中，食物残渣中的部分水分被大肠黏膜吸收。同时，经过大肠内细菌的发酵和腐败作用，形成粪便。粪便中除食物残渣外，还包括脱落的肠上皮细胞和大量的细菌。此外，机体代谢后的废物，包括由肝排出的胆色素衍生物，以及血液通过肠壁排至肠腔中的某些重金属，如钙、镁、汞等的盐类，也随粪便排至体外。

正常人的直肠通常是空的，没有粪便。当肠蠕动将粪便推入直肠时，刺激了直肠壁内的感受器，冲动经盆神经和腹下神经传至脊髓腰骶段的初级排便中枢，同时上传到大脑上皮，引起便意和排便反射。正常人的直肠对粪便的压力刺激具有一定的阈值，当达到此阈值时即可引起便意。

排便动作可以受意识抑制。人们如对便意经常予以制止，就使直肠渐渐地对粪便压力刺激失去正常的敏感性，加之粪便在大肠内停留过久，水分吸收过多而变得干硬，引起排便困难，这是产生便秘最常见的原因之一。

大肠内的酸碱度和温度对一般细菌的繁殖极为适宜，细菌便在此大量繁殖。细菌分解糖及脂肪，其产物有乳酸、二氧化碳、脂肪酸等。蛋白质的细菌分解称为腐败，其产物有多肽、氨基酸、氨、硫化氢等。

大肠内的细菌能利用肠内较为简单的物质合成 B 族维生素复合物和维生素 K，由肠吸收后，对人体有营养作用。

第三节 食物的吸收

食物的消化产物、水和无机盐等，通过消化管黏膜上皮细胞进入血液和淋巴的过程，称为吸收。

一、吸收的部位

消化道不同部位的吸收能力和吸收速度均取决于各部分消化管的组织结构，以及食物在各部位被消化的程度和停留的时间。在口腔和食管内，食物几乎不被吸收，胃内只能吸收酒精和少量水分，只有小肠才是吸收的主要部位。一般认为，糖类、蛋白质和脂肪的消化产物大部分在十二指肠和空肠吸收，回肠主动吸收胆盐和维生素 B_{12}。对于大部分营养成分，当它们到达回肠时，通常已吸收完毕。小肠内容物进入大肠时已经没有多少可被吸收的物质了。大肠主要吸收水分和盐类。

小肠在结构和功能上的特点与其吸收功能相适应，主要表现为：①吸收面积大：小肠是消化道中最长的一段，成人达 5～7m，小肠黏膜上有许多环状皱襞，皱襞上有大量的绒毛（villi），绒毛柱状上皮细胞的游离面有许多微绒毛（microvilli）。经环状皱襞、绒毛和微绒毛的几级放大，小肠的吸收面积增加了约 600 倍，总面积可达 $200m^2$（图 11－15）。②小肠绒毛的结构特殊：小肠绒毛内含有毛细血管、毛细淋巴管、平滑肌纤维等结构。平滑肌运动可使绒毛产生节律性的伸缩和摆动，加强绒毛内血液和淋巴液的流动，有助于吸收。③食物在小肠内停留时间长，为 3～8h，使之有充分的时间被消化和吸收。④食物在小肠内已被充分消化为可被吸收的小分子物质。

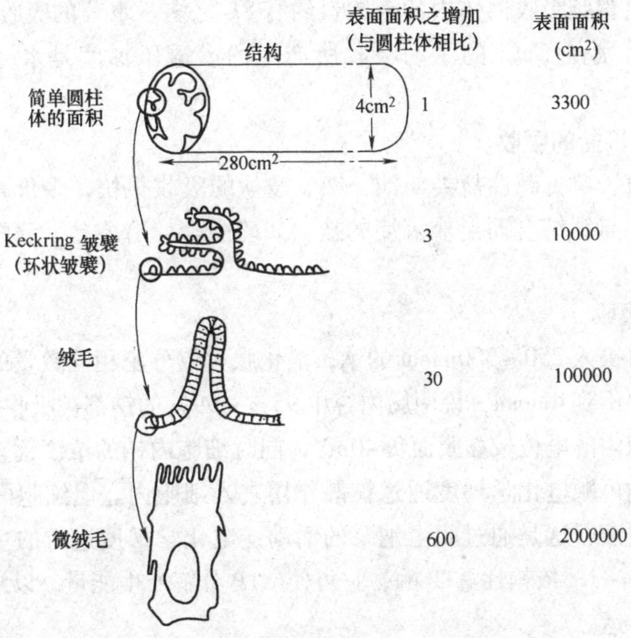

图 11－15　小肠结构与黏膜表面积增大示意图

二、吸收的途径和方式

在消化管内，营养物质和水可通过两条途径进入血液或淋巴液：跨细胞途径和旁细胞途经。跨细胞途径是指肠腔内的营养物质和水通过绒毛柱状上皮细胞腔面膜进入细胞内，再经细胞的基底一侧膜进入细胞外间隙，最后进入血液或淋巴。旁细胞途经是指肠腔内的营养物质和水通过细胞间的紧密连接，进入细胞间隙，再进入血液或淋巴。

营养物质吸收方式主要包括被动转运、主动转运、入胞与出胞。

三、小肠内主要营养物质的吸收

在小肠中被吸收的物质不仅是由口腔摄入的物质，由各种消化腺分泌入消化管内的水分、无机盐和某些有机成分，大部分将在小肠中被重吸收。例如，人每日分泌入消化管内的各种消化液总量可达 6～7L 之多，每日还从口腔摄入 1L 多的水分，而每日由粪便中丢失的水分只有 150mL 左右。因此，重吸收回体内的液体量每日可达 8L。大量的水分如果不被重吸收，势必严重影响内环境的相对稳定而危及生命。急性呕吐和腹泻时，在短时间内损失大量液体的严重性就在于此。

（一）水分的吸收

人每日由胃肠吸收回体内的液体量约有 8L 之多。水分的吸收都是被动的，各种溶质，特别是 NaCl 的主动吸收所产生的渗透压梯度是水分吸收的主要动力。

（二）无机盐的吸收

一般而言，单价碱性盐类如钠、钾、铵盐的吸收很快，多价碱性盐类则吸收很慢。凡能与钙结合而形成沉淀的盐，如硫酸盐、磷酸盐、草酸盐等，则不能被吸收。

1. 钠的吸收

成人每日摄入 250 ~300mmol 的钠，消化腺大致分泌相同数量的钠，但从粪便中排出的钠不到 4mmol，说明肠内容中 95% ~99% 的钠都被吸收了。

由于细胞内的电位较黏膜面负 40mV，同时细胞内钠的浓度远较周围液体为低，因此，钠可顺电化学梯度通过扩散作用进入细胞内。但细胞内的钠能通过底侧膜进入血液，这是通过膜上钠泵的活动逆电化学梯度进行的主动过程。钠泵是一种 $Na^{+}-K^{+}$ 依赖性 ATP 酶，它可使 ATP 分解产生能量，以维持钠和钾逆浓度梯度的转运。

2. 铁的吸收

人每日吸收的铁约为 1mg，仅为每日膳食中含铁量的 1/10。铁的吸收与机体对铁的需要有关，缺铁的患者可比正常人的铁吸收量大 1 ~4 倍。食物中的铁绝大部分是三价的高铁形式，需还原为亚铁后方能被吸收。维生素 C 能将高铁还原为亚铁而促进铁的吸收。铁在酸性环境中易溶解而便于被吸收，故胃液中的盐酸有促进铁吸收的作用，胃大部切除的病人，常常会伴发缺铁性贫血。

3. 钙的吸收

食物中的钙仅有一小部分被吸收，大部分随粪便排出。主要影响钙吸收的因素是维生素 D 和机体对钙的需要。维生素 D 有促进小肠对钙吸收的作用。儿童和乳母对钙的吸收增加。此外，钙盐只有在水溶液状态（如氯化钙、葡萄糖酸钙溶液），而且在不被肠腔中任何其他物质沉淀的情况下，才能被吸收。肠内容物的酸度对钙的吸收有重要影响，在 pH 约为 3 时，钙呈离子化状态吸收最好。肠内容物中磷酸盐过多会形成不溶解的磷酸钙，使钙不能被吸收。草酸、植酸都可与钙形成不溶性复合物而抑制钙吸收。而维生素 D、乳糖、葡萄糖都可以促进钙吸收。

（三）糖的吸收

糖类只有分解为单糖时才能被小肠上皮细胞吸收。各种单糖的吸收速率有很大差别，己糖的吸收很快，而戊糖则很慢。在己糖中，又以半乳糖和葡萄糖的吸收为最快，果糖次之，甘露糖最慢。

单糖的吸收是消耗能量的主动过程，在肠黏膜上皮细胞的纹状缘上存在着一种转运体蛋白，它能选择性地把葡萄糖和半乳糖从纹状缘的肠腔面运入细胞内，然后再扩散入血。各种单糖与转运体蛋白的亲和力不同，从而导致吸收的速率也不同。

胃溃疡的罪魁祸首——幽门螺杆菌

澳大利亚科学家巴里·马歇尔（1951— ）年和罗宾·沃伦（1937— ）因为发现导致胃炎和胃溃疡的主要原因是幽门螺杆菌属细菌感染而获得2005年诺贝尔生理学或医学奖。他们的研究结果使人们认识到胃溃疡是一种细菌感染疾病。由于巴里·马歇尔和罗宾·沃伦的发现，使得原本慢性的、经常无药可救的胃溃疡变成了只需抗生素和一些其他药物短期就可治愈的疾病。

早在1979年，根据活组织切片检查结果，沃伦发现，50%左右的病人的胃腔下半部分附生着许多微小的、弯曲的细菌，发炎部位接近十二指肠。沃伦的发现引起了马歇尔的极大兴趣，他们决定联合对取自100个病人的活组织切片进行研究。经过反复试验，马歇尔成功地培育出幽门螺杆菌。他们发现，几乎所有接受试验的病人都患有胃炎、十二指肠溃疡或胃溃疡。基于上述试验结果，马歇尔和沃伦认为，幽门螺杆菌是导致这些病症的关键因素。可当时，生活压力（应激刺激引起迷走神经兴奋，胃泌素增多）和生活方式（吸烟，过度饮酒，饮食不平衡）引起胃酸过度分泌被认为是胃溃疡的主要原因。因马歇尔和沃伦的研究成果有悖于当时的医学认识而不为人所承认。经坚持不懈的努力，最终，他们逐渐获得众人的肯定。为证明致病机理，马歇尔还曾喝下了含有病菌的溶液，故意自我感染幽门螺杆菌，证实是该菌引发的急性胃病。马歇尔这种非凡的举动，展示了他杰出的贡献和对科学研究的执着。现在已经得到普遍证明，超过90%的十二指肠溃疡和超过80%的胃溃疡都是由幽门螺杆菌引起的。

（四）蛋白质的吸收

蛋白质经消化分解为氨基酸后，几乎全部被小肠吸收。经煮过的蛋白质因变性而易于消化，在十二指肠和近端空肠就被迅速吸收，未经煮过的蛋白质和内源性蛋白质较难消化，需进入回肠后才基本上被吸收。

（五）脂肪的吸收

在小肠内，脂类的消化产物脂肪酸、甘油一酯、胆固醇等与胆汁中的胆盐形成混合微胶粒。由于胆盐有亲水性，它能携带脂肪消化产物到达微绒毛上，甘油一酯、脂肪酸和胆固醇等逐渐地从混合微胶粒中释出，并透过微绒毛的脂蛋白膜而进入黏膜细胞（胆盐被留在肠腔内）。

长链脂肪酸及甘油酯被肠上皮细胞吸收后，大部分重新合成为甘油三酯，并与细胞中生成的载脂蛋白合成乳糜微粒，进入高尔基复合体中，多个乳糜微粒被包裹在一个囊泡内。囊泡移行到细胞底侧膜，与细胞膜融合，释出的乳糜微粒进入细胞间隙，再扩散入淋巴。中、短链甘油三酯水解产生的脂肪酸和甘油一酯，可以直接进入门静脉（不入淋巴）。

（六）胆固醇的吸收

肠道的胆固醇有两个主要来源：一是来自食物，二是来自于肝细胞分泌的胆汁。由胆汁来的胆固醇是游离的，而食物中的胆固醇部分是酯化的。酯化的胆固醇必须在肠腔中经消化液中的胆固醇酯酶的作用，水解为游离胆固醇后才能被吸收。食物中胆固醇含量越多，其吸收也越多。食物中的脂肪和脂肪酸有提高胆固醇吸收的作用，而各种植物固醇（如豆固醇、谷固醇）则抑制其吸收。

复习思考题

1. 名词解释

消化、吸收、内因子、黏液－碳酸氢盐屏障、基本电节律。

2. 试述消化管管壁的一般结构。

3. 什么是化学性消化和机械性消化？

4. 消化道平滑肌有哪些生理特性？

5. 胃液的主要成分和作用是什么？

6. 试述胃液分泌的调节。

7. 何谓黏液－碳酸氢盐屏障？它有何生理意义。

8. 简述胰液和胆汁的主要成分和作用。

9. 试述胰液分泌的调节。

10. 胆汁的分泌和排放是如何调节的？

11. 简述糖类、蛋白质、脂肪的消化和吸收过程。

12. 某患者突然腹部剧痛，恶心，呕吐，巩膜黄染急诊来院检查，医生初步诊断为胆总管结石。为进一步确诊，医生采用胆道造影检查法，此法需将导管从口腔送至十二指肠大乳头处，向胆总管注造影剂。请问：此导管需经哪些器官？哪些生理狭窄（具体部位）才能到达十二指肠大乳头？

（孙洪兆　于珊珊）

第十二章　能量代谢与体温调节

学习目的和要求

1. 机体能量的来源和利用；影响能量代谢的主要因素。
2. 能量代谢的测定原理与方法。
3. 掌握基础代谢的定义；了解基础代谢率的测定方法。
5. 正常体温及其生理变动。
6. 体热平衡。
7. 体温调节。

第一节　能量代谢

新陈代谢是生物体生命活动的基本特征，包括物质代谢和能量代谢。物质代谢时伴随能量的贮存、释放、转移和利用过程，称为能量代谢。人与动物不断将由外界摄取的营养物质消化转变为可吸收的小分子吸收入血。在组织细胞，这些营养物质或者经过同化作用（合成代谢）构成机体自身的物质，或者通过异化作用（分解代谢）释放能量，并将代谢产物排出体外。物质分解释放的能量，用于维持体温的热能、物质渗透的渗透能、肌肉收缩的机械能、神经兴奋与传导的电能等（图 12－1）。

一、机体能量的来源和利用

（一）机体能量的来源

人体不能直接利用外界的太阳能、电能和机械能等，唯一能利用的是摄入体内的、特定物质分子结构中固有的能量，即食物中蕴藏的化学能，其主要来源于食物中的糖、脂肪和蛋白质。这些营养物质分子结构中的碳氢键蕴藏着化学能，在氧化过程中碳氢键断裂，生成 CO_2 和 H_2O，同时释放出蕴藏的能量。这些能量的 50% 以上转化为热能，其余不足 50% 以高能磷酸键的形式储存于体内。

1. 糖

机体所需能量的 70% 左右由食物的糖类提供，其余能量由脂肪和蛋白质提供。糖的分解供能可分为有氧氧化和无氧酵解两种途径。在氧气供应充足时，

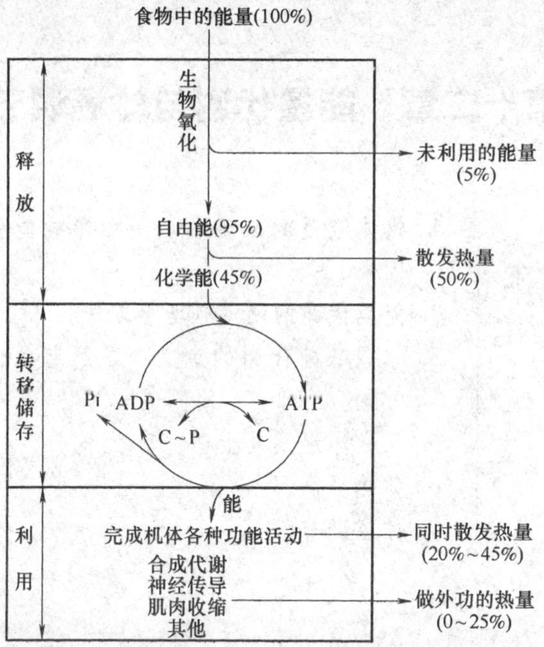

图 12－1 体内能量的释放、转移、贮存和利用示意图

葡萄糖可经有氧氧化彻底分解成 CO_2 和 H_2O，同时释放较多的能量；氧供不足时，糖经无氧酵解供能；1mol 葡萄糖完全氧化所释放的能量可合成 38molATP。有氧氧化产生的能量远大于无氧酵解（1mol 葡萄糖经无氧酵解生成 2molATP），但无氧酵解也是机体在特殊条件下供能的重要途径。

2. 脂肪

体内的脂类可分为组织脂质和贮存脂质两部分。前者是组织、细胞的组成成分，包括胆固醇、磷脂等，饥饿时不减少，不参与机体的供能；后者主要是脂肪，即中性脂肪或甘油三脂，约占贮存脂肪的 98%。贮存脂肪是人体内能量物质的主要贮存形式，占体重的 20%。

3. 蛋白质

蛋白质主要为各组织的构成成分，消化道吸收的氨基酸或蛋白质分解产生的氨基酸主要用于合成细胞成分以实现自我更新或合成酶、激素等生物活性物质，而作为机体的能源物质，则是其次要的功能。但在机体所需要的能源供应不足，如长期不能进食或体内的糖原和脂肪消耗量极大时，为维持其最基本的生理功能，才分解组织中蛋白质用于供能。

（二）机体能量的去路

1. 三磷酸腺苷与能量代谢

机体各种能源物质在体内氧化所释放的能量，约有 60% 迅速转化为热能，主要用于维持体温。其余的能量是可用于做功的“自由能”，这部分能量贮存于ATP的高能磷酸键中。

2. 磷酸肌酸

除ATP外，另一高能磷酸键贮能化合物为磷酸肌酸（CP）。当机体分解生成的能量增多而ATP浓度升高时，ATP将高能磷酸键转移给肌酸，生成含能量更多的CP，将能量贮存起来。当组织耗能增加，ATP浓度降低时，CP又将贮存的能量转移给二磷酸腺苷（ADP）生成新的ATP。CP不能直接为细胞生命活动提供能量，可作为ATP的贮存库，而ATP的合成与分解是体内能量转移和贮存的关键环节。机体组织细胞可直接利用ATP提供的能量完成各种功能。

（三）肥胖和消瘦

能量平衡异常是导致肥胖和消瘦的原因之一。能量代谢收支平衡，体重可保持相对稳定。若能量物质摄取多于消耗，除正常个体生长外，会导致机体脂肪组织增多，体重增加；反之，饥饿或能量物质摄取不足，能量收支出现负平衡时，可因体内能量物质消耗过多出现消瘦。肥胖（obesity）表现为脂肪细胞增多和（或）细胞体积增大。体质指数（body mass index，BMI）是用于判定人体发育水平的标准，BMI = 体重（kg）/[身高（m）]^2。世界卫生组织规定，BMI < 18.5为慢性营养不良；18.5 ~ 24.9为正常；> 25 ~ 29.9为超重，> 30为肥胖。这一标准是以西方人为基础制定的。中国人的体重指数在18.5 ~ 23.9为正常，24 ~ 27.9为超重，≥28为肥胖。

二、能量代谢的测定原理和方法

机体的能量代谢遵循能量守恒定律，即能量由一种形式转化为另一种形式的过程中，既不增加，也不减少。所有形式的能量互相转化都遵循能量守恒定律。在整个能量转化过程中，利用食物的化学能与最终转化的热能和所做的外功相等，即机体所消耗的能量 = 散发的能量（热）+ 对外做功。在避免对外做外功的条件下，一定时间内机体产生的热量应等于这些食物在氧化时所释放的能量。因此测定单位时间内机体的产热量，即可计算出整个机体的能量代谢水平（能量代谢率，单位时间内所消耗的能量）。测定机体在单位时间内散发的总热量通常可采用两种方法：直接测热法和间接测热法。能量的通用计量单位是焦耳（J）或千焦耳（kJ）。也常用卡（cal）或千卡（kcal）作为计量单位，二者的换算关系为1cal = 4.187J。

1. 直接测热法

直接测热法是利用一种特殊装置直接测量整个机体在单位时间内向外界环境散发的总热量。被试者在一个能防止热量散失的密闭隔热室中，所散发的大部分热量被居室内管道中流动的水所吸收，根据流过水的量及水温差，可计算出水吸收的热量（图 12－2）。

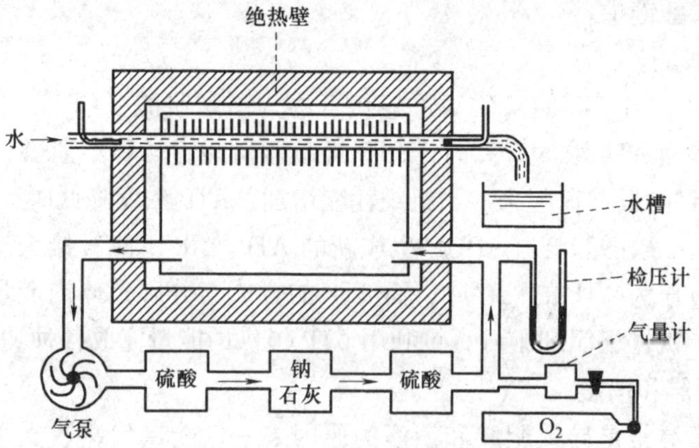

图 12－2　呼吸热量计结构示意图

直接测热法原理简单，测出的数据精确，但因仪器装置复杂，操作繁琐等，临床上多不采用。

2. 间接测热法

在一般化学反应中，反应物的量与产物量之间成一定的比例关系，称定比定律。定比定律也适用于人体内营养物质氧化供能的反应，从而推算出一定时间内机体氧化三大营养物质的量，再根据有关数据计算该段时间内机体所释放的总热量。因此间接测定法需要解决以下问题：每种营养物质氧化分解时产生的能量有多少即食物的热价；三种营养物质各自氧化了多少。

（1）食物的热价　1g 营养物质在体内完全氧化分解或在体外燃烧时所释放的热量，称为该食物的热价（thermal equivalent）或卡价（caloric value），单位为 kJ/g 或 kcal/g。食物的热价分为物理热价和生物热价，物理热价指食物在体外燃烧所释放的热量；生物热价指食物在体内氧化所释放的热量。糖和脂肪的生物热价等于其物理热价，糖和脂肪的热价分别为 17.15kJ/g 和 39.75kJ/g。蛋白质的生物热价小于其物理热价。因体内蛋白质不能彻底氧化，部分以尿素的形式排出体外。蛋白质的物理热价为 23.43kJ/g，生物热价为 17.99kJ/g。

（2）食物的氧热价　某种营养物质在体内完全氧化时，消耗 1L 氧所产生的热量称为该物质的氧热价（表 12－1）。

表 12－1　　三种营养物质在体内氧化时的数据

营养物质	生物热价/(kcal/g)	氧热价/(kcal/L)	O_2 耗量/(L/g)	CO_2 产量/(L/g)	呼吸商/(CO_2/O_2)
糖	4.1	5.0	0.83	0.83	1.00
蛋白质	4.3	4.5	0.95	0.76	0.80
脂肪	9.5	4.7	2.03	1.43	0.71

(3) 呼吸商 在一定时间内，机体的二氧化碳产量（呼出量）和耗氧量（摄入量）的比值，称呼吸商（respiratory quotient，RQ）。各种营养物质氧化时的二氧化碳产量与耗氧量的比值又称为该物质的呼吸商。一个人的呼吸商接近1，说明此人在该段时间内利用的能量主要来自糖的氧化。若呼吸商接近于0.71，则供能物质主要是脂肪，主要见于糖尿病患者，糖尿病患者因葡萄糖的利用发生障碍，机体主要依靠脂肪代谢供能，因此其呼吸商偏低。一般情况下，摄取混合性食物时，呼吸商大约在0.85左右。长期饥饿情况下，人体的能量主要来自自身蛋白质的分解，则呼吸商接近0.8。

(4) 非蛋白呼吸商 是指糖、脂肪混合（不包括蛋白质）氧化时的呼吸商(表12-2)。在一般生理条件下，体内能量主要来自糖和脂肪的氧化，蛋白质的氧化功能可忽略不计。混合食物的呼吸商为0.85。

表12-2 非蛋白呼吸商和氧热价

呼吸商	糖/%	脂肪/%	氧热价/kJ(kcal)
0.70	0	100.0	19.655 (4.696)
0.75	15.6	84.4	19.835 (4.739)
0.80	33.4	66.6	20.095 (4.801)
0.82	40.3	59.7	20.195 (4.825)
0.85	50.7	49.3	20.350 (4.862)
0.90	67.5	32.5	20.609 (4.924)
0.95	84.0	16.0	20.865 (4.985)
1.00	100.0	0	21.183 (5.061)

间接测热法的测算步骤：首先，测出机体在一定时间内的耗O_2量和CO_2产生量，并测出尿中尿氮的排出量；然后，由尿氮的排出量计算出蛋白质氧化量及蛋白质食物的产热量（1g尿氮相当于氧化分解6.25g蛋白质）。如果从总耗O_2量和总CO_2产量中分别扣除蛋白质氧化的耗O_2量和CO_2的产量，即可计算出非蛋白质呼吸商（NPRQ），再从非蛋白质呼吸商表中查出该NPRQ值所对应的氧热价，可计算出非蛋白质食物的产热量；最后将蛋白质食物与非蛋白质食物的产热量相加，得出总产热量。

间接测热法测算步骤相对有些繁琐，临床上常采用简略法。

由于蛋白质不是主要供能物质，所以可忽略不考虑蛋白质的代谢。在标准休息与禁食条件下，一般呼吸商为0.82，氧热价为20.20kJ/L，只需测定单位时间内（通常为6min）的氧耗量，便可计算出机体的产热量。以上方法是通过测定气体代谢来完成的，因此，又称为气体代谢测定法，属于经典的间接测热法。

目前，较新的间接测热方法是双标水法（double labeled water，DLW），其原理是通过摄入含有^{18}O和^{2}H标记的水，将受试者纳入同位素代谢循环中，在特定的稳态下，通过两种同位素在体内消耗率的差别，计算出CO_2的产出量，利用热量计算的间接法即可得出与CO_2产出量等价的机体能耗量。此法优点是准确性高，无创伤性，实验期间不受受试者日常活动的影响，缺点是同位素价格昂贵。

三、影响能量代谢的主要因素

影响能量代谢的主要因素有肌肉活动、精神活动、食物的特殊动力效应、环境温度等。

1. 肌肉活动

骨骼肌的收缩与舒张都是主动耗能过程，所需能量来源于营养物质的氧化。任何轻微的活动都必然会增加机体的耗O_2量，机体耗O_2量增加的程度与肌肉活动的强度成正比关系。骨骼肌活动对能量代谢的影响最为显著，剧烈运动时其耗氧量可增加10~20倍（表12-3）。

表12-3　劳动或运动时的能量代谢率

活动情况	产热量/[kJ/(m² · min)][kcal/(m² · min)]	活动情况	产热量/[kJ/(m² · min)][kcal/(m² · min)]
躺卧	2.729（0.652）	扫地	11.368（2.716）
开会	3.399（0.812）	打排球	17.073（4.072）
擦窗子	8.300（1.983）	打篮球	24.213（5.765）
洗衣	9.886（2.362）	踢足球	24.967（5.965）

2. 环境温度

人处于安静状态时的能量代谢率以环境温度为20~30℃时最为稳定，温度过高或过低，代谢都将增加。环境温度高于30℃时，体内酶活性增强，化学反应过程加速，发汗及循环、呼吸功能均不同程度增强，能量代谢率增加。体温每升高1℃，代谢将增加13%左右。环境温度低于20℃时，机体肌肉紧张度增加，甚至引起寒颤，致使能量代谢率增加。

3. 精神活动

当精神活动处于紧张状态（烦恼、愤怒、恐惧或强烈情绪激动）时，热量可显著增加，因精神紧张时，骨骼肌紧张性增加，耗氧量和产热量明显增多；精神紧张导致肾上腺素、肾上腺皮质激素和甲状腺素分泌增加，使机体代谢加速。

4. 食物的特殊动力效应

进食可使机体产生“额外”热量的现象称为食物的特殊动力作用。进食后1h，机体产热开始增加，2~3h增至最大，以后逐渐降低，至7~8h后完全消失。各种营养物质的特殊动力作用不同，通常以食用蛋白质的作用最强，可增加产热

30%左右；糖和脂肪可增加产热量4%～6%，混合食物一般为10%左右。食物特殊动力作用的主要原因并非由于消化管和消化腺活动增强所致，目前认为，可能与肝脏内氨基酸的脱氨基反应过程以及尿素的形成有关，作用机制尚未完全清楚。

四、基础代谢

（一）基础代谢

基础代谢（basal metabolism）是指机体在基础状态下的能量代谢，是人在清醒而极度安静状态下维持生命最低活动所需要的能量。基础状态即尽量排除上述能影响能量代谢的主要因素后机体所处的状态。要求受试者在清醒静卧、室温20～25℃、肌肉松弛、精神安宁、空腹（测定前至少禁食12h）及体温正常的条件下进行。

（二）基础代谢率

基础代谢率（basal metabolic rate，BMR）是指在基础状态下，单位时间内的能量代谢。由于不同人身高和体重的巨大差异，仅以单位时间的能量代谢率尚不能作为衡量个体与个体之间代谢差异的科学标准。临床上常用每小时每平方米体表面积产生的热量来表示，即 $kJ/(m^2 \cdot h)$。体表面积可根据Stevenson公式计算：体表面积（m^2）$= 0.0061 \times$ 身高（cm）$+ 0.0128 \times$ 体重（kg）$- 0.1529$。临床上还可使用更为简便的“三线表”直接求出。在图12－3身高与体重线的连接线与中间的体表面积列线的交点就是受试者的体表面积。

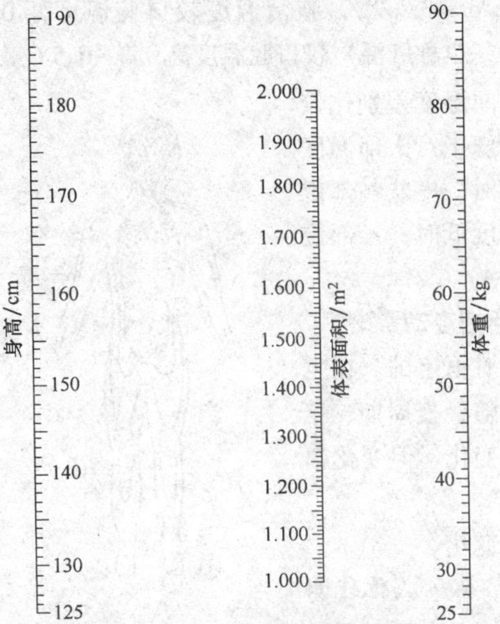

图12－3　体表面积检索图

基础代谢率与性别、年龄有关，因此，基础代谢率正常与否通常与同性别、同年龄组的平均值进行比较。一般男性高于女性，儿童高于成人，老年人有所下降。基础代谢率正常变动范围在10% ~15%。甲状腺功能亢进时，基础代谢率可高于正常值的25% ~80%；甲状腺功能减退时比正常值低20% ~40%。临床上测定基础代谢率主要测定甲状腺的分泌功能是否正常。

第二节 体温及其调节

人和高等动物都具有相对恒定的体温。当环境温度发生变化时，为了维持体温的相对恒定，机体必须通过体温调节机制对产热和散热过程进行调节。

一、正常体温及其生理变动

（一）人体的正常体温

人体温度分为皮肤温度和机体深部温度。表层温度包括皮肤、皮下组织等部位温度；深部温度又称体核温度，主要指心、脑、腹腔脏器的温度。通常体温（body temperature）是指机体深部的平均温度，一般较为稳定，受环境温度的影响不大。临床上以口腔、直肠和腋窝的温度代表体温：正常人口腔温度（又称口温）为36.6 ~37.2℃，腋窝温度较口腔温度低0.3 ~0.6℃（0.2 ~0.4℃），直肠温度（也称肛温）较口腔温度高0.3 ~0.5℃。

体表各部位之间温度差别比较大，四肢末稍低，躯干、头部温度较高。环境温度高时，皮肤各部位温差减小；环境温度低时，各部位温差增大（图12 -4）。

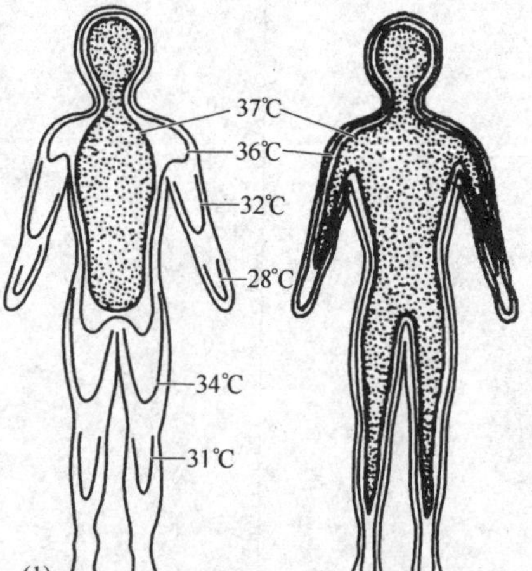

图12 -4　在不同环境温度下人体体温分布图

（1）环境温度20℃　（2）环境温度35℃

（二）体温的生理变动

人体体温是相对恒定的。在生理状况下，体温可随昼夜周期、年龄、性别等因素而变化，但变化幅度一般不会超过1℃。

1. 昼夜周期性变化

人体一天当中，随着人体代谢水平的昼夜变化，体温也呈现周期性波动（图12 -5）。一般清晨2 ~6

时体温最低，午后1～6时最高。体温的这种昼夜周期性波动，称为体温的昼夜节律，是机体的一种内在节律。

2. 年龄差异

新生儿代谢旺盛，体温高于成人。老年人代谢降低，体温偏低。新生儿，特别是早产儿在出生后一段时间内，因体温调节机制发育尚未完善，调节能力差，体温极容易受环境温度的影响。

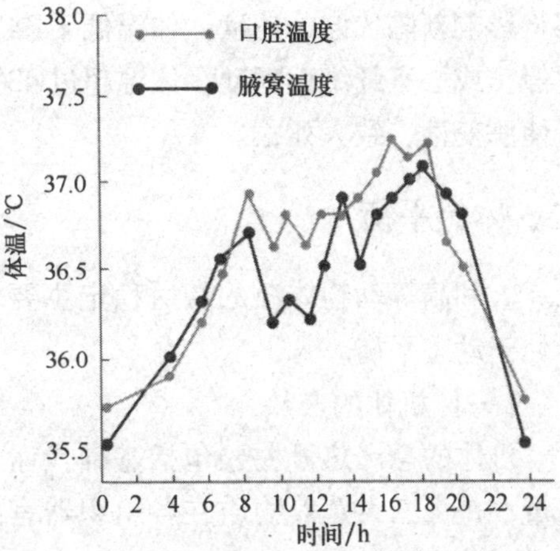

图12－5 人体体温的昼夜变动

3. 性别差异

一般女性体温比男性体温高0.3℃。女性体温还随月经周期而变动，月经期至排卵期这段时间体温较低，排卵日体温最低，排卵后体温回升至月经前水平（图12－6）。一般认为女性基础体温的这种周期性变化与性激素的变化有关。

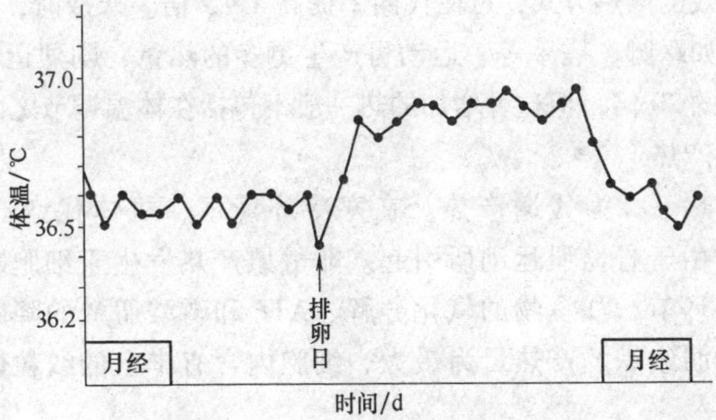

图12－6 女子基础体温的变动曲线

另外，肌肉活动、情绪变化以及进食等因素都会影响体温。肌肉剧烈活动时，体温可上升1～2℃。同时，甲状腺、肾上腺髓质等分泌的激素增加，机体代谢活动增强，引起产热量增加，体温升高。体温还受其他因素的影响，体温在环境温度较高的夏季比环境温度较低的冬季高；在相同季节，生活在南方，体温比生活在北方高。进食可增加产热，也可能影响体温。但以上因素造成的体温变化都是生理范围内的正常变动。

（三）体温相对恒定的生理学意义

温度升高，生化反应加速；温度降低，生化反应变缓慢。体内新陈代谢属酶促化学反应，酶的活性、反应速度亦受温度的影响。因此，体温升高或降低都将影响新陈代谢的速度。体温低于34℃可引起意识丧失，低于25℃可引起心跳停止或心室纤维性颤动；体温超过43℃可引起细胞的实质性损害，高于45℃时使酶变性，致人死亡。

二、体热平衡

人和高等动物体温的相对稳定主要依靠体温调节，使机体的产热量与散热量处于动态平衡。

（一）机体的产热

机体的总产热量主要包括基础代谢、食物特殊动力、肌肉活动等所产生的热量，是由三大营养物质在各组织器官中进行分解代谢时产生的。机体产热的方式可分为两类。

1. 骨骼肌活动产热（战栗产热）

骨骼肌收缩时可产生大量热量，机体暴露在寒冷环境时骨骼肌会产生不随意的节律性收缩，其节律为9～11次/min，这种特殊反应称为战栗或寒战。战栗产热的特点是屈肌与伸肌同时收缩，收缩不做外功，但产热很高。战栗是寒冷条件下最有效的产热方式，可使代谢率提高4～5倍。寒冷时，骨骼肌随意运动也会增多，如跺脚、搓手等。运动可产生更多的热量，剧烈运动可使产热达到基础代谢率的20倍，但这种增加的热一般不包括在体温调节之内。

2. 非战栗产热

非战栗产热又称为代谢产热。在寒冷环境下，机体代谢产热量显著增加，但这并非由于骨骼肌运动所引起。非战栗产热发生于细胞水平，牵涉能量代谢的许多环节，如食物的氧化分解、ATP和磷酸肌酸的降解等。非战栗产热以褐色脂肪组织的产热量为最大，细胞内含有丰富的线粒体，具有很高的代谢潜力。

3. 产热活动的调节

机体安静时的主要产热器官是内脏，肝脏是安静时的重要产热器官，而在运动或劳动时，骨骼肌则成为产热的主要器官。参与产热活动的调节因素有体液因素和神经因素。甲状腺激素是调节产热的重要体液因素，如果机体暴露于寒冷环境中几周，甲状腺素分泌会大量增加，而使代谢率增加20%～30%。另外，肾上腺素、去甲肾上腺素以及生长素也可刺激产热，但其特点是作用迅速，维持时间较短。交感神经兴奋主要促进肾上腺素、去甲肾上腺素释放增多，使产热增加。

（二）机体的散热

机体的绝大部分热量经皮肤向外界散发。此外还可通过呼吸道、尿液和粪便少量散热。皮肤通过辐射、传导、对流和蒸发四种方式散热，称为物理散热。

通过循环系统活动的散热属于生理散热。

1. 物理方式散热

（1）辐射散热　是机体以发散红外线的方式散热。在安静时，裸体和室温条件下，散热量可达总散热量的60%左右。辐射散热量受皮肤与外界温度之差和有效辐射面积的影响。当皮肤温度高于环境温度时，温差越大散热量越多。机体四肢的面积较大，辐射散热较多。

（2）传导散热　是指体热由体表直接传导给与体表相接触较冷的物体。传导散热的多少受皮肤与导热物体的接触面积、皮肤温度与接触物体的温度差以及物体导热性能的影响，如水的导热度大，根据此原理可利用冰囊、冰帽给高温病人降温；而人体脂肪的导热度较低，因此，肥胖人相对怕热而不怕冷。

（3）对流散热　为紧贴皮肤表面的热空气与周围较冷空气间的对流交换散热。体热总是先传导给皮肤周围的空气，然后通过对流将热量带走。对流散热是传导散热的特殊形式，它受风速的影响，风速越大，散热速度越快。

（4）蒸发散热　是机体通过体表水分的蒸发散失体热的一种形式，是皮肤表面的水分由液态变为气态的过程。当环境温度等于或高于皮肤温度时，蒸发散热是机体的唯一散热方式，蒸发分为不感蒸发和发汗（sweating）。前者指体液直接透过皮肤和黏膜表面，在未形成明显水滴之前就蒸发掉，这种水分蒸发不为人们所察觉，所以称为不感蒸发；人即使在低温环境中，皮肤和消化道也不断有水分蒸发出体表；在低于30℃的环境中，人体通过不感蒸发所丢失的水分是相当恒定的，为12～15g/(h·m^2)。因此，24h的不感蒸发量（含呼吸蒸发）约1000mL。不感蒸发是一种较为有效的散热途径，一些动物（如狗），体表缺乏汗腺，高温下不能分泌汗液，必须用热喘呼吸蒸发散热。

2. 生理散热

生理散热即皮肤散热，是机体散热的重要途径。皮肤血管运动和汗腺活动在散热机制中起重要作用。

辐射、传导和对流散热的量与皮肤和环境温度差关系密切。皮肤温度受皮肤血流量的影响。机体可以通过改变皮肤血管的舒缩状态调节体热的散失量。寒冷时，交感神经紧张度加强，皮肤小动脉收缩，动-静脉吻合支关闭，皮肤血流量减少，散热量减少。炎热时，支配皮肤的交感神经紧张度下降，小动脉舒张，动-静脉吻合支开放，皮肤血流量增加，散热量增加。机体内部的体热通过血液循环和热传导两种方式转移到皮肤。皮肤血流量是影响机体散热的重要因素。

发汗是指通过汗腺的主动分泌，汗液在皮肤表面形成明显的汗滴而蒸发。汗液蒸发可有效带走热量。人在安静状态下，环境温度达到30℃左右时便开始发汗，如空气湿度大，且穿有较多衣物时，气温在25℃便可引起发汗。发汗速度受环境温度及湿度影响。温度越高，发汗速度越快，湿度越大，汗液不易蒸发。发汗是一种反射活动，在中枢神经系统中有管理发汗的反射中枢，起主要作用的是下丘脑的发汗中枢。人体汗腺主要接受交感胆碱能纤维支配，乙酰胆碱有促进汗腺分泌的作用。手、足及前额等处的汗腺也有一些是受肾上腺素能纤维支配，所以温热刺激和紧张都能引起发汗，分别称为温热性发汗和精神性发汗。温热性发汗见于全身各处，精神性发汗主要见于手掌、足趾和前额等部位。

三、体温的调节

外界环境温度不断变化，而人和恒温动物能始终保持体温的相对稳定，这与其自身的体温调节机制密切相关。在体温调节中枢的控制下，通过增减皮肤的血流量、发汗以及战栗等调节反应，使体温得以稳定，该过程也称为自主神经性体温调节。而将人在不同环境中的姿势和行为，特别是人为保温和降温所采取的措施，称为行为性体温调节。

自主性体温调节是体温调节的基础，由体温自身调节系统完成。体温调节经过一系列神经反射和神经-体液调节过程，是典型的自动控制过程。

1. 温度感受器

对温度敏感的感受器称为温度感受器。温度感受器包括外周温度感受器和中枢温度感受器。

外周温度感受器广泛分布于皮肤、黏膜、内脏和肌肉等处，均为游离神经末梢。外周温度感受器可分为冷感受器和热感受器，分别对冷刺激和热刺激敏感，主要感受机体相应部位的温度变化，当局部温度升高时，热感受器兴奋；反之，冷感受器兴奋。外周温度感受器对皮肤温度变化速率较为敏感。

中枢温度感受器是指位于中枢神经系统内对局部脑组织温度变化敏感的神经元，可分为热敏神经元和冷敏神经元。温度敏感的神经元将感受到的温度变化信息传递给体温调节中枢，进而通过体温调节中枢调节产热与散热过程，维持体温相对恒定。热敏神经元在局部组织温度升高时冲动发放频率增加，而冷敏神经元在局部组织温度降低时冲动发放频率增加。当脑组织温度变动0.1℃时，这两种神经元的放电频率就会发生变化。

2. 体温调节中枢

在研究中枢体温控制机制的实验中，人们通过局部加温与冷却，组织损毁或电刺激等方法研究发现，下丘脑的视前区-下丘脑前部（PO/AH）是体温调节控制的重要部位。在多种恒温动物中进行脑的分段切除实验证明，只要保持下丘脑及其以下的神经结构完整，动物虽然在行为方面可能出现障碍，但仍具有维持体温相对恒定的能力。这说明调节体温的重要中枢位于下丘脑。PO/AH

的活动在体温调节的中枢整合中占有非常重要的地位。PO/AH 输出的整合指令是广泛性的，即其所引起的体温调节反应既有自主神经系统参与（如血管舒缩反应、发汗反应），又有躯体神经系统参与（如战栗），还有内分泌系统参与（如激素引起的代谢改变）等。因此，下丘脑的 PO/AH 可能是体温调节的基本中枢。

3. 体温调定点学说

关于体温调节中枢维持体温恒定的确切机制，大多数学者用体温调定点学说来解释。该学说认为：体温调节犹如恒温器的调节，PO/AH 神经元的活动设定了一个调定点（setpoint），即规定的温度值，如 37℃是正常人体温度的调定点。当体温与调定点的水平一致时，机体的产热与散热达到平衡；若体温偏离 37℃，则机体通过反馈系统将偏差信息传输到下丘脑体温调节中枢，继而通过调节产热和散热过程，使体温恢复到 37℃左右。如当体温（可视为下丘脑的温度）稍高于调定点的水平时，中枢的调节活动立即使产热活动降低，散热活动加强；反之，当中枢的局部温度稍低于调定点的水平时，中枢的调节活动立即使散热活动降低，产热活动加强，直到回到调定点水平。此外，体表和深部的温度感受器感受到环境温度的变化后，也可以反馈的方式作用于下丘脑体温调节中枢，进而调节产热和散热过程（图 12－7）。

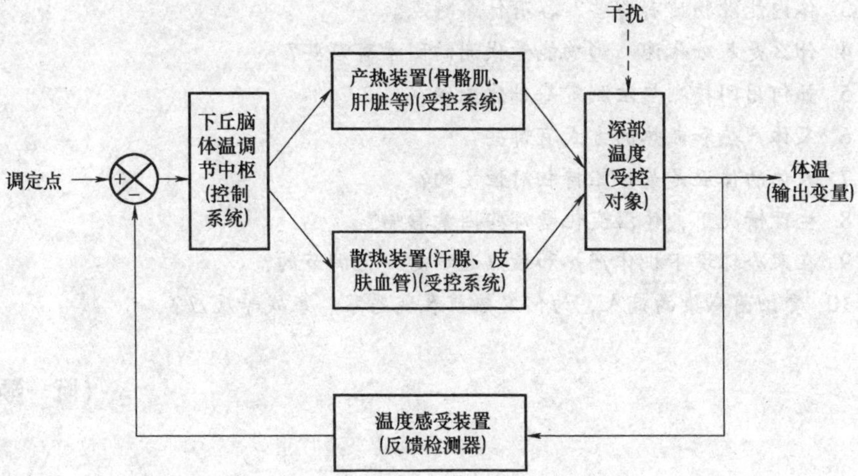

图 12－7　体温调定点及其作用示意图

4. 体温异常

发热（fever）也称发烧，是体温过高的特殊形式。调定点学说可以较好地解释临床上的某些发热现象。发热时，机体依然能调节体温，但由于下丘脑温度调节中枢重新调整，使其处于较高的调定点，如细菌感染时，在致热原的作用下，PO/AH 中热敏神经元的温度反应阈值升高，而冷敏神经元的温度反应阈值降低，导致调定点上移（如39℃）。因此，发热反应开始先出现恶寒战栗等产热反应，直到体温升高至热敏神经元升高了的阈值水平才出现散热反应。只要致热原不消除，机体的产热和散热过程就会依据这一新调定点水平维持动态平衡，使机体持续处于发热状态。阿司匹林可使被致热原重调定的体温调定点重新回到正常水平，但并不影响正常人的体温。

人体体温低于36℃称为体温过低（hypothermia），是体温调定点下移所致。人体散热大于产热时，可引起体温过低。体温过低常见于甲状腺机能低下、脑血管疾病、麻醉药物中毒和酷冷的环境（如寒冷季节、浸泡在水中）等。体温下降到20℃时，可引起中枢神经系统高级部位的抑制，发生昏迷，也可直接作用于心脏，使心跳停止，通常不能恢复。但人的最低致死体温尚未确定。

复习思考题

1. 名词解释

能量代谢、食物的热价、食物的氧热价、呼吸商、食物的特殊动力效应、基础代谢率、体温调定点学说、辐射散热、传导散热、蒸发散热、对流散热、不感蒸发。

2. 什么是能量代谢？简述体内能量的贮存、释放、转移和利用的过程。
3. 体内能源物质有哪些？各有什么特点。
4. 什么是基础代谢？影响能量代谢的因素有哪些？
5. 如何用间接测热法测定基础代谢率？
6. 人体产热和散热的方式有哪些？
7. 人体的体温是如何维持相对恒定的？
8. 生理情况下，体温变化受哪些因素影响？
9. 在寒冷环境下机体产热和散热过程是如何调节的？
10. 受细菌感染的病人，为何发热前表现恶寒、寒战等反应？

（阮　琴）

第十三章　泌尿系统

学习目的和要求

1. 了解肾脏的结构特征，尤其是肾单位各部分的名称及特点。熟悉肾脏的血液循环特征。
2. 掌握肾小球滤过率、滤过膜的通透性、有效滤过压及影响肾小球滤过的因素。
3. 熟悉影响肾小管和集合管重吸收的因素，了解葡萄糖转运极限量。
4. 了解尿液的浓缩与稀释机制。
5. 熟悉抗利尿激素和醛固酮的作用和分泌调节。
6. 了解尿液的排放机制。

人体在新陈代谢过程中产生的代谢终产物（如尿素、尿酸、肌酐等）以及多余的水分和无机盐等以尿的形式由肾排出，称为泌尿。泌尿系统主要由肾、输尿管、膀胱及尿道组成（图 13－1）。肾是形成尿液的主要器官。肾脏的主要功能：通过尿的生成机制，排出代谢终产物以及体内过剩及有害物质，维持水、电解质及酸碱平衡，保持一定的渗透浓度；从而保证体液内环境的相对稳定。

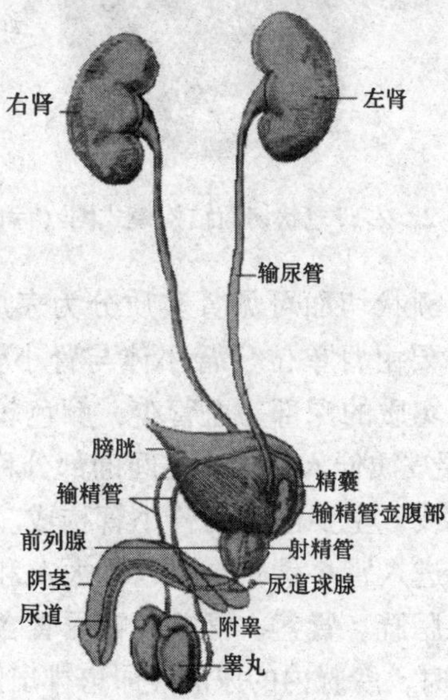

图 13－1　泌尿系统结构模式图

第一节 泌尿系统的组成、结构和功能

一、肾

（一）肾的位置、形态和结构

肾（kidney）位于腹后壁脊柱两侧，在成年人相当于第 11 胸椎到第 3 腰椎高度，左右各一，右肾较左肾稍低。肾形似蚕豆，长约 11.5cm，平均质量为 120～150g。肾质地柔软，表面光滑，有结缔组织膜包绕。肾内侧缘中部凹陷，是肾血管、淋巴管、神经和肾盂出入的部位，称为肾门。出入肾门的各种结构被结缔组织包裹称为肾蒂。由肾门深入到肾实质内的囊状腔隙称为肾窦，其内有肾小盏、肾大盏、肾盂、神经、血管等（图 13－2）。

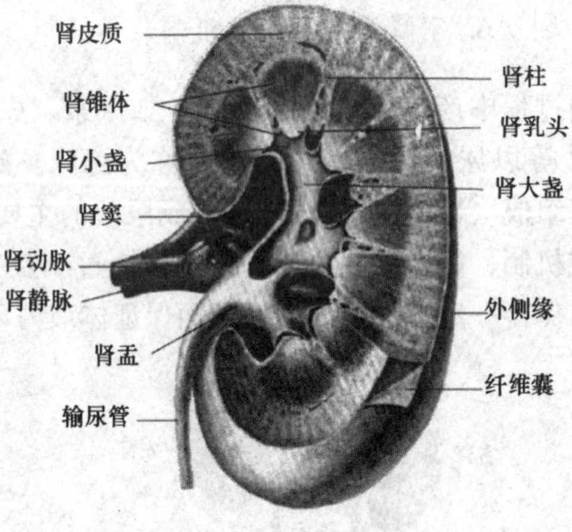

图 13－2　右肾冠状切面结构模式图（后面观）

肾是实质性器官，由额状切面可见肾实质分为表层的皮质和深部的髓质。肾皮质主要位于浅层，主要由肾单位（肾小体与肾小管）构成。因富含血管，故呈红褐色。肾髓质位于实质的深部，血管少，颜色较淡，致密而有条纹，形成 15～20 个肾锥体。浅层皮质伸入肾锥体之间的部分称为肾柱。自髓质呈放射状伸入皮质的条纹称髓放线，主要由直的肾小管构成。肾单位和集合管生成的尿液，经集合管由肾乳头进入肾小盏，再汇入肾大盏和肾盂，出肾门下行，通过逐渐变细的输尿管进入膀胱。肾盏、肾盂和输尿管含有平滑肌，其收缩活动可将尿液驱向膀胱，排尿时，膀胱内的尿液经尿道排出体外。

（二）肾的组织结构

1. 肾单位

肾单位（nephron）是形成尿液的基本结构和功能单位，每个肾单位由肾小体和肾小管组成；每个肾有100万～130万个肾单位。

肾小体由肾小球和肾小囊组成。肾小球是位于入球小动脉和出球小动脉之间的一团毛细血管网。肾小球外面的包囊称为肾小囊，由两层上皮细胞组成：脏层（内层）紧贴肾小球；壁层（外层）一端与肾小管管壁相连，另一端在血管进出肾小体处与内层相连。肾小囊脏层与壁层之间有肾小囊腔，与肾小管的管腔相通（图13－3）。

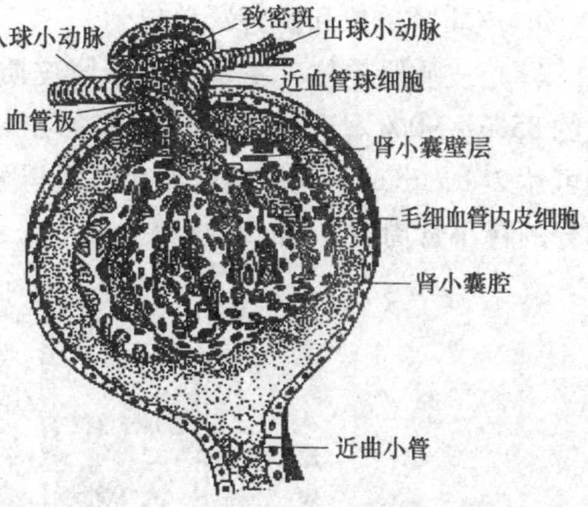

图13－3　肾小体结构模式图

肾小管全长可分为三段，即近端小管、髓袢细段、远端小管（图13－4）。近端小管包括近曲小管和髓袢降支粗段。髓袢细段可分为髓袢降支细段和髓袢升支细段。远端小管包括髓袢升支粗段和远曲小管。

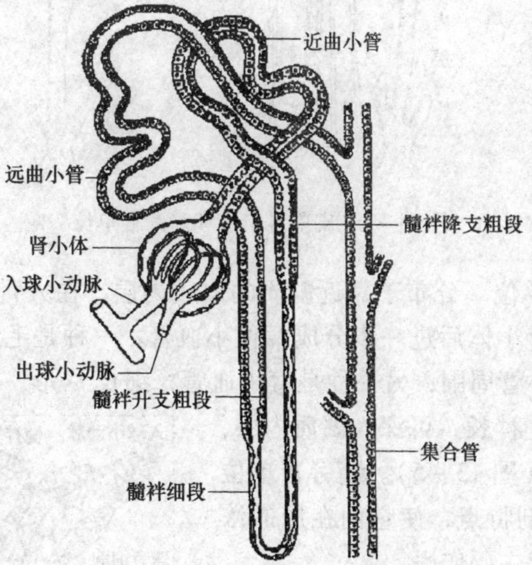

图13－4　肾单位和集合管结构模式图

2. 集合管

集合管不包含在肾单位内，但在功能上与肾小管紧密联系，在尿的浓缩过程中起重要作用。集合管与远曲小管连接形成，最终下行成为较大的乳头管，尿液由此汇入肾盏。集合管也有重吸收和分泌功能，并有浓缩尿的功能。

3. 皮质肾单位和髓旁肾单位

（1）皮质肾单位　主要分布于肾皮质的外层和中层，在人肾中占肾单位总数的85%～90%。这类肾单位入球小动脉的直径比出球小动脉粗，二者口径比例可达2∶1，出球小动脉离开肾小体后再分成毛细血管网，几乎全部分布在皮质部分的肾小管周围（图13－5）。

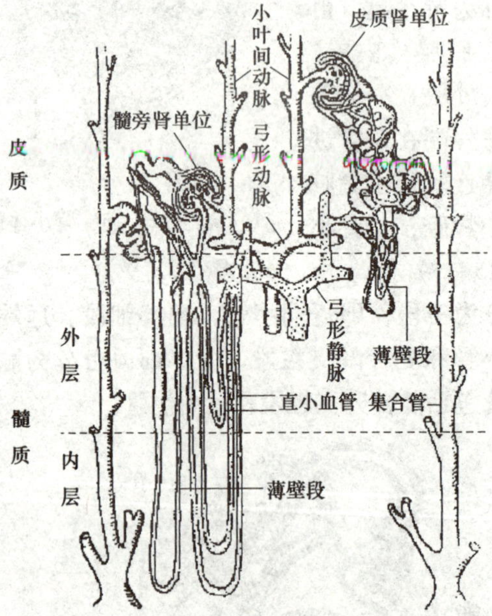

图13－5　皮质肾单位和髓旁肾单位

（2）髓旁肾单位　分布于靠近髓质的皮质内层，在人肾中占10%～15%。出球小动脉离开肾小体后进一步分成两种小血管：一种是毛细血管网，分布于近曲小管和远曲小管周围；另一种是直小血管，细长U形，与髓袢相伴行。肾小球体积较大，髓袢长，可深入髓质内层，甚至到达乳头部（图13－5）。髓旁肾单位和直小血管的解剖特点，使它们在尿的浓缩和稀释过程中起主要作用。

4. 肾小球旁器

肾小球旁器又称为球旁复合体或近球小体，是位于肾小球附近的特殊细胞群，由三种细胞组成，分别是球旁细胞、致密斑和球外系膜细胞（图13－6）。肾小球旁器主要分布于皮质肾单位，通过肾素－血管紧张素－醛固酮系统影响血压。

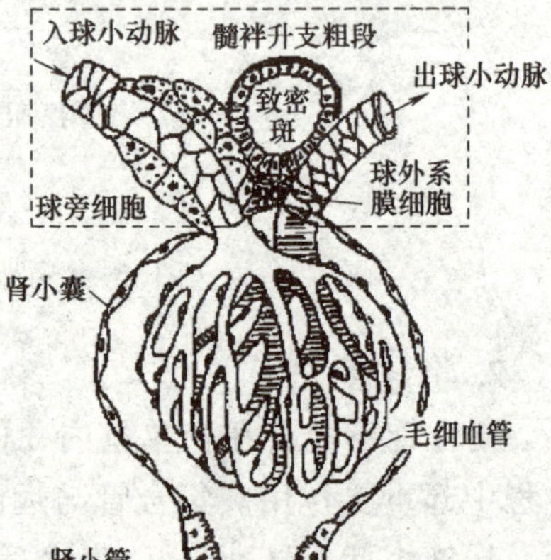

图13－6　肾小球旁器示意图

（1）球旁细胞　又称近球细胞。入球小动脉靠近血管极处，其血管壁中膜的平滑肌细胞变为上皮样细胞，具有合成和分泌肾素的功能。当入球小动脉血量减少或血压降低时，肾素分泌增多，使血管收缩，血压升高，同时促进肾上腺皮质分泌醛固酮，进而促进远曲小管和集合小管保钠排钾，同时伴有水的进一步重吸收。

（2）致密斑　远曲小管始部靠近肾小体的单层立方上皮细胞增高变窄成单层柱状，细胞排列紧密，形成椭圆形斑，称为致密斑。致密斑能感受远端小管内小管液 Na^+ 浓度的变化；当滤液中 Na^+ 浓度降低时，致密斑将信息传递至球旁细胞，促进肾素的释放。

（3）球外系膜细胞　球外系膜细胞是位于入球小动脉、出球小动脉和致密斑之间的一群细胞，可能在管－球反馈的信号转导中起作用。

（三）肾的血液循环

肾的血液供应直接来自腹主动脉分出的左、右肾动脉，因此肾的血流量很大。肾动脉的分支经叶间动脉→弓形动脉→小叶间动脉→入球小动脉，每支入球小动脉进入肾小体后，又分支成肾小球毛细血管网，后者汇集成出球小动脉离开肾小体；出球小动脉再次分成毛细血管网，缠绕于肾小管和集合管的周围。肾血液供应经过两次毛细血管网，然后汇合成静脉，由小叶间静脉→弓形静脉→叶间静脉→肾静脉流出肾脏。

肾小球毛细血管血压较高，有利于血浆的滤过；肾小管周围毛细血管内的血浆胶体渗透压较高，有利于肾小管的重吸收；直小血管的双向流动有利于肾髓质高渗透压的维持。

在安静状态下，健康成年人每分钟两肾的血流量约1200mL，相当于心输出量的1/5～1/4。正常情况下，约94%的血液分布在肾皮质，5%～6%分布到外髓部，其余不足1%供应内髓部。通常所说的肾血流量主要指肾皮质的血流量。

二、输尿管

输尿管是一对细长的肌性管道，上连肾盂，下行开口于膀胱底部。管壁有较厚的平滑肌，可作节律性蠕动，使尿液断续输送入膀胱。输尿管全长有三个狭窄处：肾盂与输尿管移行处；肾盂与髂血管交叉处；斜穿膀胱的壁内部。这些狭窄处常是肾结石的滞留部位，引起排尿困难和绞痛。

三、膀胱

膀胱是贮存尿液的囊状肌性器官，其形状、大小和位置均随尿液的充盈程度而变化。正常成年人的容量为300～500mL，最大容量可达800mL。

膀胱空虚时呈三棱锥体形，充盈时呈卵圆形。膀胱顶端细小，朝向前上方，称为膀胱尖；底部呈三角形，朝向后下，称为膀胱底。膀胱尖和底之间的大部分称为膀胱体。膀胱下部与尿道移行处为膀胱颈。

膀胱壁由黏膜、黏膜下层、肌层和外膜组成。黏膜上皮为变移上皮。膀胱底部内面有膀胱三角，不形成黏膜襞，缺少黏膜下层，位于两输尿管口与尿道内口之间，是肿瘤和结核的好发部位。膀胱肌层又称为膀胱逼尿肌，有内纵、中环和外纵三层。在膀胱与尿道交界处有较厚的环形肌，形成尿道内括约肌。括约肌收缩能关闭尿道内口，防止尿液自膀胱漏出。

四、尿道

尿道是由膀胱通向体外的管道，引流尿液排出体外。男性尿道细长，长约18cm，起自膀胱的尿道内口，止于尿道外口，行程中通过前列腺部、膜部和阴茎海绵体部，男性尿道兼有排尿和排精功能。女性尿道粗而短，长约5cm，起于尿道内口，经阴道前方，开口于阴道前庭。女性尿道较男性短、宽、直，易扩张，容易发生逆行感染。

第二节 尿的生成

尿的生成与肾脏的结构特点以及肾血液循环特点密切相关。尿的生成经历一系列过程：首先是肾小球的滤过作用：流经肾小球毛细血管的血液，其中的液体部分约有1/5通过肾小球毛细血管滤出至肾小囊腔，此滤液称为原尿；其后，肾小球滤液经过肾小管、集合管的重吸收作用以及分泌和排泄作用形成终尿。

一、尿的理化性质

正常人每昼夜排出的尿量为1～2L，平均1.5L。尿量的多少取决于摄入的水量以及由其他途径（如出汗）排出的水量。尿量太多，则体内失水过多导致脱水；尿量太少，代谢终产物不能及时排出，聚积在体内，给机体造成不良影响；无尿的后果则更为严重。

尿中水分占95%～97%，溶质占3%～3.5%。溶质的主要成分是电解质和非蛋白含氮化合物。电解质以Cl^-、Na^+、K^+较多，硫酸盐和碳酸盐次之。非蛋白含氮化合物以尿素最多，肌酐、尿酸、氨等较少（表13-1）。

尿的相对密度随尿量而变化，一般为1.015～1.025，最大变动范围为

1.001～1.035。尿的酸碱度因食物的性质而不同，pH 变动范围为 5.0～7.0，最大变动范围可达 4.5～8.0。吃混合食物时，因蛋白质分解后产生的酸根（硫酸根和磷酸根）较多，尿液多呈酸性；长期素食者，则因果蔬类食物中的苹果酸、柠檬酸等化合物在体内氧化分解而转变为碳酸盐排出，使尿液酸性降低，甚至呈弱碱性。

表 13－1　正常成年人尿中的主要化学成分

无机成分	24h 排出量/(g/d)	有机成分	24h 排出量/(g/d)
Cl^-	5～9	尿素	10～30
Na^+	3～5	肌酐	1.0～2.0
K^+	2～4	尿酸	0.1～1.0
Ca^{2+}	0.1～0.3	马尿酸	0.1～1.0
Mg^{2+}	0.1～0.2	氨	0.3～1.2
硫$^{+*}$	0.6～1.0	糖	0.13～0.5
磷$^{+*}$	0.7～1.5	高级脂肪酸	0.002～0.003
		尿胆素原	0.03～0.13

* 无机盐中的硫和磷。

二、肾小球的滤过作用

单位时间内（每分钟）两肾生成的滤液量称为肾小球滤过率。两侧肾脏每昼夜由肾小球滤出的血浆总量高达 180L。肾小球滤过率和肾血浆流量的比值称为滤过分数。肾小球滤过机能在肾的排泄功能中起重要作用，肾小球滤过率可作为衡量肾功能的重要指标。

肾小球滤过原理与组织液生成原理基本相同。肾小球的滤过主要取决于滤过膜的通透性和总滤过面积、有效滤过压。

（一）滤过膜及其通透性

肾小球毛细血管内的血浆滤过进入肾小囊，其间的结构称为滤过膜。肾小球滤过膜包括三层：毛细血管有孔内皮细胞、基膜、肾小囊脏层上皮细胞（图 13－7）。滤过膜既有通透性，又具有选择性，这一特性与滤过膜的结构特点有关。

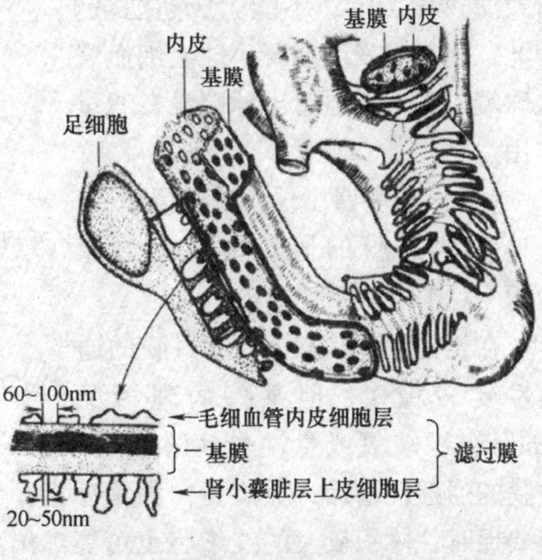

图 13－7　滤过膜结构模式图

1. 毛细血管有孔内皮细胞

内皮细胞层可见大量称为窗孔的结构，窗孔的分布比较规整，孔径为50~100nm，血液的有形成分不能滤过，但对血浆蛋白不起屏障作用。

2. 基膜

基膜是水合凝胶组成的微纤维网结构，水和溶质可以滤过，相对分子质量较小的血浆蛋白有时也可通过基膜。

3. 肾小囊脏层上皮细胞

肾小囊脏层上皮细胞多突，由胞体伸出许多突起（足突），称为足细胞。足突呈指状交叉覆盖于基膜外表面，并通过粘附分子和蛋白多糖分子与基膜相连。两相邻足细胞之间的裂隙称为裂孔，是血浆蛋白滤液的最后屏障。

滤过膜的通透性，不仅取决于滤过膜孔径的大小，而且取决于滤过膜对电荷的选择性。如裂孔表面有硫酸蛋白多糖等组成阴离子外衣，是肾小球电荷屏障的重要组分之一，一般带正电荷的物质较易通过。目前认为，滤过膜既是分子大小的选择性过滤器，又是分子电荷的选择性过滤器。

（二）有效滤过压

肾小球滤过作用的动力是有效滤过压，主要决定于以下几方面因素：肾小球毛细血管压、血浆胶体渗透压、肾小囊内压、肾小囊胶体渗透压（图13-8）。由于肾小囊的超滤液中蛋白质浓度极低，故肾小囊胶体渗透压可忽略不计，如此，生成原尿的有效滤过压可按下式计算：

有效滤过压 = 肾小球毛细血管血压 -（血浆胶体渗透压 + 肾小囊内压）

滤过作用的机制与组织液生成机制相似。在入球端，有效滤过压是正值，滤过能有效地进行；在出球端，有效滤过压为零，不能生成超滤液。因此，滤过只发生在肾小球毛细血管入球端，而毛细血管出球端没有滤过作用。

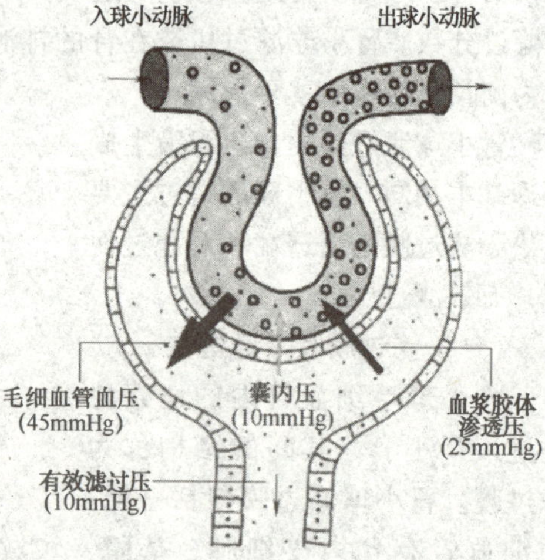

图13-8 有效滤过压示意图

（三）影响肾小球滤过的因素

1. 滤过膜的通透性及滤过膜面积

在正常生理状态下，滤过膜的通透性比较稳定，但某些病理情况（如肾组织缺氧或急性炎症时），滤过膜的通透性增加，血浆蛋白大量滤出，尿中出现蛋白质等；当炎症引起滤过膜缺损时，体积较大的红细胞也可能渗出到滤液中，不仅出现蛋白尿，还可出现血尿。正常情况下，人和哺乳动物全部肾小球都处于活动状态，故有效滤过面积变化较小（估计 1.5m^2 以上），但在病理情况下，如急性肾小球肾炎时，由于肾小球毛细血管管腔狭窄或完全阻塞，使有效滤过面积减少，出现少尿或无尿。

2. 有效滤过压

决定有效滤过压的三个因素：肾小球毛细血管压、血浆胶体渗透压、肾小囊内压，其中任何一个因素的变化，都可能影响肾小球的滤过作用。

（1）肾小球毛细血管压　由于肾血流具有自动调节机制，动脉血压在 80～180mmHg 范围内变动时，入球小动脉的口径可发生相应的变化，使肾小球毛细血管血压维持相对稳定。只有在大量失血等情况下，当平均动脉血压下降至 80mmHg 以下，可导致有效滤过压降低，肾小球滤过率减少，出现少尿；若平均动脉血压降至 40～50mmHg，则会出现无尿。如果动脉血压不变，入球小动脉舒张（如服用咖啡碱后），可使肾小球内血流量增加、肾小球毛细血管血压升高、滤过率增加、尿量增多；反之，入球小动脉收缩可使肾小球毛细血管血压降低，滤过率减少，尿量减少。出球小动脉收缩可使肾小球毛细血管血压升高，导致滤过率增加。

（2）肾小囊内压　在正常情况下，肾小囊内压比较稳定。当输尿管或肾盂由于结石或肿瘤引起尿路梗阻时，梗阻上端尿积聚，使囊内压升高，致使有效滤过压降低，肾小球滤过率因此减少。如果某些药物的浓度过高，可在肾小管中析出结晶，也会导致囊内压升高而影响肾小球的滤过作用。

（3）血浆胶体渗透压　在正常情况下，血浆胶体渗透压变动很小；在某些病理情况下，如慢性肾炎，机体的血浆蛋白浓度显著降低时，血浆胶体渗透压下降，此时，有效滤过压升高，肾小球滤过率也随之升高。静脉大量注射生理盐水时，肾小球滤过率增加的原因之一可能与血浆胶体渗透压有关。

（四）肾清除率

肾清除率（clearance，C）是指两肾在单位时间（每分钟）内能将多少毫升血浆中所含某种物质完全清除出去，这个被完全清除的某物质的血浆毫升数称为该物质的肾清除率。清除率可按以下公式计算：

$$C = U \times V / P$$

式中　C——清除率，mL/min

U——尿中某物质的浓度，mg/100mL

V——每分钟尿量，mL/min

P——血浆中某物质的浓度，mg/100mL

清除率能反映肾对不同物质的清除能力，测定清除率不仅可以了解肾的功能，还可测定肾小球滤过率、肾血流量和推测肾小管转运功能，所以，测定清除率是较理想的肾功能测定方法。

肾小球滤过率可通过菊粉清除率和内生肌酐清除率试验进行测定。由于菊粉清除率实验操作繁杂，临床上用较为简单的内生肌酐清除率进行测定，也能较准确地测得肾小球滤过率。

内生肌酐是指体内组织代谢产生的肌酐。血浆肌酐基本由肾小球滤过，仅小部分由肾小管分泌，不被肾小管重吸收。通常，血浆内生肌酐浓度相当低，肾小管分泌的肌酐量可忽略不计，因此，内生肌酐清除率（C_{cr}）可作为临床测定肾小球滤过率的方法。试验之前，被试者素食3d，并避免剧烈运动或体力劳动，以保持血浆肌酐和尿中肌酐排出总量稳定。常用24h尿液（加防腐剂）和晨空腹静脉血（抗凝）测定，并按以下公式计算出24h的肌酐清除率。

$$\text{肌酐清除率}=\frac{\text{尿肌酐浓度}(\text{mg/L})\times 24\text{h 尿量}(\text{L/24h})}{\text{血浆肌酐浓度}(\text{mg/L})}$$

由于测定方法中多用苦味酸显色等原因，实际测得的数据一般偏低。我国成人内生肌酐清除率的正常参考值范围为85～160mL/min。实际应用时，一般再将计算结果按标准体表面积进行矫正。矫正值$=C_{cr}\times$标准体表面积/实际体表面积。标准体表面积欧美人为1.73m^2，日本人为1.48m^2。

三、肾小管和集合管的重吸收和分泌作用

重吸收（reabsorption）是指物质由肾小管转运至肾小管周围血液中的过程，分泌（secretion）是指肾小管和集合管上皮细胞将本身产生的物质或血液中的物质转运至肾小管管腔中的过程。肾小球滤过液进入肾小管后称为小管液。

正常成年男性，每天经肾小球滤过所生成的原尿约为180L，但排出体外的终尿1.5L左右，这表明，滤液流经肾小管和集合管时，约99%的滤液被重吸收。某些物质如葡萄糖被全部重吸收回血；有些物质如尿素、肌酐等由泌尿小管细胞排入管腔，即肾小管和集合管的分泌和排泄作用。

与其他各段肾小管相比，近端小管的重吸收作用非常重要。滤过液流经近端小管后，约67%的Na^+、Cl^-、K^+和水，85%的HCO_3^-被重吸收，葡萄糖、氨基酸全部被重吸收，H^+则被分泌到肾小管中。

（一）重吸收的方式

肾小管和集合管的重吸收是指将小管液中的物质转运至管外进入血液循环的过程，可分为被动重吸收和主动重吸收。

1. 被动重吸收

被动重吸收是指肾小管液中的水和溶质顺电化学梯度经肾小管上皮细胞转运至管外组织间液的过程，不需要消耗细胞代谢的能量。管腔液中的水分靠渗透压进入细胞。水分被重吸收导致肾小管内某些物质（如尿素）浓度升高，这些物质可顺着浓度差由管腔向管外扩散而被重吸收。

2. 主动重吸收

主动重吸收是指肾小管液中的溶质逆电化学梯度通过肾小管上皮细胞转运至管外组织间液的过程，主动转运需要消耗细胞的代谢能，同时需要肾小管细胞膜上“泵”的作用。主动重吸收可分为原发性主动重吸收和继发性主动重吸收，如，Na^+的重吸收是靠细胞膜上的Na^+泵水解ATP提供能量，属于原发性主动重吸收；而葡萄糖等物质的主动重吸收动力来自Na^+顺电－化学梯度转运所释放的能量，属于继发性主动重吸收。

（二）肾小管对几种物质的重吸收

肾小管对滤液中各种物质的重吸收大致可分为三类：一类是葡萄糖，能全部被重吸收；二类如水和电解质，能大部分重吸收；三类如尿素、肌酐等代谢终产物，仅小部分重吸收或完全不被重吸收。肾小管的重吸收是选择性重吸收，且许多重要物质的转运直接或间接与Na^+的转运相关联，因此，Na^+的转运在肾小管上皮细胞的物质转运中起关键作用。

1. Na^+的重吸收

99%的Na^+被肾小管和集合管重吸收，这对维持机体细胞外液Na^+浓度和渗透压相对稳定有重要意义。各段肾小管对Na^+的重吸收率不同。近端小管的重吸收率最大，为滤过量的65%～70%；远曲小管（远端小管曲部）和集合管约为12%；其余的Na^+在髓袢升支重吸收。Na^+的重吸收属于主动重吸收，而上皮细胞基侧膜上的钠泵是近端小管对Na^+重吸收的关键动力（图13－9）。

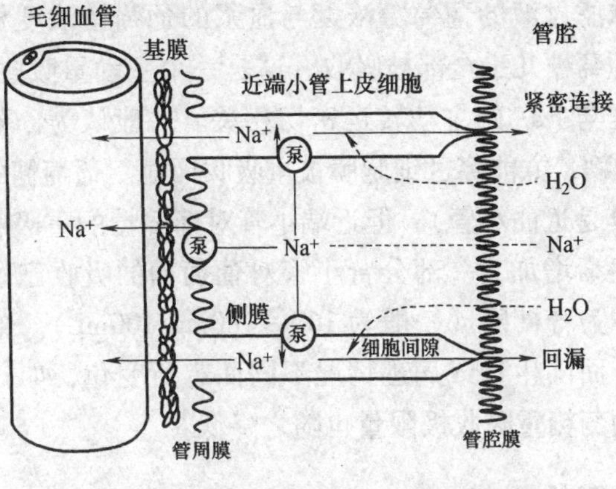

图13－9 近端小管重吸收Na^+的泵漏模式

在近端小管前半段，Na^+主要与HCO_3^-和葡萄糖、氨基酸一起被重吸收：管周膜（基侧膜）有钠泵，管腔膜有Na^+－H^+交换体和Na^+－葡萄糖或氨基酸同向转运体，HCO_3^-重吸收速率明显大于Cl^-重吸收。在近端小管后半段，NaCl主要通过细胞旁路和跨上皮细胞两条途径被重吸收：Cl^-顺浓度梯度经细胞旁路被重吸收，Na^+顺电位梯度被重吸收。

远曲小管对 Na^+ 的重吸收量较少，也是主动重吸收，有人认为远曲小管细胞管腔膜和管周膜上都分布有钠泵，其重吸收机制可能与近端小管不同。此外，在远曲小管 Na^+ 的重吸收还与 H^+ 或 K^+ 的分泌联系在一起。髓袢升支粗段 NaCl 的继发性主动重吸收对尿的浓缩和稀释具有重要意义，现在一般用 Na^+:2Cl^-:K^+ 同向转运模式解释，Na^+ 泵抑制剂哇巴因可抑制该过程。

2. 水的重吸收

肾小球滤过的原尿，流经肾小管和集合管时，99% 的水分被重吸收，仅有 1% 的水分被排出体外。也就是说，如果水的重吸收减少 1%，最终的尿量可增加 1 倍，说明水的重吸收直接关系到尿量的多少。

肾小管各段和集合管对水的重吸收都通过渗透作用，随溶质的吸收而被动吸收，但各段管壁细胞对水的通透性不同。65% ~70% 的水分在近端小管重吸收，10% 在髓袢，10% 在远曲小管，10% ~20% 在集合管被重吸收，集合管对水的重吸收量变化最大。

一般情况下，近端小管对水的重吸收主要取决于小管液中溶质的浓度，与机体是否缺水无关，重吸收率比较恒定；远曲小管和集合管对水的重吸收可因机体含水多少有所不同：机体缺水时，重吸收增多，不缺水时重吸收减少。因此，远曲小管和集合管的重吸收作用对尿量的影响较大，脑垂体后叶释放的抗利尿激素（ADH）参与调节该过程。

3. 葡萄糖的重吸收

正常人肾小球滤过液的葡萄糖浓度与血浆的葡萄糖浓度相同，但当滤过液流经肾小管时，葡萄糖几乎全部被吸收，这是一个主动重吸收过程，实验证明，葡萄糖的转运过程与 Na^+ 的主动转运密切相关。一般认为，葡萄糖需与载体及 Na^+ 结合形成复合物，方能穿过细胞膜被重吸收回血。葡萄糖的重吸收部位仅限于近端小管（尤其是近曲小管），但近端小管对葡萄糖的重吸收有一定限度。当血浆葡萄糖浓度逐渐增加，一部分肾小管对葡萄糖的吸收已达到极限，尿中开始出现葡萄糖，称为肾糖阈（一般为 160 ~180mg/100mL）。葡萄糖重吸收极限量并非固定不变，而随生理或病理情况不同而有所变化，如，近曲小管对 Na^+ 重吸收减少时，葡萄糖重吸收极限量也随之降低。

四、肾对酸碱平衡的调节

肾脏主要通过排出过多的酸或碱以及重吸收 $NaHCO_3$ 调节血浆中 $NaHCO_3$ 含量，以维持血液正常的 pH。

1. H^+-Na^+ 交换

肾小管上皮细胞含碳酸酐酶，催化 CO_2 与 H_2O 生成 H_2CO_3，H_2CO_3 解离成 H^+ 和 HCO_3^-，H^+ 分泌至肾小管管腔，与小管液中的 $NaHCO_3$ 交换 Na^+，结果

生成 H_2CO_3 并有 Na^+ 的重吸收；进入管腔的 H^+ 若与 Na_2HPO_4 交换 Na^+ 则生成 NaH_2PO_4 并有 Na^+ 的重吸收。H_2CO_3 以 CO_2 的形式重吸收，而 NaH_2PO_4 则由尿中排出，导致终尿 pH 下降，这种现象称为尿液酸化。管腔重吸收的 Na^+ 可通过 Na^+ 泵的作用转入血浆，细胞内产生的 HCO_3^- 也随之进入血浆，如此，补充了血液在缓冲固定酸时所消耗的 $NaHCO_3$，从而有利于维持 $NaHCO_3/H_2CO_3$ 缓冲对的正常比值，使血液 pH 恒定（图 13－10）。

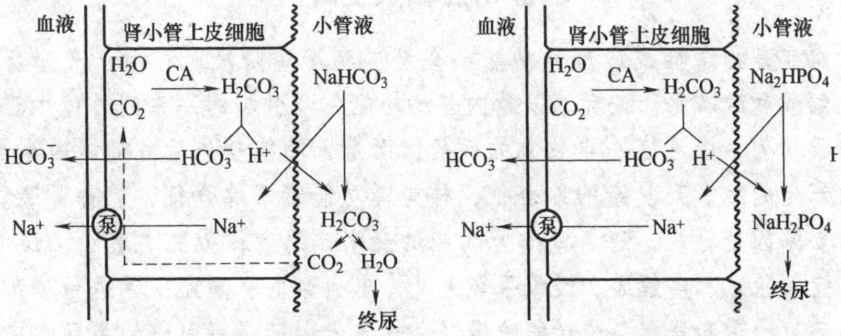

(1) H^+—Na^+交换与$NaHCO_3$重吸收　　(2) H^+—Na^+交换与尿液酸化

图 13－10　H^+－Na^+交换、$NaHCO_3$ 重吸收及尿液酸化

保存血浆钠的另一重要方式为 K^+－Na^+交换。在肾远曲小管上皮细胞内，因 K^+和 H^+都与 Na^+交换，故 K^+－Na^+与 H^+－Na^+交换有相互竞争现象。高血钾与酸中毒可互为因果；同理，碱中毒与低血钾亦可互为因果。

酸碱平衡的调节必须依靠血中缓冲体系、肺的呼吸功能以及肾脏的排泄与重吸收作用，这三个环节密切配合，协调一致，方能对酸碱平衡进行有效的调节。

2. K^+－Na^+交换

微穿刺实验表明，K^+既能被肾小管重吸收，又能由肾小管分泌。肾小管滤出的 K^+一般在近曲小管和髓袢几乎被全部重吸收回血液，而尿中排出的 K^+主要源于远曲小管和集合管的分泌。目前认为，离子泵在主动运输 Na^+的同时反方向转运 K^+，可能是 K^+分泌的机制之一。此外，Na^+的重吸收造成小管内外电位差，促进 K^+由组织间液扩散到小管液，此为被动转运过程。K^+主动或被动转运过程，都与 Na^+的重吸收相耦联，分泌一个 K^+，就重吸收一个 Na^+，故称之为 K^+－Na^+交换。该过程受肾上腺皮质分泌的醛固酮调节，从而促进 Na^+的重吸收。

3. NH_3 的分泌

NH_3 的分泌对维持酸碱平衡有重要作用。肾小管和集合管上皮细胞代谢不断产生 NH_3，其中，大部分 NH_3 由谷氨酰胺脱氨而来，小部分来自其他氨基酸。

NH_3 是脂溶性物质，能通过细胞膜扩散进入周围组织间液和小管液。当体内代谢产生大量酸性物质时，小管细胞分泌 NH_3 和 H^+ 的活动均加强。NH_3 分泌至小管液中，与 H^+ 结合生成 NH_4^+。NH_4^+ 还可与小管液中强酸盐解离出的负离子（如 Cl^-）结合，生成酸性铵盐，随尿排出。因此 NH_3 的生成和铵盐的排出与 H^+-Na^+ 交换相关联，不仅促进排酸，还可增加 $NaHCO_3$ 的重吸收，维持酸碱平衡。

尿毒症和人工肾

尿毒症是指急性或慢性肾功能不全发展到严重阶段时，由于代谢物蓄积，水、电解质和酸碱平衡紊乱，以致内分泌功能失调引起的一系列自体中毒症状。现代医学认为，尿毒症并非独立的疾病，而是肾功能丧失后，机体内生化过程紊乱而产生的一系列复杂的综合征，称为肾功能衰竭综合征，简称肾衰。尿毒症的主要原因是肾病，随着肾病肾功能的衰竭，患者体力随之衰退，最终演变为尿毒症。除水、电解质、酸碱平衡紊乱，出血倾向、高血压等进一步加重外，尿毒症还可出现各器官系统功能障碍以及物质代谢障碍所引起的多种临床表现。透析换肾是治疗晚期尿毒症的主要手段。

血液透析俗称“人工肾”，是用人工方法模仿人体肾小球的滤过作用，在体外循环中清除人体血液内过剩的含氮化合物、新陈代谢产物或逾量药物等，调节水、电解质平衡的血液透析装置。人工肾的核心部分是一种用高分子材料（称为膜材料）制成的透析器，这种膜材料具有半通透特性，可代替肾小球实现其毛细血管壁的滤过功能，达到血液净化的目的。人工肾是应用膜分离技术原理，用半透膜将引出人体外的血液与专门配制的透析液隔开，由于血液和透析液所含溶质浓度不同，水和各种溶质通过渗透作用和扩散作用最终实现动态平衡，达到清除人体代谢废物，纠正水、电解质和酸碱平衡的目的。

第三节 尿的浓缩和稀释

哺乳动物和人类能通过肾的泌尿排出浓缩或稀释的尿，以保持机体内渗透压的相对稳定和水盐平衡。当机体缺水时，能排出渗透压比血浆渗透压高的高渗尿（浓缩尿），即尿被浓缩，使更多水分保留于体内；当体内水过剩时，能排出渗透压低于血浆渗透压的低渗尿（稀释尿），即尿被稀释，从而避免血浆过分稀释。尿的浓缩能力可用尿的最大渗透浓度与血浆的渗透浓度之比值衡量。人类尿的最大渗透浓度可为血浆的4倍。

尿液的浓缩是由于小管液中的水被重吸收而溶质仍留在小管液中造成的。重吸收水的动力来自肾髓质渗透梯度的建立（由髓质外层向乳头部渗透浓度不断升高）（图 13－11），这是浓缩尿的必要条件。髓袢是形成髓质渗透梯度的重要结构，具有髓袢的肾才能形成浓缩尿，髓袢越长，浓缩能力越强，婴儿尿多而稀就是由于髓袢未发育成熟。有人用肾小管各段对水和溶质通透性的差异（表 13－2）以及逆流倍增现象解释肾髓质渗透梯度的形成。

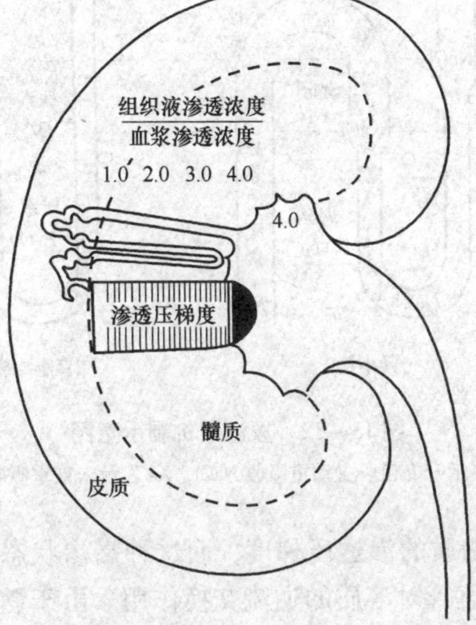

图 13－11 肾髓质渗透梯度示意图
线条越密，表示渗透浓度越高

表 13－2 兔肾小管各段的通透性

肾小管部分	水	NaCl	尿素
髓袢降支细段	易通透	不易通透*	不易通透*
髓袢升支细段	不易通透	易通透	中等通透
髓袢升支粗段	不易通透	主动重吸收	不易通透
远曲小管	有 ADH 时易通透	主动重吸收	不易通透*
集合管	有 ADH 时易通透	主动重吸收	皮质和外髓部不易通透；内髓部易通透

*不同动物，通透性不同；ADH 为抗利尿激素。

髓袢升支粗段能主动重吸收 NaCl，而对水通透性很低，因此，升支粗段内的小管液在向皮质方向流动时，NaCl 逐渐向管外组织间隙液转移，结果使组织间隙液变为高渗，而管内 NaCl 浓度逐渐降低，最后变成了低渗液体。组织间隙液渗透浓度升高后，会使一部分 NaCl 顺浓度差扩散进入髓袢降支，因而降支内液体在向肾乳头方向流动时，不断接受扩散进来的 NaCl，其渗透浓度又逐渐升高，这就是逆流倍增作用。由此可见，髓袢降支与升支就构成了一个逆流倍增系统，使髓质内的组织间隙液形成渗透压梯度（图 13－12）。

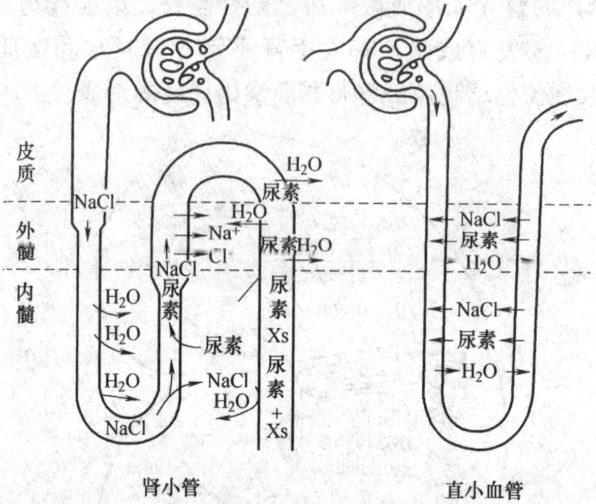

图 13－12　尿浓缩机制示意图

粗箭头表示升支粗段主动重吸收 NaCl，Xs 表示未被重吸收的溶质

逆流倍增造成肾髓质的渗透压梯度，而这种高渗状态的维持主要依靠分布在肾髓质的 U 形直小血管对溶质的逆流交换作用。由于髓袢升支能重吸收溶质而对水相对不通透，故流至远曲小管的小管液是低渗的。最终，由体内排出高渗尿还是低渗尿，将取决于肾小管和集合管对水的通透性调节。正常情况下，抗利尿激素调节集合管上皮细胞对水的通透性，以改变渗透压梯度“抽吸”集合管中水分的程度，从而控制尿的浓缩和稀释的幅值。肾小球滤过生成的原尿，通过肾小管和集合管的重吸收和分泌后，形成终尿并排出肾。

利 尿 药

利尿药是一类促进肾脏排尿从而增加尿量的药物。可通过影响肾小球的过滤，尤其是肾小管的重吸收和分泌等发挥利尿作用。利尿药作用于肾脏，使肾小管增加水排出的同时增加钠的排出，达到增加尿量、消除水肿的目的，常用于各种病因引起的全身性水肿，如肾脏病引起的水肿、心力衰竭、肝硬变等。常用的利尿药有呋塞米（速尿）和双氢氯噻嗪，前者是高效利尿剂，主要作用于髓袢升支粗段；后者属中效利尿剂，主要作用于髓袢升支粗段皮质部和远曲小管近端。噻嗪类还是一种降压药，可单独用于治疗早期高血压，或与其他降压药联合治疗中、重度高血压。

第四节 尿生成的调节

肾脏的主要功能是排出对机体无用或多余的代谢终产物，保留对机体有用的物质，以达到内环境的体液容量、渗透压、电解质和酸碱度的相对稳定。尿的生成有赖于肾小球的滤过作用与肾小管、集合管的重吸收和分泌作用，因此，机体对泌尿功能的调节也是对滤过作用以及重吸收和分泌作用的调节。肾小球的滤过作用与肾血流量密切相关，肾小球滤过膜正常时，其滤过率主要决定于肾小球毛细血管血压与肾血流量，所以对肾血流量的调节也就是对肾小球滤过作用的调节。

一、肾血流量的调节

肾血流量的调节主要包括两个方面：一是肾血流量的自身调节；另一是肾血流量的神经体液调节。

（一）肾血流量的自身调节

安静状态下，当肾动脉血压在一定范围（80～180mmHg）内变动时，肾血流量能保持相对稳定，即使在离体实验中亦如此。这种在没有外来神经支配的情况下，在肾动脉血压一定的变动范围内，肾血流量能保持恒定的现象，称为肾血流量的自身调节。肾血流量主要取决于肾血管阻力，包括入球小动脉、出球小动脉和叶间小动脉的阻力，其中最重要的是入球小动脉的阻力。

对于肾血流量自身调节的机制，目前多以肌源学说解释：入球小动脉管壁平滑肌紧张性改变是肾血流自身调节的关键。当肾灌注压升高时，血管平滑肌受到牵张刺激，使平滑肌的紧张性加强，血管直径缩小，血流阻力便随之增大，保持血流量相对稳定；而当灌注压减少时，则发生相反变化。当灌注压低于80mmHg时，平滑肌已达到舒张压的极限；而灌注压高于180mmHg时，平滑肌又达到收缩的极限，因此，灌注压超出一定范围时，肾血流量的自身调节不能发挥作用，肾血流量就会随血压的波动而变化；只有在合适范围内，入球小动脉平滑肌才能发挥自身调节作用，保持肾血流量的自身稳定。如果以水合氯醛、罂粟碱或氰化钠等药物抑制血管平滑肌的活动，自身调节现象就会消失。

肾血流量自身调节的意义：维持肾小球毛细血管血压的相对稳定，从而使肾小球滤过率保持相对恒定。

（二）肾血流的神经－体液调节

神经对肾血管的调节以交感神经的缩血管作用为主。入球小动脉和出球小动脉血管平滑肌受肾交感神经支配。安静时，肾交感神经使血管平滑肌有一定程度的收缩；肾交感神经兴奋时，末梢释放去甲肾上腺素，作用于血管平滑肌 α 受体，可使肾血管强烈收缩，肾血流量减少。

体液因素中，如肾上腺髓质释放的去甲肾上腺素和肾上腺素，循环血液中的血管升压素和血管紧张素Ⅱ，以及内皮细胞分泌的内皮素等，均可引起血管收缩，使肾血流量减少；肾组织中生成的 PGI_2、PGE_2、NO 和缓激肽等可引起肾血管舒张，肾血流量增加；而腺苷则引起入球小动脉收缩，肾血流量减少。

总之，在通常情况下，血压变化范围不大时，肾主要依靠自身调节保持血流量的相对稳定，以维持正常的泌尿功能。但在紧急情况下（如剧烈运动、情绪紧张、疼痛刺激、大出血及缺氧等），全身血液将重新分配，通过神经和体液因素的调节减少肾血流量，使血液分配到脑、心脏等重要器官，这对维持脑和心脏的血液供应有重要意义。

二、肾小管和集合管的机能调节

肾小管和集合管的调节包括肾内自身调节和神经、体液调节。

（一）肾内自身调节

1. 小管液中溶质的浓度

小管液中溶质所形成的渗透压，是对抗肾小管重吸收水分的力量。如果小管液溶质浓度高，则渗透压高，肾小管（特别是近端小管）重吸收水减少，NaCl 排出量相应增多，结果尿量增多。例如，糖尿病患者多尿是由于近端小管不能将葡萄糖完全重吸收回血，使小管液中的葡萄糖增多，小管液渗透压因而增高，结果妨碍了水和 NaCl 的重吸收而造成的。临床上给病人注入可通过肾小球滤过但不被肾小管重吸收的物质，如甘露醇等，可提高小管液中溶质的浓度，以达到利尿和消除水肿的目的，这种利尿方式称为渗透性利尿。

2. 球－管平衡

近端小管的重吸收率与肾小球滤过率之间关系密切。当肾小球滤过率增加时，近端小管对 Na^+ 和水的重吸收率也增大；反之，肾小球滤过率减少时，近端小管对 Na^+ 和水的重吸收率也减小。不论肾小球滤过率增加或减少，近端小管对滤液的重吸收率始终占肾小球滤过率的 65%～70%，这种现象称为球－管平衡。球－管平衡的生理意义：防止由于肾小球滤过率增加而使肾小管远段（如远曲小管和集合管）出现超负荷，减少因肾小球滤过率的增减导致终尿量出现大幅度的变动。

球－管平衡现象与近端小管对 Na^+ 的定比重吸收有关。近端小管对 Na^+ 的重吸收率经常是滤过量的 65%～70%，从而决定了滤液的重吸收率也总是占滤过率的 65%～70%。假如不存在定比重吸收，只要肾小球滤过率增加 2mL/min，

Na^+的排出量就会加倍；如减少2mL/min，Na^+的排出量为零，可见球－管平衡具有重要的生理意义。在某些情况下（如渗透性利尿），球－管平衡现象也可能被打破。

（二）神经和体液调节

1. 肾交感神经

肾交感神经可通过使入球小动脉和出球小动脉收缩而影响肾小球滤过率，还可通过刺激球旁细胞释放肾素，导致血浆血管紧张素Ⅱ和醛固酮含量增加，促进肾小管对NaCl和水的重吸收。肾交感神经末梢释放的去甲肾上腺素也可直接作用于近端小管和髓袢细胞，增加肾小管对NaCl和水的重吸收。

2. 抗利尿激素

抗利尿激素是由下丘脑视上核和室旁核（前者为主）神经元分泌的具有9个氨基酸残基组成的多肽类激素，其在神经元中合成，经下丘脑－垂体束被运输至神经垂体储存，在适宜的刺激下，由神经垂体释放入血。ADH的主要作用是增加远曲小管和集合管上皮细胞对水的通透性，促进其对水的重吸收，使尿液浓缩、尿量减少，即抗利尿作用。

目前认为，ADH能与远曲小管和集合管上皮细胞管周膜受体（V2）结合，通过G蛋白与腺苷酸环化酶耦联，使细胞第二信使cAMP增加，从而激活蛋白激酶A，后者使管腔膜附近含有水通道的小泡镶嵌在管腔膜上，增加管腔膜对水的通透性（图13－13）。当缺乏ADH时，管腔膜上的水通道消失。

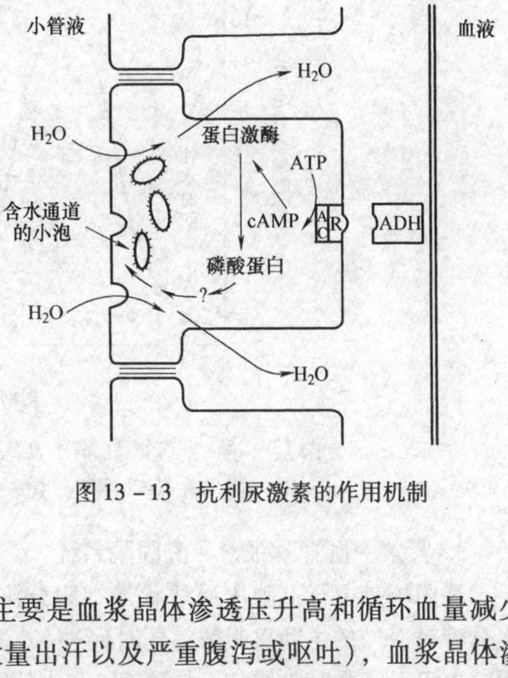

图13－13 抗利尿激素的作用机制

抗利尿激素释放的有效刺激：主要是血浆晶体渗透压升高和循环血量减少（图13－14）。当机体缺水时（如大量出汗以及严重腹泻或呕吐），血浆晶体渗透压升高，对下丘脑前部渗透压感受器的刺激增强，于是ADH释放增多，从而使尿量减少，保留人体内的水分；反之，大量饮水后，血液被稀释，血浆晶体渗透压降低，渗透压感受器所受刺激减少，ADH释放减少，水的重吸收减少，尿量增多，从而排出体内多余的水分。大量饮清水后尿量增多的现象，称为水利尿（图13－15）。另外，循环血量的改变，也能刺激有关感受器反射性地影响

ADH 的释放。

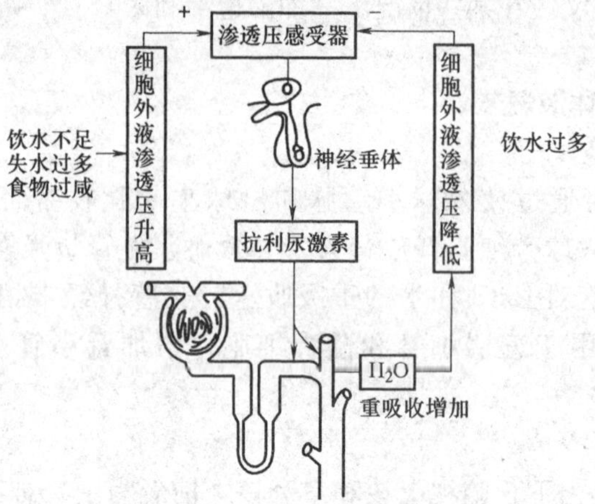

图 13－14　抗利尿激素的作用示意图

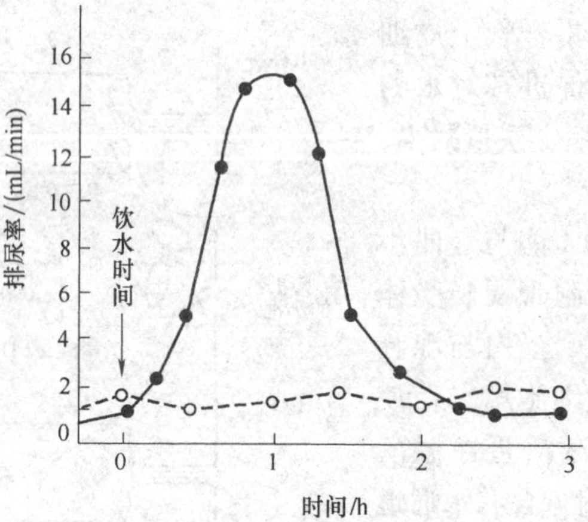

图 13－15　一次饮 1L 清水（实线）和饮 1L 等渗盐水（0.9% NaCl 溶液）（虚线）后的排尿率

3. 肾素－血管紧张素－醛固酮系统

醛固酮是由肾上腺皮质球状带细胞分泌的类固醇激素，可促进远曲小管和集分管对 Na^+ 的主动重吸收，同时促进 K^+ 的排出，即有“保 Na^+ 排 K^+”的作用。由于 Na^+ 重吸收增加，导致 Cl^- 和水的重吸收也随之增加，结果使细胞外液量增加。醛固酮在维持细胞外液 Na^+、K^+ 浓度和细胞外液量相对稳定方面具有重要意义。

醛固酮的分泌主要受肾素－血管紧张素－醛固酮系统以及血 K^+ 升高、血 Na^+ 降低等的调节（图 13－16）。循环血量减少可引起肾小球旁器释放肾素。血 K^+ 浓度升高或血 Na^+ 浓度降低，可直接刺激肾上腺皮质球状带，使醛固酮分泌增加。目前认为，醛固酮进入远曲小管和集合管上皮细胞后，与胞浆受体结合，形成激素-受体复合物，后者进入核内，调节特异性 mRNA 的转录，合成多种醛固酮诱导蛋白（AIP）的合成。AIP 可能通过促进 Na^+ 运转及生物氧化提供 ATP，增加管腔膜对 Na^+ 的通透性等作用，加强 Na^+ 的主动重吸收。Na^+ 的主动重吸收造成小管腔内负电位，进而导致 K^+ 的被动分泌。

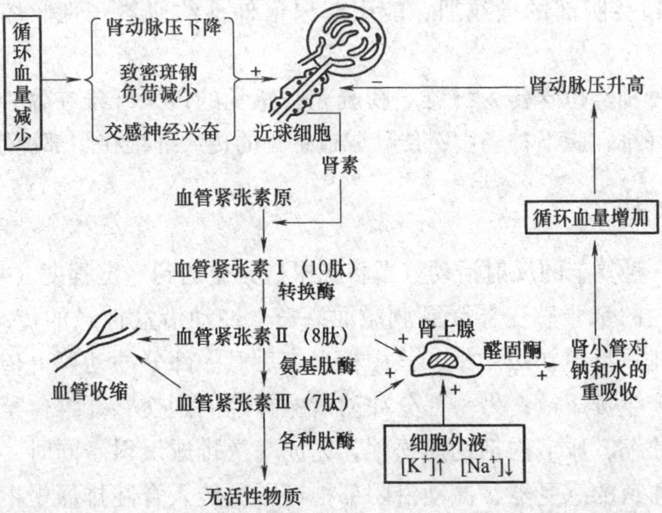

图 13-16 肾素-血管紧张素-醛固酮系统作用示意图

第五节 排尿活动及其调节

尿液连续不断地生成，在压力差以及肾盂的收缩作用下被送入输尿管，输尿管的周期性蠕动将尿液送入膀胱，尿液在膀胱内储存达到一定量时，才能引起反射性排尿动作。排尿是贮存在膀胱中的尿液经过尿道排出体外的过程。排尿是间歇进行并受中枢神经系统控制的复杂反射活动。

一、膀胱和尿道的神经支配

有三对混合神经干支配膀胱和尿道，将膀胱和尿道与调控排尿的神经中枢联系起来。膀胱逼尿肌和尿道内括约肌受交感神经（腹下神经）和副交感（盆神经）神经的双重支配。阴部神经则支配尿道外括约肌和会阴部的横纹肌。

盆神经的传出纤维起自脊髓骶 2~4 段侧柱，属于副交感神经系。在膀胱壁内交换神经元后，节后纤维分布于逼尿肌和内括约肌，其末梢释放乙酰胆碱，使逼尿肌收缩，内括约肌松弛，促进排尿。

腹下神经的传出纤维起自脊髓胸12~腰1、2段侧柱，属于交感神经系。在腹下神经节交换神经元后，节后纤维分布于逼尿肌和内括约肌，其末梢释放去甲肾上腺素，能使逼尿肌松弛，内括约肌收缩，抑制排尿。在排尿活动中交感神经的作用不如副交感神经明显。

阴部神经的传出纤维起自脊髓骶2~4段前角细胞，为躯体神经，其支配尿道外括约肌和会阴部的横纹肌，能引起尿道外括约肌紧张性收缩，阻止膀胱排尿。

以上三种神经也含传入纤维。膀胱充胀感觉的传入纤维在盆神经中；传导膀胱痛觉的纤维在腹下神经中；传导尿道感觉的传入纤维在阴部神经。

二、排尿反射

排尿是一种复杂的反射活动。当膀胱尿量充盈达到一定程度（400~500mL）时，膀胱壁内的牵张感受器受到刺激而兴奋，冲动沿盆神经的传入纤维上传，到达骶髓的排尿反射初级中枢，该中枢兴奋后，一部分冲动可上传至脑干及大脑皮层，并产生排尿欲；另一部分冲动沿盆神经的副交感纤维传至膀胱，引起膀胱逼尿肌收缩，尿道内括约肌松弛，完成一次排尿反射。同时，尿液进入尿道又刺激了尿道的感受器，冲动沿阴部神经再次传入脊髓排尿中枢，进一步加强排尿中枢的活动，并且反射性地抑制阴部神经的传出活动，使尿道外括约肌松弛，于是在膀胱收缩产生的强大内压（可高达110mmHg）下，尿液由尿道排出体外。排尿反射是正反馈过程，它使排尿反射一再加强，直至尿液排完为止。在排尿末期，由于尿道海绵体的收缩，可将尿道残余的尿液排出体外。此外，在排尿时，腹肌、膈肌的强力收缩，也能产生较高的腹内压，协助克服排尿阻力。

排尿反射是一种脊髓反射，但脑的高级中枢可抑制或加强其反射过程。在人体内，脊髓初级中枢经常受大脑皮质的控制和调节。幼儿大脑发育尚未完善，对下位初级中枢的抑制能力较弱，故幼儿排尿次数多或有遗尿现象。随年龄的增长，大脑功能日趋完善，对排尿的控制能力也逐渐增强。老年人常因皮质功能衰退而出现随意控制排尿能力减弱，易发生尿频或尿失禁现象。

泌尿道里的石头

世界上的石头五花八门：从翡翠、水晶、玛瑙，到筑路造房用的砂砾、碎石等五颜六色、千姿百态。然而，人体内也有各种各样的石头，但大多对人体有百害而无一利，医学上称为结石。

泌尿道中也有多种结石：深褐色草酸盐结石、黄褐色的尿酸盐结石以及白色的磷酸盐结石等。泌尿道内长出结石的原因很多：可因天气炎热出汗太多，使尿量减少，尿液浓缩，尿中的结晶体容易沉积形成结石；或因泌尿道发生梗阻性病变，尿液排出不畅，里面的尿垢沉积形成结石；也可因泌尿道炎症，尿液浑浊，形成结石。

肾脏和膀胱“水域”宽阔，流速缓慢，结石大多在这里形成。结石随尿液顺流而下，经过输尿管、尿道等狭小通道时往往会被嵌住而停顿下来。相比之下，女子的尿道短而宽，细小的石块容易被排出；男子尿道较狭长，结石不易排出，膀胱和尿道结石因此增多。

当机体出现疼痛、血尿、脓尿等症状时，要及时检查是否存在结石。预防尿道结石，应养成多饮水的习惯，尤其是得过尿道结石者，应避免过多食用富含钙、磷、草酸和尿酸等的食物，如豆制品、菠菜、海带和动物内脏等。

复习思考题

1. 名词解释

肾小球滤过率、肾小球有效滤过压、球－管平衡、肾血流量的自身调节、渗透性利尿、水利尿。

2. 比较皮质肾单位和髓旁肾单位的异同。

3. 肾脏的血液循环有什么特点?

4. 试述尿生成的基本过程?

5. 影响肾小球滤过的因素有哪些?

6. 肾小球重吸收和分泌功能受哪些因素的影响和调节?

7. 大量出汗或大量喝清水后，尿量各有哪些变化? 为什么?

8. 试述醛固酮调节尿生成的作用机制。

9. 简述尿的排放过程。

10. 试述肾在维持水、电解质、酸碱平衡中的作用机制。

11. 假定近端小管的重吸收率为70%，若肾小球滤过率从125mL/min增加到150mL/min，试计算肾小管远端的小管液增加了多少?

（徐金会）

第十四章　免疫系统

学习目的和要求

1. 掌握免疫器官和免疫细胞的结构和功能。
2. 掌握天然免疫和适应性免疫，主动免疫与被动免疫。
3. 熟悉变态反应，免疫耐受与自身免疫性疾病；免疫缺陷。

第一节　免疫系统的组成

免疫系统由免疫器官、免疫细胞及免疫分子组成。

一、免疫器官

免疫器官（immuneorgan）是指实现免疫功能的器官或组织，可分为中枢免疫器官和外周免疫器官。

（一）中枢免疫器官

中枢免疫器官包括胸腺和骨髓，是各类免疫细胞发生、分化和成熟的场所。

1. 胸腺

胸腺（thymus）位于胸腔前纵隔内、胸骨后，分为左右两叶，外包结缔组织被膜；被膜伸入胸腺实质内形成隔膜，将胸腺分成许多小叶；小叶的外周部分称为皮质，中央部分称为髓质（图 14－1）。

胸腺有明显的年龄性变化。幼儿期，胸腺较大，重约 27g，青春期可达 30～40g，此后逐渐退化萎缩，老年期胸腺明显缩小。胸腺易受损害，急性疾病、肿瘤、大剂量照射或大剂量固醇类药物等均可导致胸腺的急剧退化，胸腺细胞大量死亡、衰竭。但病愈或消除有害因子后，胸腺的结构可逐渐恢复。

胸腺是培育和选择 T 细胞的重要器官。胸腺上皮细胞分泌的胸腺素和胸腺生成素均能促进胸腺细胞的分化。胸腺培育出的各种处女型 T 细胞，经血流输送至周围淋巴器官和淋巴组织。

2. 骨髓

骨髓（bone marrow）主要产生血细胞，各种免疫细胞（粒细胞、淋巴细胞、单核细胞等）都由骨髓的多能干细胞发育而来。淋巴细胞可分化为 B 淋巴细胞

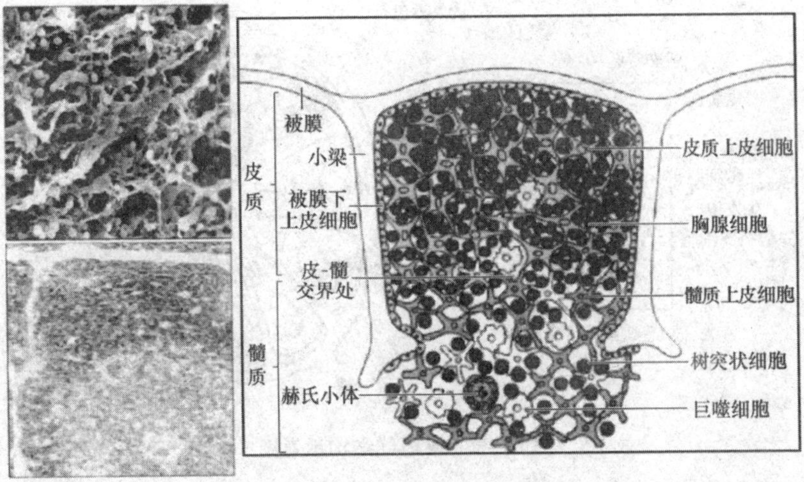

图 14－1　胸腺的结构

和 T 淋巴细胞。B 淋巴细胞在骨髓中成熟，T 淋巴细胞在胸腺发育成熟。

（二）外周免疫器官与组织

外周免疫器官包括淋巴结、脾脏和黏膜相关淋巴组织，是淋巴细胞和其他免疫细胞定居、增殖以及产生免疫应答的场所。外周免疫器官在机体出生后数月逐渐发育完善。

1. 淋巴结

淋巴结（lymph nodes，LN）是哺乳类动物特有的淋巴器官，人体共约 450 个，呈豆形，位于淋巴回流的通路上，常成群分布于肺门、腹股沟及腋下等处，是滤过淋巴和产生免疫应答的重要器官。淋巴结表面有薄层被膜，数条输入淋巴管穿过被膜通入被膜下淋巴窦。淋巴结的一侧凹陷称为门部，血管、神经和输出淋巴管由此进出淋巴结。淋巴结包括皮质和髓质。皮质位于被膜下方，由浅层皮质、副皮质区及皮质淋巴窦构成；髓质由髓索及其间的髓窦组成（图 14－2）。

淋巴由输入淋巴管进入被膜下淋巴窦，渗入皮质淋巴组织或直接流入髓窦，继而汇入输出淋巴管。周围淋巴器官和淋巴组织内的淋巴细胞可经淋巴管进入血流循环于全身，又可通过毛细血管后微静脉再回入淋巴器官或淋巴组织内，如此周而复始，使淋巴细胞从一处淋巴组织（器官）至另一处淋巴组织（器官），称为淋巴细胞再循环。

淋巴结的功能：①滤过淋巴液：病原体侵入皮下或黏膜后，很容易进入毛细淋巴管回流入淋巴结。当淋巴缓慢流经淋巴窦时，巨噬细胞可清除其中的异物，如对细菌的清除率可达 99%，但对病毒及癌细胞的清除率很低。②免疫应答：抗原进入淋巴结后，巨噬细胞可捕获与处理抗原，使相应特异性受体的淋巴细胞发生转化。体液免疫应答时，髓索内浆细胞增多；细胞免疫应答时，效

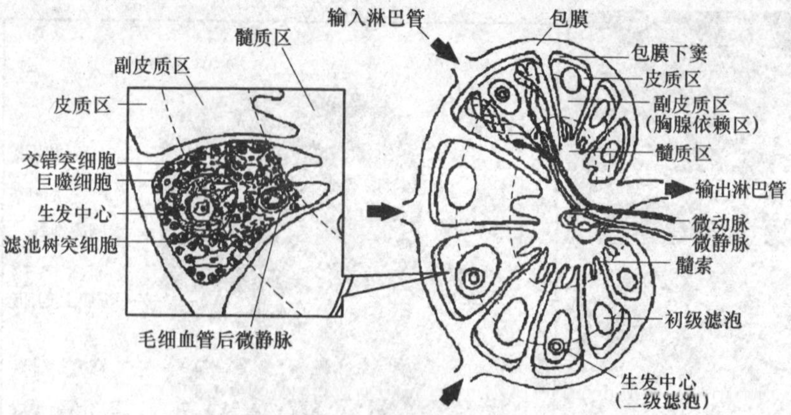

图 14-2 淋巴结结构示意图

应性 T 细胞输出增多。淋巴结内细胞免疫应答和体液免疫应答常同时发生。无论何种免疫应答，都引起局部淋巴结肿大。这是发生感染时，淋巴结肿大的原因。

2. 脾

脾（spleen）形似蚕豆，位于左季肋区，重 150~250g。脾内含有大量淋巴组织和血窦，分为白髓、边缘区和红髓三部分。脾索含大量巨噬细胞，可吞噬清除血液中的病原体和衰老的血细胞。当脾肿大或机能亢进时，红细胞破坏过多，可引起贫血。

胚胎早期的脾有造血功能，自骨髓开始造血后，脾逐渐变为淋巴器官，在抗原刺激下产生大量淋巴细胞和浆细胞。但脾内仍含有少量造血干细胞，当机体严重缺血或某些病理状态下，脾可以恢复造血功能。

3. 黏膜相关淋巴组织

黏膜相关淋巴组织指存在于呼吸道、肠道和泌尿生殖道黏膜上皮下的散在的淋巴组织和一些淋巴滤泡，主要由 T 细胞、B 细胞和巨噬细胞等组成。受抗原刺激后，黏膜相关淋巴组织的 B 细胞合成抗体，经上皮细胞转运至黏膜表层，形成分泌性抗体，发挥免疫保护作用。

二、免疫细胞

凡参与免疫应答或与免疫应答相关的细胞均可称为免疫细胞，包括淋巴细胞、单核巨噬细胞系统和抗原呈递细胞等。

（一）淋巴细胞

依据表面标志、形态结构和功能的不同，一般将淋巴细胞分为三类。

1. 胸腺依赖淋巴细胞

胸腺依赖淋巴细胞（thymus dependent lymphocyte）简称 T 细胞，来源于骨

髓，在胸腺内发育成熟。T 细胞表面有特异性抗原受体，称为 T 细胞受体。T 细胞可分为辅助性 T 细胞（helper T cell，Th 细胞）、抑制性 T 细胞（suppressor T cell，Ts）和细胞毒性 T 细胞（cytotoxic T cell，Tc 细胞）。Th 细胞能识别抗原，分泌多种淋巴因子，既辅助 B 细胞产生体液免疫应答，又能辅助 T 细胞产生细胞免疫应答。艾滋病（AIDS）病毒可破坏 Th 细胞，导致患者的免疫系统瘫痪。Ts 细胞释放淋巴因子，可抑制 T 细胞和 B 细胞的活性，即当侵入机体的病原体即将被消灭时，Ts 能及时终止免疫反应，以防止机体的免疫反应无法控制。Tc 细胞在异抗原的刺激下可增殖形成大量效应性 Tc 细胞，能特异性杀伤靶细胞，是细胞免疫应答的主要成分（图 14－3）。

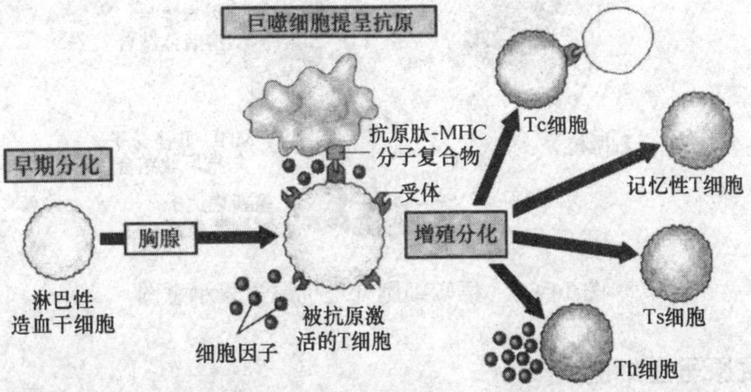

图 14－3 T 细胞增殖分化过程示意图

2. 骨髓依赖淋巴细胞

骨髓依赖淋巴细胞（bone marrow dependent lymphocyte）简称 B 细胞，在骨髓中产生并发育成熟。B 细胞表面有许多特异性抗原受体，称为 B 细胞受体，是镶嵌在膜脂质分子中的免疫球蛋白，能特异性识别抗原并与之结合。B 细胞受抗原刺激后增殖分化形成大量浆细胞，分泌抗体，清除相应的抗原，此为体液免疫应答。

3. 自然杀伤细胞

自然杀伤细胞（nature killer cell，NK）又称大颗粒淋巴细胞，是一类无典型 T、B 细胞表面标志和特征的淋巴细胞，来源于骨髓，主要存在于血液和淋巴组织。自然杀伤细胞不需抗原的刺激，也不需抗体的存在，即可杀伤某些肿瘤细胞以及某些被病毒感染的靶细胞。

（二）单核巨噬细胞系统

单核巨噬细胞系统包括血液中的单核细胞和组织中的巨噬细胞。血液中的单核细胞穿出血管到达全身各组织发育为巨噬细胞。因其具有黏附玻璃和塑料表面的特点，因此又称黏附细胞。该系统在机体内分布广，细胞数量多，有强大的吞噬作用，与机体的免疫功能密切相关。

在炎症或其他因子的刺激下，巨噬细胞活化，细胞增大，溶酶体增多，细胞的变形运动及吞噬能力均增强。外来抗原、异物经巨噬细胞提取、加工、处理后，以主要组织相容性复合物Ⅱ（MHC－Ⅱ）形式提呈给 Th 细胞，并激活 Th 细胞，启动特异性免疫应答（图 14－4）。

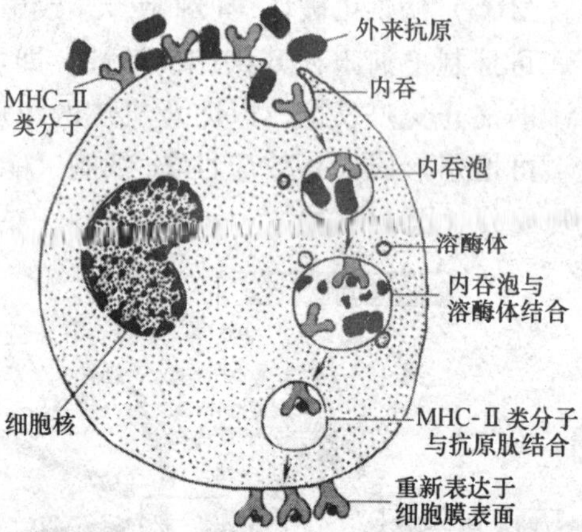

图 14－4　巨噬细胞处理抗原过程示意图

（三）抗原呈递细胞

抗原呈递细胞（antigen presenting cell）是参与免疫应答，能捕获、加工、处理抗原，并将抗原提呈给抗原特异性淋巴细胞的一类免疫细胞，是免疫应答起始阶段的重要辅佐细胞，有多种类型。其中，巨噬细胞分布最广，是处理抗原的主要细胞，还包括交错突细胞、滤泡树突细胞、郎格汉斯细胞（Langerhans cell）等。

第二节 机体的免疫功能

机体的免疫防御功能包括天然免疫（非特异性免疫）和适应性免疫（特异性免疫）。

一、天然免疫

天然免疫（natural immunity）也称非特异性免疫（nonspecific immunity），是个体出生时就具备，在长期进化中遗传下来的，可对侵入病原体迅速产生非特异性免疫应答。该免疫系统由皮肤、黏膜等外部防御部分以及巨噬细胞、血清蛋白等内在防御部分组成，形成了抵御微生物、病毒的第一道生理防线。当病原体突破机体上皮组织屏障后，即进入皮下组织，这些入侵者或其分泌的毒素很可能进入血液并转移到机体的其他部位，这时非特异性免疫系统首先被激活。执行非特异性免疫的细胞主要包括：单核巨噬细胞、树突细胞、NK 细胞及嗜酸性粒细胞、嗜碱性粒细胞和肥大细胞等。

二、适应性免疫

适应性免疫（adaptable immunty）又称获得性免疫（acquired immunty），是指机体受抗原刺激后，与抗原相对应的淋巴细胞被活化，从而引起的一系列免疫应答反应。该免疫功能是出生后形成的，且只对接触过的特定抗原发生反应，故又称为特异性免疫（specific immunty）。适应性免疫包括体液免疫和细胞免疫。体液免疫是以血液、淋巴液、组织液等体液中特异性抗体起主要作用的免疫应答反应；细胞免疫是以淋巴细胞中的 T 细胞为核心的免疫应答反应。

适应性免疫应答可人为地分为以下三个阶段。

1. 识别活化阶段

识别活化阶段又称为抗原识别阶段，是指抗原提呈细胞加工处理、提呈抗原，特异性 T、B 细胞识别抗原后在细胞间黏附分子协同作用下启动活化的阶段。

2. 增殖分化阶段

增殖分化阶段是指抗原特异性 T、B 淋巴细胞接受相应抗原刺激后，在细胞间共刺激分子和细胞因子协同作用下，活化、增殖，分化为免疫效应细胞的阶段。

3. 效应阶段

效应阶段是浆细胞分泌抗体和效应 T 细胞释放细胞因子和细胞毒性介质，并在固有免疫细胞和分子参与下产生免疫效应的阶段。

适应性免疫应答反应能识别“自身”和“非己”，并具有特异性和记忆性等特点。抗原特异性 T、B 淋巴细胞通常对自身正常组织细胞有天然免疫耐受，对非己抗原性异物产生免疫排斥反应。特异性指机体接受某种抗原刺激后，只能产生对该种抗原特异性的免疫应答，相应的免疫应答产物（抗体和效应 T 细胞）只能对该种抗原和表达此种抗原的靶细胞产生作用，而不能对其他抗原产生反应。所谓记忆性，即在抗原特异性 T/B 淋巴细胞增殖分化阶段，有部分 T/B 淋巴细胞中途停止分化，成为静息状态的免疫记忆细胞。当机体再次接触相同抗原时，这些长命免疫记忆细胞可迅速增殖分化为免疫效应细胞，发生相应体液或细胞免疫效应。

第三节 免疫预防

免疫预防是根据特异性免疫原理，采用人工方法将抗原（疫苗、类毒素）或抗体（免疫血清、γ-球蛋白）等制成一定的制剂，接种于人体，使人获得特异性免疫，达到预防疾病的目的。免疫预防包括主动免疫和被动免疫。

一、主动免疫

主动免疫（active immunization）是机体在抵御病原微生物的过程中，自然获得的强有力的保护机体的能力，分为自然主动免疫和人工主动免疫。自然主动免疫是在自然条件下，人体被病原体感染后获得的免疫力。该免疫力可通过得传染病获得，也可经隐性感染获得，如，儿童患麻疹、伤寒后可获得抗麻疹、伤寒的抵抗力。人工主动免疫是指用人工接种的方法向机体输入抗原性物质，使人体自身产生特异性免疫力，如，注射破伤风类毒素，机体可产生抗破伤风的免疫力，如，儿童服用脊髓灰质炎减毒活疫苗，可致隐性感染，从而获得抗小儿麻痹症的抵抗力。这种免疫力出现较慢，人工接种后需1~4周方可产生，维持时间较长，半年至数年不等，主要用于传染病的预防。人工主动免疫制剂大部分用病原微生物制成，称为疫苗。该方法已用于生产病毒性疫苗（乙肝疫苗）和寄生虫疫苗（疟疾）等。

应用疫苗后，可通过测定体内抗体生成量（抗体滴度）判断免疫效果。当机体与某种特异性抗原第一次接触时，往往经过5~10d的潜伏期才能在血液中检测到由该抗原引起的特异性抗体，称为初级反应（初级免疫应答）。血液中的抗体浓度在初级反应几天后达到一个高峰，并在几个星期内逐渐下降。在此过程中，被激活的淋巴细胞能够连续分裂并产生特异性克隆。当同一个体第二次接触到同一种抗原时，将产生次级反应（再次免疫应答）。与初级反应相比，次级反应抗体分泌量大、反应迅速；一般在2h内，血液中该特异性抗体的浓度即可达到最高值，而且这种高浓度水平的维持时间也超过初级反应。该免疫应答的规律已广泛应用于传染性疾病的预防，如，有些疫苗，初次免疫一段时间后，再次免疫，其目的是刺激机体产生再次应答，以获得对某种传染病更强、更持久的免疫力。免疫系统之所以有初级免疫应答和次级免疫应答，主要由于记忆B细胞和记忆T细胞的存在。

人工免疫

18 世纪中叶，西欧已经知道通过人工免疫的方法可预防与天花（smallpox）类似的致命疾病。1796 年，英国生理学家 Edward Jenner 从挤奶女工接触牛痘后可以不生天花这一现象中得到启发。他将牛痘（cowpox）的脓泡液接种于健康的男孩以诱发初级反应，待男孩恢复正常即初级反应消退后，又用同样的方法给这个男孩接种了致命剂量的天花病毒，结果这个男孩奇迹般地活了下来。这一创造性的发现被人们称为 Jenner 牛痘疫苗接种。从此，人类采用抗原制备的疫苗接种人体，以诱导特异性免疫应答，开创了预防传染病的人工主动免疫。目前，人工主动免疫方法已广泛应用于临床。利用人工生产的疫苗，人类几乎彻底消灭了白喉、天花、麻疹、脊髓灰质炎等严重危害人类健康的传染性疾病。

二、被动免疫

被动免疫（passive immunization）是将机体免疫应答产生的活性产物，如血清或抗体传输给非免疫的个体，以达到抵抗同一抗原的目的。临床上，被动免疫常用来治疗严重病毒感染的患者，如蛇毒、破伤风等，其方法是给患者注射含有抵抗该病毒的高浓度抗体的抗血清。抗血清的制备：首先，利用经处理过的病毒给动物进行人工免疫，在动物体内发展一个克隆抗体和主动免疫过程，因而动物的血浆中将产生高浓度的抗体。由于被注射抗血清的个体自身并未产生这种抗血清，因而不能发生主动免疫，因此当下一次遇到同一抗原时，这些人还需要重新注射此种抗血清。

被动免疫还能由怀孕的母亲传给胎儿。母亲血中的 IgG 抗体能通过胎盘进入胎儿血液，为胎儿提供了被动免疫，因而胎儿能够建立起与母亲相同的抵御同种抗原的免疫力。胎儿出生后失去从母体血液所获得的被动免疫。刚出生的婴儿淋巴细胞不能产生抗体，直到出生一个月后才能建立起特异性免疫反应。但婴儿能够从母亲的初乳中接受 IgA 抗体，可继续保持抵御传染病的能力。

第四节 免疫耐受及变态反应

一、变态反应

变态反应（allergy）也称超敏反应（hypersensitive reaction），是指机体对某些抗原（花粉、动物皮毛等）初次应答后，再次接受相同抗原时发生的以机体生理功能紊乱或组织细胞损伤为主的特异性免疫应答。人们日常遇到的皮肤过敏、瘙痒、红肿都是变态反应。

变态反应的发生需要具备两个主要条件：容易发生变态反应的特异性体质以及与抗原接触。有特异性体质的人与抗原首次接触时即可被致敏，但不产生临床反应，被致敏的机体再次接触同一抗原时，就可发生反应，其时间不定，快者可在再次接触后数秒钟内发生，慢者需数天甚至数月。

变态反应主要有四种类型：Ⅰ型——速发型，Ⅱ型——细胞毒型，Ⅲ型——免疫复合物型，以上3型均由抗体介导；Ⅳ型——迟发型，由细胞因子介导。以下主要介绍Ⅰ型——速发型和Ⅳ型——迟发型。

Ⅰ型变态反应即速发型，又称为过敏反应，临床常见，由IgE介导，发生快，消退亦快；无严重的组织损伤，有明显的个体差异和遗传倾向。过敏原进入机体后，诱导B细胞产生IgE抗体。IgE与靶细胞有高度的亲和力，牢固地吸附在肥大细胞、嗜碱粒细胞表面。当相同的抗原再次进入致敏的机体，与IgE抗体结合，引发肥大细胞、嗜碱粒细胞释放组织胺和其他过敏性介质。各种介质随血流至全身，作用于皮肤、黏膜、呼吸道等效应器官，引起小血管及毛细血管扩张，毛细血管通透性增加，平滑肌收缩，腺体分泌增加，可引起皮肤黏膜过敏症（荨麻疹、湿疹、血管神经性水肿）；呼吸道过敏反应（过敏性鼻炎、支气管哮喘、喉头水肿）；消化道过敏症（食物过敏性胃肠炎）；全身过敏症（过敏性休克）。由于IgE多由黏膜分泌，所以Ⅰ型多引起黏膜反应。

Ⅳ型变态反应即迟发型，由特异性致敏效应T细胞介导。此型反应局部炎症变化出现缓慢，接触抗原24～48h后才出现高峰反应，故称为迟发型变态反应。机体初次接触抗原后，T细胞转化为致敏淋巴细胞，使机体处于过敏状态。当相同抗原再次进入时，致敏T细胞识别抗原，分化、增殖，并释放许多淋巴因子，吸引、聚集并形成以单核细胞浸润为主的炎症反应，甚至引起组织坏死。常见Ⅳ型变态反应有：接触性皮炎、移植排斥反应、多种细菌、病毒（如结核杆菌、麻疹病毒）感染过程中出现的Ⅳ型变态反应等。

二、免疫耐受与自身免疫性疾病

（一）免疫耐受

免疫耐受（immunologic tolerance）是指免疫活性细胞接触抗原性物质时所表现的无应答状态。

早在20世纪中叶，科学家们发现，在胚胎时期或新生儿时期，引入外源抗原，很容易诱导个体发生对该抗原的耐受。正常情况下，胎儿与外部抗原隔离，胎儿的淋巴系统只会遇到自身抗原，从而导致自身免疫反应的消除。免疫系统在发育过程中学会了耐受，它的任务是通过T细胞和B细胞抗原受体基因的重排，产生随机的结构多样性，识别不期而遇的分子并做出反应，因而是一种获得性现象，需抗原诱导才能产生，即便对自身抗原的耐受亦如此，此即 Burnet 学说。该学说于 1960 年获诺贝尔生理医学奖，并对 20 世纪 70 年代免疫学的快速发展起到了巨大的推动作用。

有下列情况之一者，耐受将形成：①外来抗原具有与机体表面抗原相同的表位。②免疫隔离部位抗原的释放（如一眼贯通伤造成另一健康眼失明的现象）。③机体免疫系统有缺陷，使得具调节作用的淋巴细胞生成障碍。

（二）自身免疫性疾病

自身免疫性疾病（autoimmune diseases）是指机体对自身抗原发生免疫反应，导致自身组织损害所引起的疾病，自身免疫性疾病的表现：①病人血清中常可检出高滴度自身抗体；②出现与免疫反应有关的病理变化，病变部位有淋巴细胞和浆细胞浸润为主的慢性炎症；③大多数原因不明，可能与遗传、感染、药物及环境等因素有关；④病程一般较长，多为发作与缓解反复交替出现；⑤一般女性多于男性；⑥可进行动物复制。

自身免疫性疾病包括器官特异性自身免疫病和系统性自身免疫病。

器官特异性自身免疫病指组织器官的病理损害和功能障碍仅限于抗体或致敏淋巴细胞所针对的某一器官，主要有：甲状腺功能亢进、胰岛素依赖型糖尿病、重症肌无力、慢性溃疡性结肠炎、恶性贫血伴慢性萎缩性胃炎、多发性脑脊髓硬化症、急性特发性多神经炎等。

系统性自身免疫病主要由于抗原抗体复合物广泛沉积于血管壁等原因导致全身多器官损害。常见的系统性自身免疫病：系统性红斑狼疮、口眼干燥综合征、类风湿性关节炎、强直性脊柱炎、硬皮病、结节性多动脉炎等。

三、免疫缺陷

免疫缺陷（immunodeficiency）是指人体免疫系统先天发育不全或后天因素所致免疫功能降低或缺失。临床表现为反复感染或严重感染性疾病。艾滋病是艾滋病毒（HIV）感染引起的后天获得性免疫缺陷病（acquired immunedeficiency syndrome，AIDS），其原因是主司细胞免疫的 TH 淋巴细胞免疫功能严重缺陷，免疫功能降低，造成临床上一系列机会性感染和恶性肿瘤发生率升高，并伴有中枢神经系统损害。该病死亡率高，目前尚无有效的治疗方法。

对艾滋病有天生免疫力的人

为什么有些人对艾滋病具有免疫性？加拿大科研人员最近发现，艾滋病与天花在传染性方面有某些共同点，为人类控制艾滋病蔓延提供了新思路。研究发现，艾滋病病毒和天花病毒都是通过一个名为“化学活性受体”的“生物锁”攻入人体免疫细胞。这把保护人体防御机能的“生物锁”由附在免疫系统细胞表层的蛋白质构成。一旦有“外敌”入侵，这些蛋白质就会发出信号，调集白血球进行防御。但艾滋病病毒和天花病毒都有破坏这把“生物锁”的非凡能力，它们都能在这些“锁”不再发挥作用后长驱直入，破坏人体免疫系统。

此前，科研人员已经发现，约1%的高加索人，其遗传基因中没有这样的生物“锁”，因此，是世界上对艾滋病具有天生免疫力的幸运人群。如今，天花已被人类攻克，加拿大科研人员的新发现又增添了攻克艾滋病的新希望。

复习思考题

1. 名词解释

免疫、免疫防御、免疫稳定、免疫监视、天然免疫、适应性免疫。

2. 简述免疫系统的组成。

3. 简述免疫的功能及异常时的表现。

4. 主动免疫与被动免疫有什么区别？

5. 过敏体质者注射青霉素后可能引起何超敏反应？青霉素过敏性休克是如何发生的？

（代苏伟　郭淑华）

第十五章　生 殖 系 统

学习目的和要求

1. 了解男、女性生殖系统的组成与结构。
2. 掌握睾丸的功能及其调节。
3. 掌握卵巢的功能及其调节。
4. 熟悉妊娠的有关知识。

生殖系统（reproductive system）具有产生生殖细胞、繁殖新个体和分泌性激素等功能，包括男性生殖系统和女性生殖系统，男、女生殖系统的形态结构虽不同，但都可分为内生殖器和外生殖器。内生殖器位于体内，包括生殖腺、输送管道和附属腺等；外生殖器露于体表，是性的交接器官。

第一节　男性生殖系统

一、男性生殖系统的组成和结构

男性生殖系统由外生殖器和内生殖器构成（图 15－1）。

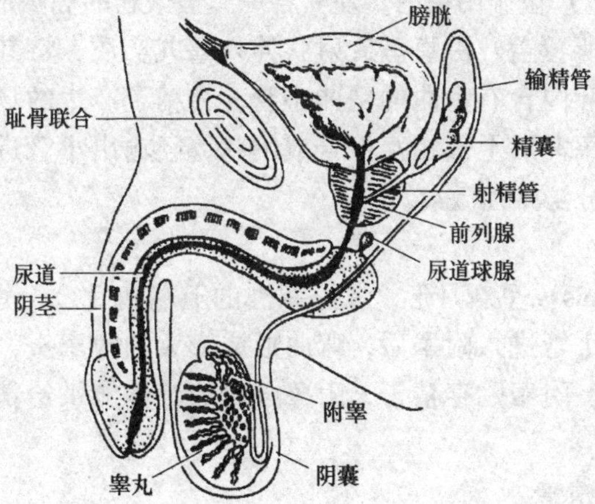

图 15－1　男性生殖系统概观

（一）男性内生殖器

男性内生殖器包括睾丸、输精管道和附属腺（图 15－2）。

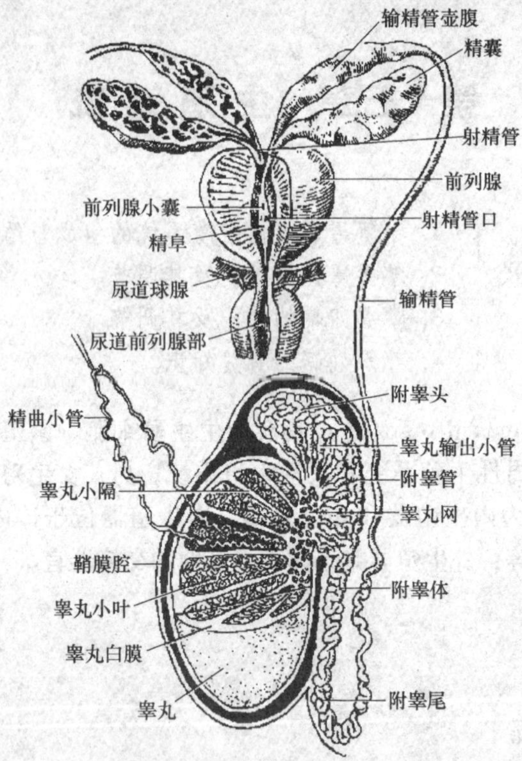

图 15－2　睾丸和附睾结构及排精路径模式图

1. 睾丸

睾丸（testicular）位于阴囊内，左右各一，呈微扁的椭圆形，表面为致密结缔组织构成的白膜所覆盖，白膜呈放射状伸入睾丸实质，将其分为若干锥形的睾丸小叶。睾丸小叶内含有盘曲的精曲小管，为精子产生的场所，含各级生精细胞。精曲小管在睾丸后上部相互汇合成网状，经输出小管进入附睾。睾丸小叶中的间质细胞能分泌雄性激素。

2. 附睾

附睾（epididymis）呈新月形，紧贴睾丸的上端和后缘，分为头、体、尾三部分。睾丸的输出小管进入附睾后，弯曲形成膨大的附睾头，附睾尾部向内上弯曲移行为输精管。附睾贮存精子，附睾分泌的液体能供给精子营养，促进精子的发育成熟。

3. 输精管和射精管

输精管是附睾尾的直接延续，长度约为 50cm，随精索经腹股沟管进入盆腔，在膀胱后面与精囊腺的排泄管汇合成射精管。射精管穿过前列腺的实质，开口于尿道的前列腺部。

4. 精囊腺

精囊腺为1对长椭圆形的囊状器官，紧贴膀胱底部。其排泄管与输精管汇合成射精管。精囊腺分泌黄色黏稠的碱性液体，含较多的果糖以及前列腺素等。

5. 前列腺

前列腺是不成对的实质性器官，呈栗子形，底朝上，尖朝下，有尿道穿过，射精管及前列腺排泄管开口于此段尿道。老年人的前列腺肥大时，可压迫尿道以致排尿困难。前列腺分泌的液体、睾丸产生的精子、附睾与精囊腺产生的液体共同组成精液。精液为乳白色的液体，呈碱性，正常成人每次射精2~5mL，含精子2亿~4亿个。

（二）男性外生殖器

男性外生殖器由阴囊和阴茎组成（图15-1）。

1. 阴茎

阴茎分为头、体、根三部分，阴茎前端膨大的部分称为阴茎头，头的尖端有尿道外口，阴茎的中部为圆柱形的阴茎体，阴茎后端固定的部分为阴茎根部。阴茎主要由三个与动静脉相沟通的海绵体构成，背侧两个称为阴茎海绵体，腹侧一个称为尿道海绵体，尿道海绵体有尿道通过。

2. 阴囊

阴囊位于阴茎根后下方，是由皮肤及皮下肉膜构成的囊袋，表面形成许多皱褶并有少量阴毛。肉膜在正中线处向阴囊深处发出阴囊中隔，将阴囊分为左、右两个囊袋，分别容纳同侧的睾丸、附睾。肉膜平滑肌纤维的舒缩，可使阴囊皮肤松弛或皱缩，从而调节阴囊内的温度以适应精子的发育。

二、睾丸的功能

（一）睾丸的生精作用

男性的睾丸由精曲小管和间质细胞构成。精曲小管有两种细胞，即生精细胞和支持细胞。生精细胞具有产生精子的作用（简称生精作用），支持细胞对生精细胞具有支持和营养功能。青春期开始，精曲小管的精原细胞逐渐发育，经多次分裂分化形成精子。精子呈蝌蚪形，精子生成后成群地游离于管腔，然后贮存于附睾。从精原细胞发育成为精子约需两个半月。睾丸产生精子需较低的温度环境。阴囊内温度较腹腔内温度低2℃左右，适于精子生成。如在胚胎发育期间，由于某种原因睾丸没有下降到阴囊内，而停留在腹腔内称为隐睾症。腹腔内温度不适合精子的生成，将导致不孕症。

（二）睾丸的内分泌功能

睾丸的间质细胞分泌雄激素，主要是睾酮。正常男性每日分泌4~9mg睾酮，随着年龄的增大，睾酮的分泌量逐渐减少。睾酮在血液中大部分与血浆蛋白结合，只有极少部分睾酮呈游离状态。睾酮主要在肝灭活，大部分由尿排出，少量经粪便排出。

雄激素的主要作用：

（1）促进雄性附属器官的发育成熟，并维持其正常活动。

（2）激发和维持男性副性征的出现，如生长胡须、突出的喉结、低调的声音、粗壮的体格等。

（3）促进蛋白质合成，促进生长发育。

（4）维持正常的性欲。

（5）促进造血，使红细胞生成增多。

前列腺增生

前列腺炎和前列腺增生是两种性质不同的疾病，前者可发生于任何年龄，后者则多发生在老年。前列腺增生是老年男性排尿困难最常见的原因，病因尚不明确，可能与性激素分泌失调有关。前列腺增生是前列腺良性肥大，与原有组织间有明显界限，易于手术剥离。前列腺的腺体、纤维组织和平滑肌均可增生，但后两者增生明显。增生的前列腺可压迫尿道，导致排尿困难，甚至尿闭，可继发肾脏损害，常伴随性功能障碍。

前列腺增生未引起排尿梗阻者不需治疗，但若有过多的残余尿液则应予以治疗。中药对缓解前列腺增生疗效明显，治宜温补肾阳，清热利湿，活血化瘀，方用肾气丸、八正散、一味牛膝膏等。

第二节 女性生殖系统

一、女性生殖系统的组成和结构

女性生殖系统由外生殖器与内生殖器构成（图 15－3）。

（一）女性内生殖器

女性内生殖器包括卵巢、输卵管、子宫和阴道等（图 15－4）。

1. 卵巢

卵巢（ovarian）呈扁卵圆形，位于腹腔内子宫的两侧，左右各一，成年女子卵巢重 5～6g。卵巢实质分为皮质和髓质两部分。皮质在周边，占卵巢的大部分，由不同发育阶段的卵泡以及结缔组织组成。卵泡有初级卵泡、生长卵泡、成熟卵泡及退化卵泡。卵泡是由中央一个较大的卵细胞和周围的卵泡细胞组成。髓质位于卵巢中央，髓质中含有较多的血管、神经及结缔

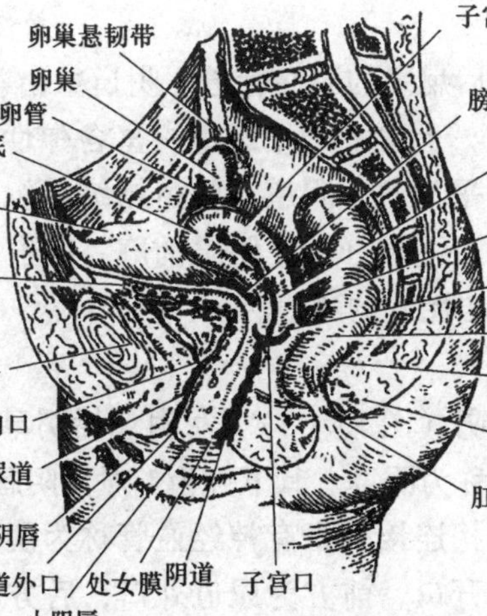

图 15-3 女性盆腔正中矢状切面

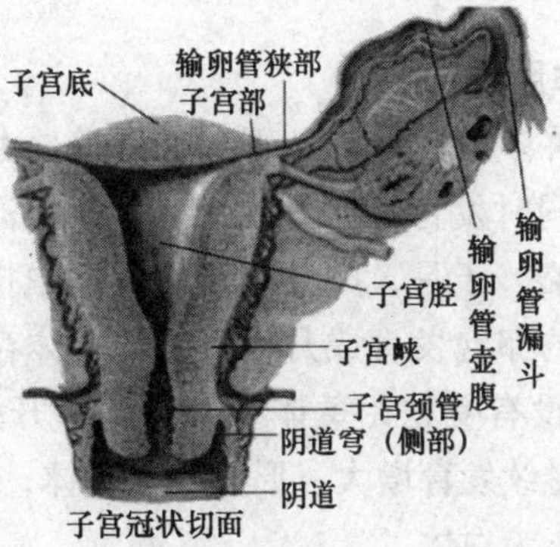

图 15-4 子宫及卵巢冠状切面示意图

组织。

2. 输卵管

输卵管（oviduct）是一对长 10~12cm 的肌性管道，一端连于子宫底的两侧，另一端扩大形成伞状，开口于腹腔，由内向外分为子宫部、峡部、壶腹部和漏斗部。当有严重的输卵管炎症时，管腔可发生阻塞，造成不孕症。

3. 子宫

子宫（uterine）是孕育胎儿的肌性器官，呈倒置的梨形，位于膀胱和直肠之间，分为底、体、颈三部分。子宫内腔分为子宫腔和子宫颈管两部分。子宫腔呈狭窄的三角形，基底向上，两侧与输卵管相通，向下与子宫颈管相通，子宫颈管由子宫口通阴道。子宫壁可分为三层：内膜、肌层和外膜。成年女性子宫内膜周期性增生、脱落形成月经。

4. 阴道

阴道（vaginal）为前后扁平的肌性管道。阴道壁由黏膜、肌层和外膜组成。黏膜上皮为复层扁平上皮，上皮下的结缔组织富含弹性纤维，阴道黏膜形成许多横行皱襞。阴道肌层为平滑肌，阴道外膜由结缔组织构成。阴道上端包绕子宫颈的下部，形成阴道穹，下端开口于阴道前庭。阴道伸展性大，是女性的性交器官以及排出月经和娩出胎儿的通道。

（二）女性外生殖器

女性外生殖器，即女阴（图 15－3）。女阴包括阴阜、大阴唇、小阴唇和阴蒂。耻骨联合前方隆起，称为阴阜。其下方为 1 对大阴唇，大阴唇内侧为 1 对小阴唇，左右小阴唇在前端相连接处富有神经血管称为阴蒂，小阴唇之间的裂隙称为阴道前庭，内有两个开口，前方为尿道外口，后方为阴道口，阴道口周围有环状的处女膜。

二、卵巢的功能

（一）卵巢的生卵作用

女婴的卵巢中含有许多原始卵泡，青春期开始，由于垂体促性腺激素的作用，每月有十几个卵泡同时发育，但一般只有一个卵泡发育成熟，成熟的卵泡即向卵巢表面移动并破裂，于是，卵细胞便从卵泡中排出到腹腔，这个过程称为排卵。排卵后，残存的卵泡发育成月经黄体，黄体存在的时间长短，取决于排出的卵是否受精，若没有受精，黄体维持十天即开始萎缩退化，形成白体。如果卵细胞受精，黄体继续发育增大，形成妊娠黄体，一直维持到妊娠 5～6 个月，以后才逐渐萎缩退化为白体。

（二）卵巢的内分泌功能

卵巢主要分泌雌激素和孕激素。

1. 雌激素

雌激素（estrogen）主要是雌二醇，主要作用：

（1）促进女性附性器官的发育成熟，并维持其正常活动，使子宫肌肉增厚，促进子宫内膜呈增殖型变化，促进输卵管的蠕动以及乳腺导管增生。雌激素还可促进阴道上皮细胞增殖角化，并合成大量糖原，糖原分解时使阴道呈酸性（pH 为 4～5），有利于阴道乳酸菌的生长，从而抑制其他细菌的生长，称为阴道的自洁作用。老年人雌激素分泌减少，糖原合成降低，易患老年性阴道炎。

（2）激发和维持女性副性征，如全身脂肪和毛发分布具有女性特征、乳房发育、音调较高、骨盆宽大等。

（3）维持正常的性欲。

（4）促进肾小管对水、钠的重吸收，导致水钠潴留。有些妇女经前水肿可能与此有关。

2. 孕激素

孕激素（progesterone）主要成分为孕酮（黄体酮），由黄体分泌。孕激素通常在雌激素作用的基础上发挥作用，主要是保证受精卵的着床和维持妊娠。

（1）促进子宫内膜增生，使子宫内膜呈分泌型变化，有利于受精卵的植入和发育；降低子宫平滑肌对催产素的敏感性，故有安胎和维持妊娠的作用。

（2）抑制排卵，并减少宫颈黏液的分泌量，使黏液浓稠，不利于精子穿过；保证妊娠期间不再排卵和受精。

（3）进一步促进乳腺腺泡的发育成熟，为分娩后泌乳做准备。

（4）产热作用，女性体温随月经周期而变动，排卵后体内孕激素水平增高，促进人体产热，基础体温升高。

三、月经周期

女性从青春期起，除妊娠外，约一个月出现一次子宫内膜脱落出血，血液经阴道流出的现象，称为月经。由于月经周而复始地出现，故称为月经周期（Menstrual cycle）。月经周期平均 28d，范围为 20～40d，每次月经持续 3～5d。一般 12～14 岁开始第 1 次月经，称为初潮，45～50 岁月经停止，进入绝经期。

（一）月经周期中卵巢和子宫内膜的变化

根据卵巢和子宫内膜的变化，将月经周期分为三期。

1. 增殖期（排卵前期，卵泡期）

增殖期从月经停止日算起，历时 10d，相当于月经周期的第 6～14d。此期，在卵泡刺激素和黄体生成素的作用下，卵泡发育并分泌雌激素，子宫内膜在雌激素的作用下修复增生，内膜的腺体增多增长，呈增殖型变化，但此时腺体无分泌功能，此期末，卵巢排卵。

2. 分泌期（排卵后期，黄体期）

分泌期由卵巢排卵日算起，历时 14d 左右，相当于月经周期第 15～28d。此期内，由于黄体分泌的雌激素和孕激素的作用，子宫内膜进一步增殖、血管增生，腺体增长，腺细胞分泌黏液，呈分泌型变化，为受精卵植入和发育准备了良好的条件。

3. 月经期

月经期从月经开始至出血停止。相当于月经周期的第 1～5d。如果卵细胞不受精，黄体则萎缩，激素水平急剧降低，子宫内膜缺乏激素的支持，因而崩溃出血，然后再进入下一个月经周期。如果卵细胞受精，黄体在绒毛膜促性腺激素的作用下，继续发育并分泌性激素以维持妊娠（图15－5）。

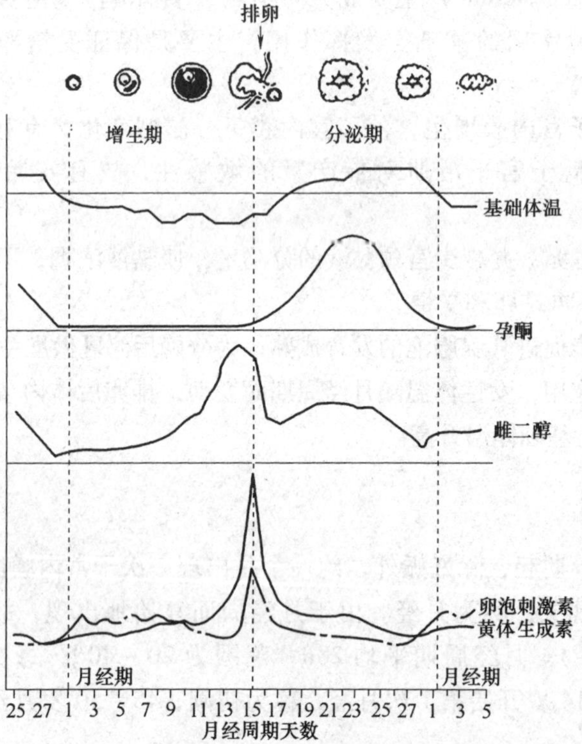

图15－5　月经周期中卵巢和子宫内膜周期性变化示意图

如卵子受精而怀孕，黄体继续分泌孕激素与雌激素，子宫内膜可不再脱落，不出现月经，称为闭经。正常生育期妇女，闭经往往是怀孕的信号。

（二）月经周期形成的原理

在月经周期中，卵巢激素的作用导致子宫内膜的变化，而卵巢的活动受下丘脑－腺垂体的调控。血中卵巢激素水平升高时，可反馈地影响下丘脑－腺垂体的分泌活动。卵泡期，下丘脑分泌的促性腺激素释放激素（GnRH），促进腺垂体产生卵泡刺激素（FSH）和黄体生成素（LH），以FSH为主。FSH促进卵巢分泌雌激素，使子宫内膜呈增殖型改变。血中雌激素水平增高促进GnRH的分泌，进一步促进FSH和LH的分泌，以LH为主。在FSH和LH的作用下，成熟卵泡排卵并生成黄体，继续分泌孕激素和雌激素，子宫内膜呈分泌期变化。如未受孕，血中高水平的雌激素和孕激素通过负反馈机制，使血中的FSH和LH水平下降，进而使血中雌激素、孕激素下降，进入月经期。如果受孕，在胚泡分泌的绒毛膜促性腺激素作用下，黄体继续发育，并分泌雌激素和孕激素，促进子宫内膜继续生长发育，出现停经。

第三节 妊娠与分娩

生殖是生物延续后代的活动。生殖过程包括精子和卵子相遇并受精、受精卵着床并在子宫内生长发育、胎儿娩出及授乳。

一、受精

受精（fertilization）是精子和卵子结合形成受精卵的过程。女性在每个月经周期一般可产生一个成熟的卵子，正常成年男性一次射精 2～5mL，含精子 3 亿～5 亿个。性交后，精液射入阴道穹隆，很快凝固，避免外溢并保护精子免受阴道酸性环境的杀灭。精子依靠自身鞭毛的摆动，并在阴道、子宫和输卵管的协助下，运行到受精部位——输卵管壶腹部。最终仅有数十个精子到达受精部位，一般只有一个精子使卵子受精。精子表面覆盖着精浆物质，阻止精子与卵子结合，因此精子必须在女性生殖道内停留一段时间才能使卵子受精，此过程称为精子的获能。获能后的精子随即发生顶体反应。顶体反应是指精子释放顶体中的特异性酶，使精卵质膜融合，精子能够进入卵细胞中，发生雌雄原核融合，形成受精卵。受精卵在输卵管的蠕动和纤毛作用下，逐渐向子宫腔运行，同时，受精卵通过卵裂形成胚泡。

二、着床

着床（imbed）是胚泡植入子宫内膜的过程。受精后 7～8d，子宫内膜处于分泌期，是胚泡着床的最佳时期。着床成功的关键在于胚泡的发育及到达子宫的时间与子宫内膜的发育同步。在着床过程中，胚泡不断发送信息，使母体不断调整以适应着床的要求。胚泡表面的滋养层细胞上的微绒毛与子宫内膜绒毛交织成网，使胚泡植入子宫内膜。

三、妊娠的维持

受精卵着床后，胚胎与母体之间逐渐形成胎盘，为胎儿发育提供必要的物质和能量。同时胎盘还分泌大量的激素，维持正常妊娠。妊娠早期，胎盘分泌绒毛膜促性腺激素（HCG）维持并延长黄体的功能。受精后第 12d 左右可以从尿液中检测出 HCG，作为早孕诊断的依据。妊娠晚期，胎盘分泌雌激素和孕激素代替卵巢的功能，维持子宫内膜的结构，适应胚胎发育的需要。此外，胎盘还分泌人绒毛膜生长素（HCS），调节母体与胎儿的糖、脂肪和蛋白质的代谢，促进胎儿的生长。妊娠期间，在雌激素和孕激素的作用下，子宫明显增大，适应胎儿的生长。乳腺也明显发育增大，为哺乳做好准备。

四、分娩

从末次月经第一天开始计算，人类的妊娠期约280天，至此胎儿已经发育成熟。分娩是成熟胎儿从母体子宫自然产出的过程，可分为三个阶段：子宫颈扩张期，子宫肌节律性收缩推动胎头紧抵子宫颈；胎儿娩出期，胎儿由宫腔经子宫颈和阴道排出母体；胎盘娩出期，胎盘与子宫分离并排出母体。

胎儿从母体子宫自然娩出的主要动力来源于子宫的节律性收缩。妊娠末期，子宫肌兴奋提高，开始出现不规则的收缩，逐渐成为节律性收缩，它使子宫颈开大并推动胎头紧抵子宫颈。由此正反馈性引起子宫收缩进一步加强，继续将胎儿推向子宫颈口。胎儿对子宫颈的压迫正反馈性引起垂体催产素的释放，子宫收缩更强。在子宫收缩及腹肌和膈肌的协助下，胎儿娩出。随后胎盘娩出，完成分娩过程。

五、授乳

婴儿娩出后6~12h，母体即可开始授乳。最初产生的是富含蛋白质的初乳，以后逐渐变为常乳。母乳营养丰富，利于婴儿消化吸收，同时母乳中含有免疫球蛋白，可增强婴儿的免疫力。因此母乳喂养对婴儿的正常发育非常重要。

乳腺的分泌受神经－体液机制调节。婴儿吮吸乳头的刺激信号经传入神经传到中枢神经系统，引起下丘脑分泌催产素，经神经垂体释放入血液。同时，下丘脑分泌催乳素释放因子，促使腺垂体分泌并释放催乳素。在催乳素和催产素的作用下，乳腺肌样上皮细胞和导管平滑肌细胞收缩，引起乳汁分泌，此即为泌乳反射，属于正反馈调节。

复习思考题

1. 名词解释

排卵、雌激素、雄激素、月经、精子获能、受精、着床、绒毛膜促性腺激素。

2. 男性与女性生殖系统的组成是什么？

3. 月经周期中子宫内膜的变化是哪些？

4. 睾酮、雌激素、孕激素的主要生理功能是什么？
5. 睾丸的生精过程及其调节是什么？
6. 卵泡的发育过程是什么？
7. 受精的基本过程是什么？

（裴砚玲）

第二部分
实验部分

实验一　坐骨神经－腓肠肌与坐骨神经标本的制备

[目的要求]

（1）学习蛙类动物单毁髓和双毁髓的实验方法。

（2）学习并掌握坐骨神经－腓肠肌标本和坐骨神经干标本的制备方法。

[基本原理]

蛙类动物的某些基本生命活动，如神经的生物电活动、肌肉收缩等与哺乳动物相似。其离体组织所需的生活条件比较简单，易于控制和掌握，而且动物来源丰富，因此，在生理学实验中常用蟾蜍或蛙的坐骨神经－腓肠肌标本或坐骨神经标本观察组织的兴奋性、刺激与反应的规律以及骨骼肌收缩的特点等。

[材料与器械]

蟾蜍或蛙、常用手术器械（手术剪、手术镊、眼科剪、眼科镊、金冠剪、毁髓针、玻璃解剖针、固定针）、蛙板、玻璃板、锌铜弓、小烧杯、滴管、纱布、细棉线、任氏液。

[方法与步骤]

1. 双毁髓的方法

一手握蟾蜍（可用纱布包住蟾蜍躯干部），食指按压头部前端，拇指压住躯干背部，令其背部向上，头向前俯；另一手持毁髓针由两眼之间沿皮肤中线向后划触，至两耳后腺之间的凹陷处将毁髓针垂直刺入，然后将针尖向前刺入颅腔，搅动以捣毁脑组织，此时的动物为单毁髓动物。如毁髓针确在颅腔内，实验者可感到针触及颅骨。再将毁髓针退至枕骨大孔，针尖转向后方，与脊柱平行刺入椎管，以捣毁脊髓，此时的动物为双毁髓动物。彻底捣毁脊髓时，可见蟾蜍后肢突然蹬直，然后瘫软，并常有尿失禁的情况。如动物仍表现四肢肌肉紧张或活动自如，表明尚未毁坏脊髓，必须重新毁髓。

2. 剥制后肢标本

将双毁髓的蟾蜍背面向上放在蛙板上，一手持手术镊轻轻提起两前肢之间背部的皮肤，另一手持手术剪横向剪开皮肤，暴露耳后腺后缘水平的脊柱。用金冠剪横向剪断脊柱。一手持手术镊提起断开的脊柱后端，另一手用金冠剪沿脊柱两侧剪开体壁，再剪断下腹壁肌肉，自基部剪断内脏。然后用蘸有任氏液的左手捏住断开的脊柱后端，右手向后方撕剥皮肤，将剥干净的后肢放入盛有任氏液的培养皿中。弃其头部、内脏及剥下的皮肤，清洗手及手术器械上的污物。

3. 离断两后肢

左手托起去皮的标本，右手持金冠剪直接剪开耻骨联合（切勿剪断坐骨神经），随后剪开两后肢相连的肌肉组织，并纵向剪开脊柱（尾杆骨留在一侧），将标本一分为二，一只继续剥制标本，另一只放入任氏液中备用。

4. 分离坐骨神经

取一侧后肢的脊柱端腹面向上，趾端向外侧翻转，使其足底朝上，用固定针将标本固定在玻璃板下面的蛙板上。用玻璃解剖针沿脊神经向后分离坐骨神经（图1′-1）。沿腓肠肌正前方的股二头肌和半膜肌之间的肌缝找出股部的坐骨神经，用玻璃解剖针轻轻挑起此肌肉，便可看清下面穿行的坐骨神经。完全暴露坐骨神经与其相连的脊神经，再用玻璃解剖针轻轻挑起神经，自前向后剪去支配腓肠肌之外的分支，将坐骨神经分离至腘窝处。用金冠剪剪去脊柱骨及肌肉，只保留坐骨神经发出部位的一小块脊柱骨，取下脊柱端的固定针，用手术镊轻轻提起脊柱骨的骨片，将神经搭在腓肠肌上。

5. 游离腓肠肌

用玻璃针将腓肠肌与胫腓骨分离开，用手术刀片将腓肠肌跟腱与胫腓骨分离开一段，用手术镊在腓肠肌跟腱下穿线并结扎，提起结扎线，剪断跟腱与胫腓骨的联系，游离腓肠肌。

6. 分离股骨或胫腓骨头

如所用动物个体小，可分离一小段股骨，方法：一手捏住股骨，沿膝关节剪去股骨周围的肌肉，用金冠剪刮干净膝关节之前的股骨上的肌肉，保留股骨的后2/3，剪断股骨。剪去膝关节下部的后肢，保留腓肠肌与股骨的联系。如所用动物个体大，可分离胫腓骨头，方法：移开腓肠肌，用金冠剪剪去胫腓骨上的肌肉，自膝关节以下保留 1cm 长的胫腓骨并剪断后肢，然后自膝关节剪断股骨。制备完整的坐骨神经－腓肠肌标本应包括：一段连有坐骨神经的脊柱骨、坐骨神经、腓肠肌、小段股骨或胫腓骨头四部分（图 1′－2）。

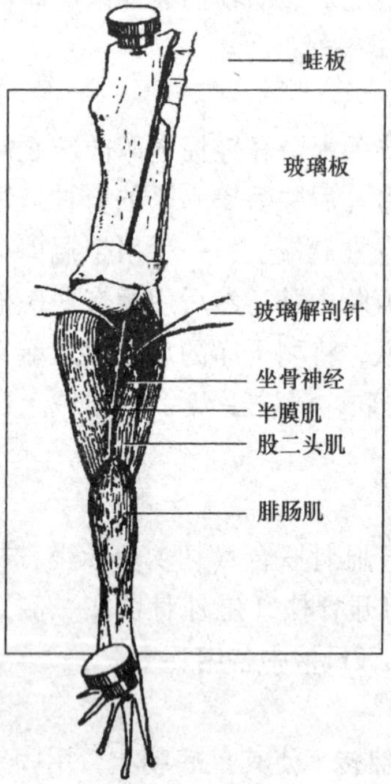

图 1′－1　坐骨神经分离法

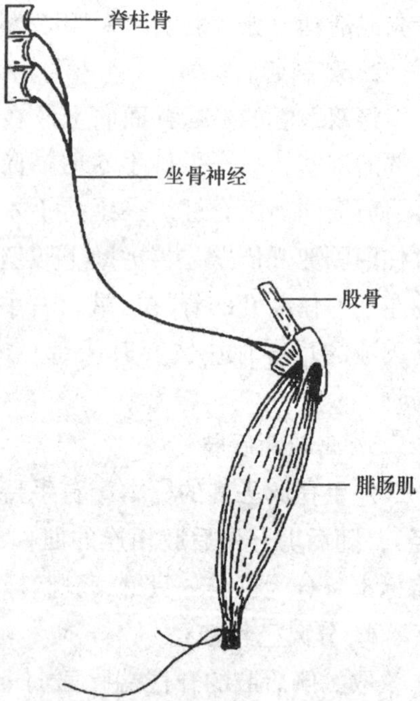

图 1′－2　坐骨神经－腓肠肌标本

7. 检验标本

用手术镊轻轻提起标本的脊柱骨片，使神经离开玻璃板，持经任氏液蘸湿的锌铜弓，使其两极轻触神经，如腓肠肌发生收缩，则表示标本机能正常。提起腓肠肌上的结扎线，不使神经受到牵拉，轻轻将标本放入任氏液中，稳定 5～10min，即可用于实验。

8. 实验观察

用锌铜弓以及小镊子夹捏坐骨神经的中枢端，观察其反应。再依次重复上述刺激，直接刺激腓肠肌，观察其反应。

9. 制备坐骨神经干标本

按上述方法分离另一侧后肢坐骨神经。坐骨神经在腘窝处分为内侧的胫神经和外侧的腓总神经两支，用玻璃解剖针沿胫神经和腓总神经走向将神经分离至踝部，剪断侧支。结扎坐骨神经脊柱端及胫神经和腓总神经足端，游离神经干即制成坐骨神经干标本。

[注意事项]

（1）双毁髓时应注使蟾蜍头部前俯（不要挤压耳后腺，或实验前用纱布将耳后腺中分泌物挤出），防止耳后腺分泌物射入实验者眼内，如被射入眼内，应立即用生理盐水冲洗眼睛。

（2）标本制备过程中应经常滴加任氏液，防止标本干燥，以保持其正常生理活性。

（3）避免污染、过度牵拉或用器械夹伤坐骨神经和腓肠肌。

[思考题]

（1）为什么要将制备好的神经肌肉标本放在任氏液中？实验过程中可否用自来水或蒸馏水冲洗标本？为什么？

（2）为什么锌铜弓接触坐骨神经会导致腓肠肌出现明显的收缩？这一现象说明了什么问题？

实验二　骨骼肌单收缩与强直收缩的观察

[目的要求]

（1）学习肌肉收缩的记录方法。

（2）观察与分析肌肉单收缩的三个时相和强直收缩现象。

（3）分析骨骼肌收缩形式与刺激频率之间的相关关系。

[基本原理]

肌肉受到一次短暂阈上刺激产生的一次收缩为单收缩，其过程可分为三个时相：潜伏期、缩短期与舒张期。肌肉受到连续的阈上刺激时，如果刺激间隔小于单收缩的时程，相邻两单收缩的时相会出现融合，表现为强直收缩现象。如果每次收缩的开始发生在上次收缩的舒张期，称为不完全强直收缩，如果每次收缩的开始发生在上次收缩的缩短期，称为完全强直收缩。

[材料与器械]

蟾蜍、蛙板、常用手术器械一套、BL－420S 生物机能实验系统（或二道生理记录仪）、铁支架、肌槽、张力换能器、生理多用仪（或电子刺激器）、任氏液、培养皿、锌铜弓。

［**方法与步骤**］

1. 制备标本

制备蟾蜍的坐骨神经－腓肠肌标本（同实验1）。

2. 将标本放入张力换能器

将坐骨神经－腓肠肌标本的股骨部分插入肌槽的固定孔内，拧紧固定螺丝，将神经放在电极上，将标本上的结扎线与张力换能器相连。

3. 使用二道生理记录仪记录单收缩与强直收缩曲线

按下列步骤操作：

（1）单收缩曲线的记录　记录前应先熟悉二道生埋记录仪的使用方法。

①将张力换能器在肌槽的上方与肌槽平行地固定于铁支架上，将标本上的结扎线缚于张力换能器悬梁臂上，将换能器输出插头插入记录仪前方输入插孔。

②将电子刺激器刺激输出电极连于肌槽电极上，并用导线将电子刺激器同步输出连于记录仪外接标记输入孔。打开电子刺激器电源开关，旋动刺激选择钮置于单刺激指示上，旋动刺激强度旋钮，选择适当的刺激强度，旋动刺激波宽旋钮，选择适当的刺激波宽。

③打开电子刺激器电源开关，旋动时间笔选择钮至外接位，DC输入，调灵敏度为10mV/cm，拨通前级放大与后级放大开关，调整描笔居于中线。

④记录时，走纸速度为50mm/s，按下电子刺激器刺激启动按钮即可记录收缩曲线。根据走纸速度与刺激标记分析单收缩曲线的三个时相和各时相的持续时间（见图2′－1）。

（2）强直收缩曲线记录　旋动电子刺激器刺激选择钮置于连续刺激指示上，再旋动刺激频率选择钮选择刺激频率，按上述同样方法（但走纸速度应比记录单收缩要慢）记录不同刺激频率下的收缩曲线。分析不同刺激频率时的收缩时相融合情况和肌肉收缩强度情况（见图2′－1）。

4. 使用BL－420S生物机能实验系统记录单收缩和强直收缩

将张力换能器连于1通道（其他通道亦可），该实验系统本身有刺激输出电极，详细使用方法见说明书（图2′－1）。

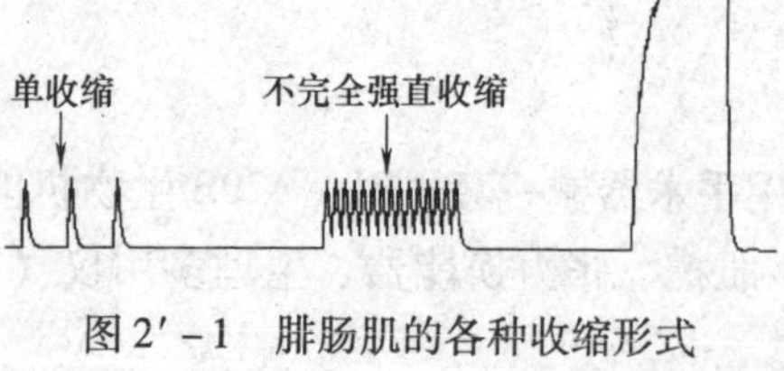

图2′－1　腓肠肌的各种收缩形式

［思考题］

（1）蟾蜍腓肠肌单收缩的各个时期分别是多少毫秒？

（2）分析刺激频率与骨骼肌的收缩形式、收缩力之间的相关关系。

（3）不完全强直收缩和完全强直收缩是怎样发生的？强直收缩产生的收缩力为什么比单收缩产生的收缩力大得多？

（4）如果骨骼肌收缩的潜伏期是10ms，缩短期是90ms，舒张期是120ms，使该骨骼肌发生完全强直收缩的最低刺激频率是多少次/s？

实验三　脊髓背根和腹根的机能

［目的要求］

（1）学习暴露脊髓和分离脊神经背、腹根的方法。

（2）证明背根具有传入机能，腹根具有传出机能。

［基本原理］

脊神经的背根由传入（感觉）神经纤维组成，有传入神经冲动的功能。腹根由传出（运动）神经纤维组成，有传出神经冲动的功能。分别以电刺激背根和腹根，可观察到不同的效应，比较和分析不同的功能。

［材料与器械］

蟾蜍或蛙、常用手术器材、弯头金冠剪、电子刺激器、保护电极、蛙板、蛙腿夹、滴管、脱脂棉、红、白色丝线、任氏液。

［方法与步骤］

（1）将蟾蜍或蛙毁脑后腹位固定于蛙板上。由尾端向前沿背正中线剪开皮肤，剥离附着在椎骨上的肌肉，暴露椎骨。

（2）横向剪断环椎，然后将弯头金冠剪小心伸入椎管，自前向后逐节剪断两侧椎弓，移去骨片，暴露全部脊髓。

（3）轻轻挑开脊髓表面的灰黑色脊膜，暴露出银灰色的脊髓和脊神经根（图3′-1），再用任氏液冲洗马尾部使背根和腹根自然分开（注意不要改变脊神经根的正常位置），小心识别脊神经背根和腹根，背根在近椎间孔处有淡黄色、半个小米粒大小的脊神经节。

（4）小心剥离，用玻璃解剖针轻轻挑起双侧第9对脊神经（蟾蜍有11对脊

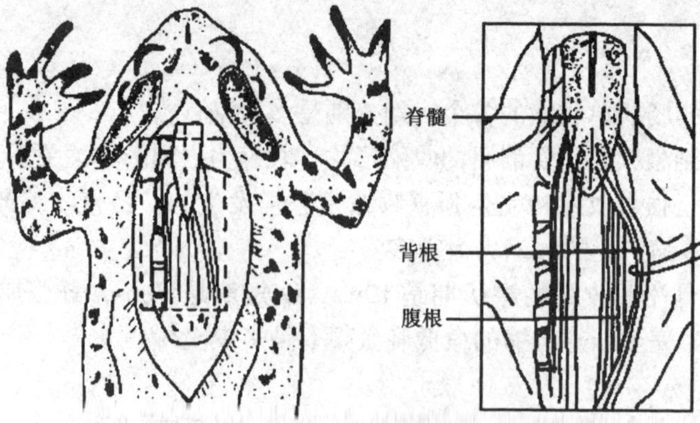

图 3′-1　蟾蜍脊髓的背根、腹根

神经，青蛙有 10 对脊神经）的背根，分别在其下方穿二条红色丝线备用；同法，在双侧第 9 对脊神经腹根下分别穿两条白颜色的丝线备用。放松两后肢即可进行实验观察。

（5）实验观察

①提起红色丝线，轻轻用保护电极钩起背根，打开刺激器，用单脉冲电刺激双侧（或一侧）背根，观察双后肢运动情况。

②用同样的方法刺激双侧（或一侧）腹根，记录结果。

③将穿在左侧背根上的两条红丝线结扎，从中间剪断神经，分别刺激其中枢端和外周端（刺激强度不变），记录结果。

④用同样方法结扎并剪断同侧腹根，分别刺激其中枢端和外周端，记录结果。

⑤结扎并剪断右侧背根，分别刺激其中枢端和外周端，记录结果。

⑥结扎并剪断同侧腹根，分别刺激其中枢端和外周端，记录结果。

[**注意事项**]

（1）脊髓背根、腹根都很细，容易断，在分离和刺激时，注意小心操作。

（2）实验所用背根、腹根必须是同一个脊髓节段。

（3）脊神经根周围不要过分潮湿，以免刺激电流扩散影响实验结果。

[**思考题**]

（1）如何证明背根具有传入机能，腹根具有传出机能？

（2）刺激左侧背根，右下肢有反应，如何解释这一现象？

实验四　视力、视野、盲点的测定及瞳孔对光反射

［**目的要求**］

（1）学习视力的测定原理和方法。

（2）学习视野的测定方法，了解测定视野的意义。

（3）证明盲点的存在，并计算盲点所在的位置和范围。

（4）观察瞳孔对光反射。

［**基本原理**］

1. 视力

视力又称为视敏度，指眼分辨物体细微结构的能力。物体两点发出或反射的光线射入眼时，在节点处交叉形成的夹角称为视角。视力的测定是检测受试者能分辨两点所需的最小视角。临床上规定，当视角为1′角时能辨清两点或能看清字及图形的视力为正常视力。距离眼球5m远的物体上两点间的距离约为1.5mm时（相当于视力表第11行字母的每一笔划所间隔的距离），所形成的视角为1′角。因此，在距视力表5m处能分辨第11行字母，为正常视力。

国际标准视力表规定，视力＝1/视角。即视角为1′角时，视力为1.0，视角为2′角时，视力为1/2＝0.5…。由于国际标准视力表中视角的改变与视力的变化程度不成比例，如视力表首行0.1的字母比次行0.2的字母大1倍，而0.9行的字母比1.0行的字母仅大1/9，即视力由0.1提高到0.2时视角减小的程度比视力由0.9提高到1.0时视角减小的程度更为明显。因此，国际标准视力表不能正确地比较或统计视力的增减程度。

对数视力表检测视力按5分记录：

视力＝$5-\lg\alpha$，其中α为视角，以分为单位。

受试者在5m处第11行字母与眼形成1′视角，其视力为5.0；第1行字母与眼形成的视角为10′，其视力为4.0；其间相当于4.1、4.2……4.9等各行字母均比上一行形成的视角小1.259倍，视角每减小1.259倍，视力增加0.1，视角减小1.259^2倍，视力增加0.2。这样，不论原视力为何值，视力改变情况均可较科学地反映出来。

2. 视野

视野是单眼固定注视正前方一点时所能看到的空间范围。测定视野可了解视网膜的感光功能，并有助于判断视觉传导路及视觉中枢的机能。正常人的视

野范围鼻侧和上部较窄，颞侧和下部较宽。在相同亮度下，白色视野最大，黄色和蓝色次之，再次为红色，绿色最小。不同颜色视野的大小不仅与面部结构有关，主要还取决于感光细胞在视网膜上的分布情况。

3. 盲点

视神经离开视网膜的部位（即视神经乳头所在处）没有感光细胞，外来光线成像于此不能引起视觉，称为生理盲点。由于盲点的存在，视野中必然存在盲点投射区。根据物体成像规律及相似三角形对应边成比例的关系，通过测定盲点投射区，可计算出盲点所在的位置和范围。

4. 瞳孔对光反射

人眼在感受光线刺激时，瞳孔的大小可随光线的强弱而改变，弱光下瞳孔变大，强光下瞳孔缩小，此为瞳孔对光反射。

［**材料与器械**］

视力表，指示棍，遮眼板，米尺，视野计，视标（白色、黄色、蓝色、红色、绿色和黑色），视野图纸，铅笔，白纸，手电筒。

［**实验步骤**］

一、视力的测定

（1）将视力表挂在光线充足而均匀之处，视力表第 11 行字母与受试者的眼同高，受试者在距视力表 5m 远处测试。

（2）受试者用遮眼板遮住一眼，另一眼看视力表，按主试者的指点自上而下进行识别，直到能辨认的最小字母行为止，依此确定该眼的视力。同法测定另一眼的视力。

（3）若受试者对第一行字母也不能辨认时，则令其向前移动，直至能辨认为止。测定其与视力表的距离，按下列公式计算受试者的视力：

$$\text{国际视力表视力}=\frac{\text{受试者与视力表的距离}}{\text{正常视力辨清该行字母的设计距离}}$$

$$\text{对数视力表视力}=5-\lg\alpha=5-\lg\alpha\ (D/d)$$

式中 D——正常视力辨清该行字母的设计距离

d——受试者与视力表的距离。如，4m 处能辨别第一行字母，其视力为 $5-\lg\alpha\ (50/4)=3.9$

二、视野的测定

（1）熟悉视野计的结构及使用方法。最常用的视野计为弧形视野计，主要由支架和带有刻度并可绕水平轴旋转的半圆弧形金属板组成。圆弧上的刻度表示由该点射向视网膜周边的光线与视轴之间的夹角，视野界限即以此角度表示。在圆弧内面中央有一小圆镜或白色圆标，其对面的支架上有可上下移动的托颌架，托颌架上方有眼眶托。测定时，受试者的下颌置于托颌架上，眼眶下缘靠在眼眶托上。此外，视野计附有各色视标，在测定各种颜色视野时使用。

（2）在明亮的光线下，受试者将下颌放在托颌架上，调整托颌架的高度，使左眼眶下缘靠在眼眶托上，眼与弧架的中心点在同一水平线上。遮住右眼，左眼凝视弧架中心的圆镜或白色圆标，接受测试。

（3）主试者将白色视标紧贴弧架内面并从周边向中央缓慢移动，直至受试者能看到为止，并记下弧架该处的经纬度。重复测试一次（或把视标再从弧架中央向周边缓慢移动至看不见为止），将所得一致的结果标在视野图的相应经纬度上。同法测出对侧相应的度数。

（4）将弧架转动 45°，重复上述测定，共操作 4 次，得出 8 个点，将视野图上的 8 个点用曲线依次连接，即得出该眼白色视野的范围（图 4′-1）。

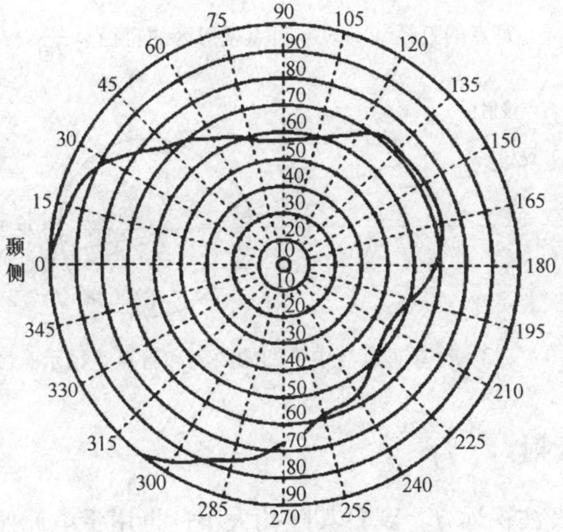

图 4′-1　左眼视野图

（5）按上述方法分别测出该眼的红色和绿色视野。

（6）同法测出右眼的白色、红色和绿色视野。

三、盲点的测定

1. 测定盲点投射区

（1）取一张标有“+”字的白纸贴在墙上，使“+”字与受试者眼睛同高。令受试者立于纸前 50cm 处，一只眼注视“+”字，令一只眼用遮眼板遮住。

（2）主试者取一只用白纸包裹只露出笔尖的铅笔，将铅笔尖由“+”字中心向被测眼颞侧沿水平方向缓缓移动。此时被测眼必须始终注视“+”字，不能随笔尖移动。当受试者刚好看不见笔尖时，在纸上记下笔尖位置。然后将笔尖继续向颞侧移动，直至又看见笔尖时记下其位置。由所记两点连线的中点起，沿各个方向向外缓移笔尖，找出并记下各方向刚能看见笔尖的各点（一般取 8 点），用曲线将其依次连接，即得出盲点投射区。

（3）同法测出另一只眼的盲点投射区。

2. 计算盲点与中央凹的距离和盲点的直径

盲点与中央凹的距离和盲点的直径（图 4′－2），根据物体成像规律及相似三角形对应边成比例关系，按下列公式计算：

$$\text{盲点与中央凹的距离（mm）} = \text{盲点投射区至“+”字的距离} \times (15/500)$$

$$\text{盲点的直径（mm）} = \text{盲点投射区的直径} \times (15/500)$$

$$\frac{\text{盲点的直径}}{\text{盲点投射区的直径}} = \frac{\text{节点与视网膜的距离（15mm）}}{\text{节点到白纸的距离（500mm）}}$$

$$\text{盲点的直径（mm）} = \text{盲点投射区的直径} \times \frac{15}{500}$$

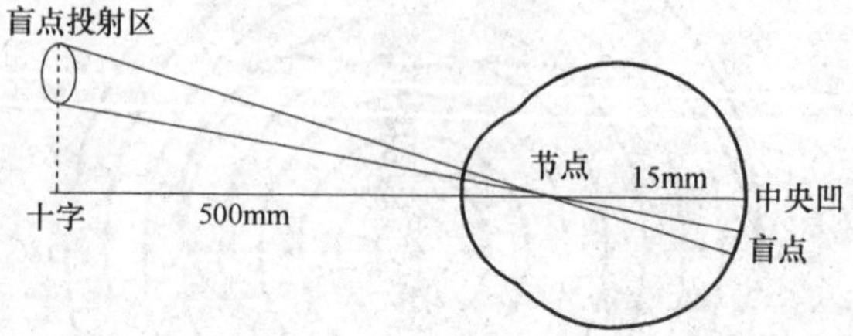

图 4′－2 计算盲点与中央凹的距离和盲点直径示意图

四、瞳孔对光反射

（1）让受试者注视远方，观察其瞳孔大小，再用手电筒照射其一眼，可见其瞳孔立刻缩小，即瞳孔对光反射。

（2）用手在鼻侧挡住光线以防照射另一眼，重复上述实验，可见双眼瞳孔同时缩小，这称为互感性对光反射。

［**注意事项**］

（1）测试颜色视野时，须以看清颜色为准。

（2）测试一项后，受试者可稍微休息，以免眼睛疲劳而影响实验结果。

［**思考题**］

（1）为什么白色视野最大？夜盲症患者的视野会发生什么变化？为什么？

(2) 实验证明两眼都存在盲点，为什么平时我们注视物体时却没有感到盲点的存在?

(3) 用手电筒照射受试者的一眼，观察到另一眼瞳孔缩小，而被照射眼无瞳孔缩小。试分析病变存在的部位。

实验五 胰岛素对血糖浓度的影响

[目的要求]

观察胰岛素引起动物低血糖效应，掌握胰岛素对血糖水平的调节作用。

[基本原理]

胰岛素是调节机体血糖的重要激素之一，也是体内唯一的降血糖激素。胰岛素可通过促进组织的合成代谢（尤其是促进肌肉、肝脏和脂肪组织摄取、储存和利用葡萄糖）降低血糖水平。当体内胰岛素含量增高时，动物血糖降低，严重时出现惊厥、肌肉抽搐、休克等低血糖症状。如果及时补充葡萄糖，则症状消失。

[材料与器械]

小白鼠或家兔，1mL、5mL、20mL 注射器，胰岛素溶液（医用，稀释成 2 单位/mL），20% 和 50% 葡萄糖，生理盐水，鼠笼。

[实验步骤]

1. 小白鼠的低血糖效应

(1) 取小白鼠 4 只，实验前禁食 24h，自由饮水。实验时分实验组和对照组，每组 2 只。

(2) 首先观察室温（25 ~ 30℃）下小白鼠的活动状况，包括有无翻滚、抽搐、焦躁不安及出汗等。

(3) 实验组小白鼠腹腔注射胰岛素溶液 2 单位，对照组小白鼠腹腔注射同等体积生理盐水，记录注射时间。之后，室温下观察两组动物运动状况的变化，主要比较动物的神态、姿势及活动等情况。

(4) 惊厥反应。一般注射胰岛素 10 ~ 30min 后，动物出现惊厥反应，与对照组相比，主要表现为：呼吸急促、四肢抽搐、全身翻滚、大量出汗、出现角弓反张（背肌强直性痉挛，头和下肢后弯而躯干向前呈弓状）等，甚至昏迷。

(5) 惊厥反应的解除或缓解。当动物出现惊厥反应后，记录时间，并立即腹腔注射 20% 葡萄糖溶液 1mL，观察并记录惊厥反应解除的时间及动物活动状况的恢复。

2. 家兔的低血糖效应

（1）取家兔 1 只，实验前禁食 24 ~48h，自由饮水。实验时称重，按 2 ~4 单位/kg 体重的剂量耳缘静脉注射胰岛素溶液，记录注射时间。

（2）测定由注射到出现抽搐发作的时间（可每 30min 观察一次），并记录抽搐的特征。

（3）动物出现低血糖症状后，立即耳缘静脉注射 50% 葡萄糖 20mL，观察其低血糖症状是否消失。

［**注意事项**］

（1）动物在实验前，必须饥饿 24 ~48h。

（2）如动物不出现抽搐，可敲打动物迫其活动，以促使动物肌肉抽搐。

［**思考题**］

（1）动物低血糖时，为什么出现惊厥、甚至休克？

（2）正常生理状态下，胰岛素如何调节血糖水平？

（3）通过本实验，分析糖尿病产生的原因及治疗方法。

实验六　ABO 血型和 Rh 血型的鉴定

［**目的要求**］

（1）学习鉴定血型的方法。

（2）观察红细胞凝集现象，掌握 ABO 血型及 Rh 血型鉴定的原理。

［**基本原理**］

血型是指红细胞膜上特异凝集原（抗原）的类型。不同血型的血液相混合，红细胞将聚集成簇，这种现象称为红细胞的凝集反应（抗原 - 抗体反应）。常见的血型系统为 ABO 血型系统和 Rh 血型系统。

人 ABO 血型系统中，红细胞膜上有 A、B 两种凝集原，其血浆中存在能与红细胞膜上的凝集原发生反应的两种凝集素（抗体），即抗 B 凝集素和抗 A 凝集素。

根据红细胞膜上有无 A、B 凝集原，将人的血型分为 A、B、O、AB 四种基本类型：红细胞膜上只有 A 凝集原者为 A 型血，其血浆中有抗 B 凝集素；红细胞膜上只有B凝集原者为B型血，其血浆中有抗A凝集素；红细胞膜上既无A凝集原，又无B凝集原者为O型血，其血浆中有抗A和抗B两种凝集素；红细胞膜上既有A凝集原又有B凝集原者为AB型血，其血浆中既无抗A凝集素也无抗B凝集素。若将含A凝集原的红细胞与含抗A凝集素的血浆（或血清）混合，则出现红细胞的凝集反应。

人Rh血型系统中，通常将红细胞膜上含有D抗原者称为Rh阳性，无D抗原者为Rh阴性。Rh阴性个体的血清中不存在天然抗Rh因子的抗体，只有当Rh阴性者输入Rh阳性个体的血细胞，Rh阴性者血清中即出现Rh抗体。Rh血型鉴定是利用D抗原及其抗体的凝集反应。将受试者的血液（主要是红细胞）加入标准抗D血清（含Rh因子抗体），观察有无红细胞凝集现象，以判断受试者为Rh阳性或阴性。

［**材料与器械**］

显微镜，采血针，玻片，牙签，标准A型和B型血清，标准抗D血清，75%酒精，棉球，消毒棉签。

［**实验步骤**］

1. ABO血型鉴定

取洁净玻片一块，用蜡笔在玻片背面左右两端做好标记（A、B或抗A、抗B）。将标准的A型（抗B）和B型（抗A）血清各1滴分别滴在玻片左右两端。75%酒精棉球消毒耳垂或指端，待酒精挥发后，以刺血针刺破皮肤，分别向两种血清内滴1滴血，并迅速用两支牙签分别混匀。几秒后，观察有无凝集现象，并判断受试者的血型。

2. Rh血型鉴定

取一块洁净玻片，于玻片中央滴1滴标准抗D血清。按照测定ABO血型的采血方法采血，滴1滴血于血清上，迅速用牙签混匀。几秒后，肉眼观察有无凝集现象，并判断受试者的血型。

［**注意事项**］

（1）向血清内滴血时应采取悬滴法，勿使手指上的残余血液接触血清，否则会影响实验结果的准确性。

（2）若肉眼观察凝集现象不明显，影响判断时，应在低倍显微镜下观察。

（3）红细胞悬液和血清应新鲜，若污染可产生假凝集现象。

［**思考题**］

（1）同型血相输时，是否需要做交叉配血试验？为什么？

（2）ABO 血型系统有无因母子血型不合而导致新生儿溶血的情况？

（3）红细胞上凝集原的类型受遗传基因的控制，血浆中的凝集素是怎样产生的？

实验七　蟾蜍肠系膜微循环的观察

［目的要求］

（1）观察参与微循环的各种血管，掌握其结构及血液流动特点。

（2）了解某些药物对血管舒缩活动的影响。

［基本原理］

微循环指微动脉与微静脉之间的血液循环，是血液与组织细胞之间物质交换之处。蛙类的肠系膜很薄，可直接在显微镜下观察其血液循环。根据口径的粗细、管壁的厚度、分支情况和血流方向等，血管可分为动脉、静脉和毛细血管。

［材料与器械］

蟾蜍或蛙，常用手术器械，显微镜，玻璃板或载玻片，2mL 注射器，滴管，20% 氨基甲酸乙酯，组织胺（1/10000），去甲肾上腺素（1/10000），任氏液，胶泥。

［实验步骤］

1. 麻醉蟾蜍

取一只蟾蜍或蛙，先称体重，然后按 3mg/g 剂量，由皮下后淋巴囊注入 20% 氨基甲酸乙酯溶液（图 7′-1），10min 后进入麻醉状态。

2. 围定胶环

用胶泥在玻璃板上围成一个高 4～5mm，直径 8～10mm 的小环，环内加几滴任氏液。

3. 取肠系膜

将麻醉的蟾蜍仰置于玻璃板上，使左侧面紧靠小环。用手术镊轻轻提起左侧腹壁，再用手术剪在腹壁上剪一长 1cm 的纵向开口。轻轻拉出小肠襻，将肠系膜平铺在小环上（勿拉破系膜）。在显微镜下观察肠系膜的血液循环（图 7′-2）。

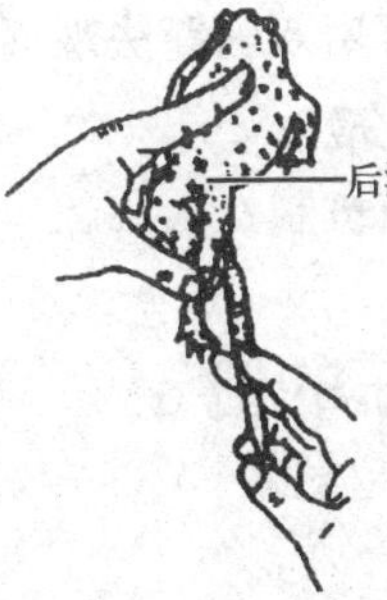

图7′-1 麻醉蟾蜍

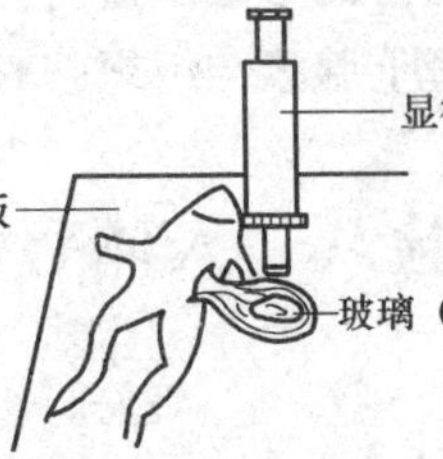

图7′-2 蟾蜍肠系膜血液循环观察

4. 区分血管

在低倍镜下观察血液循环，识别动脉、静脉、小动脉、小静脉、毛细血管、动静脉吻合支及直捷通路等各类血管。

（1）小动脉 管壁厚，血液呈鲜红色。血流方向由主干流向分支，即由肠系膜中央流向肠管，流速快而不均匀，血管有搏动。红细胞在血管内呈现轴流现象；还可看到微动脉每分钟2~10次的自律性收缩和舒张活动。

（2）小静脉 管壁薄，血液呈暗红色。血流方向是由分支汇流入主干。流速较小动脉慢，较毛细血管血流快。无搏动和轴流现象，偶有倒流现象。

（3）毛细血管 透明，血液色淡，近乎无色。血流速度慢而均匀，无搏动。在高倍显微镜下可清晰地观察到，最细的毛细血管中单个红细胞缓慢流动（注意：两栖类动物的红细胞有核）。

5. 去甲肾上腺素（NE）的影响

在肠系膜上滴几滴NE溶液，可以看到：血管收缩，口径变小，血流变慢，甚至停滞，通血毛细血管数量变少。10min后，血管床及血流恢复。

6. 组织胺的影响

待血液恢复正常后，再滴几滴组织胺溶液，观察血流的变化：通血毛细血管数量增多。

[**注意事项**]

（1）提夹腹壁肌时，只能夹肌肉层，不能牵连内脏器官。

（2）肠系膜要展平，不能扭曲，也不宜拉得太紧，以免损伤血管、阻断血流。

（3）经常用任氏液湿润肠系膜，以防其干燥。

（4）若观察足蹼微循环，宜用蛙，不宜用蟾蜍。

[**思考题**]

（1）为什么常用肠系膜观察微循环？

（2）本文介绍用麻醉蟾蜍的方法观察微循环，是否可用双毁髓法观察？

（3）不同血管的形态及血流特点如何与生理功能相适应？

（4）去甲肾上腺素与组织胺对微循环有何影响？是何机制？

实验八　人体心音听诊及动脉血压的测定

［目的要求］

（1）学习心音听诊的方法，识别第一心音（S1）与第二心音（S2）。

（2）学习并掌握间接测量人体动脉血压的原理和方法。

（3）了解影响动脉血压的因素。

［基本原理］

心音是由心肌收缩和心脏瓣膜关闭引起机械振动所产生的声音，可于胸壁一定部位用听诊器听取。每一个心动周期通常可听到两个心音，即 S1 和 S2。S1 是收缩期开始的标志，音调低、持续时间较长（0.14 ~ 0.16s），主要由房室瓣关闭和心室肌收缩产生的振动而形成，S1 在心尖部听得最清楚；S2 是舒张期开始的标志，其音调高、持续时间较短（约 0.08s），主要由半月瓣关闭产生的振动所形成，S2 在心底部听得较清楚。

人体动脉血压常用汞柱式血压计测定。汞柱式血压计由检压计、袖带和橡皮气球三部分组成。检压计是标有 0 ~ 40kPa（0 ~ 300mmHg）（注：1mmHg = 0.133kPa，1kPa = 7.5mmHg）刻度的玻璃管，上端与大气相通，下端与水银贮槽相通。袖带是外包布套的长方形橡皮囊，借橡皮管分别与检压计的水银槽及橡皮球相通。橡皮球是带有螺丝帽的球状橡皮囊，供充气和放气之用。

正常情况下，血液在血管内流动没有声音。如果在血管外施加压力使血管变窄时，血液形成涡流产生声音，称为血管音。血压计测压的原理是：根据在血管外施加不同压力时血管音的变化，间接测得动脉血压的数值。当血压计袖带加在上臂的压力超过动脉收缩压时，在肱动脉的远端（袖带下）听不到声音，也触不到肱动脉的搏动。当外加压力等于或稍低于动脉内的收缩压而高于舒张压时，则心脏收缩时，动脉内可有少量血流通过，而心室舒张时无血流通过。血液断续地通过血管时产生湍流，发出血管音。当徐徐放气减小袖带内压时，听到第一个声音时水银柱对应的压力，是恰好可以完全阻断血流的最小外加压力，相当于收缩压；当外加压力等于或稍低于舒张压的瞬间，血管内血流由断续的流动变为连续流动，声音突然由强变弱或消失，此时袖带内的压力相当于舒张压。

安静状态下，人的血压相对稳定。血压受神经和体液的调节，体位变化、运动、呼吸、温度以及情绪活动等因素对血压均有一定的影响。

[**材料与器械**]

汞柱式血压计、听诊器、冰水。

[**实验步骤**]

一、心音听诊

1. 受试者准备

受试者解开上衣，面向亮处，静坐在检查者对面。

2. 检查者准备

检查者带好听诊器，注意听诊器的耳件应与外耳道开口方向一致。以右手的食指、拇指和中指轻持听诊器胸件，紧贴于受试者胸部皮肤。

3. 心音听诊

按二尖瓣听诊区、主动脉瓣听诊区、肺动脉瓣听诊区和三尖瓣听诊区的顺序，依次仔细听取心音，注意区分两个心音。①二尖瓣听诊区：位于左锁骨中线第五肋间内侧，该处听到的S1，主要反映二尖瓣的功能状态。②主动脉瓣听诊区：位于胸骨右缘第二肋间，该处听到的S2，主要反映主动脉瓣的机能状态。③肺动脉瓣听诊区：位于胸骨左缘第二肋间，该处听到的S2主要反映肺动脉瓣的功能状态。④三尖瓣听诊区：位于胸骨下端稍偏右侧，该处听到的S1主要反映三尖瓣的功能状态。

4. 区分两个心音

在每个听诊区，可根据心音的性质（音调高低、持续时间）和间隔时间的长短仔细区别S1和S2。若难以区别时，可在听心音的同时，用手触诊颈动脉搏动，与搏动同时出现的心音为S1。

二、动脉血压的测定

1. 受试者准备

受试者脱去右臂衣袖，取坐位，保持肢体放松，呼吸平稳，情绪稳定。右肘关节轻度弯曲，手掌向上放于实验桌上，上臂中心部与心脏位置同高。

2. 安放血压计

（1）打开血压计，松开血压计橡皮球的螺丝帽，驱出袖带内残留气体，将螺丝帽旋紧。

（2）将袖带平整、松紧适宜地缠绕右上臂（以能插入两指为宜），带下缘至少位于肘关节上 2cm 处，开启水银贮槽开关。

（3）将听诊器的耳件塞入外耳道，使耳件弯曲方向与外耳道一致。

（4）在肘窝内侧先用手触及肱动脉搏动部位，再将听诊器胸件不留缝隙地轻轻贴在上面。

3. 测量血压

（1）测量收缩压　右手挤压橡皮气球向袖带内打气加压，同时注意倾听声音变化，在声音消失后再加压 2.7～4.0kPa（20～30mmHg），随即慢慢松开气球螺丝帽，徐徐放气。观察水银柱缓缓下降的同时，仔细听诊，当听到“崩”样第一声清晰而短促的血管音时，血压计所示水银柱高度即代表收缩压。

（2）测量舒张压　使袖带继续徐徐放气，声音先依次增强，后又逐渐减弱，最后完全消失。在声音突然由强变弱（或声音变调）的一瞬间，血压计所示水银柱高度代表舒张压。有人把声音突然消失时血压计所示水银柱高度作为舒张压，若取后者，需将所测数值加 0.67kPa（5mmHg）较妥。

（3）记录血压　按上述方法重复测量 3 次，取平均值。血压记录常以“收缩压/舒张压”表示，如收缩压、舒张压分别为 16.0kPa（120mmHg）和 10.7kPa（80mmHg），则记为 16.0/10.7kPa（或 120/80mmHg）。成年人血压正常值为 12.0～18.7kPa（90～140mmHg）/8.0～12.0kPa（60～90mmHg）。

4. 观察诸多因素对动脉血压的影响

（1）加深、加快呼吸频率　记录正常血压后，令受试者加深加快呼吸 1min 测压。

（2）肢体运动　让受试者做原地蹲起运动，1min 后立即坐下测压。

（3）冰水　待受试者恢复平静，让其将手浸入冰水中 1min 后测压。

［**注意事项**］

（1）实验室内应保持安静，以利于听诊。

（2）戴听诊器时，听诊器耳件应与外耳道方向一致（耳件的弯曲端向前）。

（3）心脏与血压计零点在同一水平。

（4）听诊器胸件放在肱动脉搏动处时，不宜太重或太轻。

（5）压脉带放气切勿过快、过慢。

（6）重复测定血压时，袖带内压力必须降至零后再打气。

（7）血压计用毕，应将袖带内气体放尽，卷好，放置盒内，以防玻璃管折断；关闭水银贮槽，以免水银溢出。

［**思考题**］

（1）S1 和 S2 是怎样形成的？有何临床意义？

（2）测定动脉血压时，为什么心脏要与血压计零点在同一水平？当袖带内充气达到一定压力后，放气速度为何不宜太快或太慢？

（3）影响动脉血压的因素有哪些？

实验九 家兔呼吸运动及其影响因素的观察

［目的要求］

（1）学习兔呼吸运动的记录方法。

（2）观察各种因素对呼吸运动的影响。

［基本原理］

呼吸运动是呼吸中枢节律性活动的反应。呼吸中枢通过支配呼吸肌的传出神经，引起呼吸肌收缩和舒张，产生呼吸运动。机体通过调节呼吸节律以及肺通气量等，维持血氧和二氧化碳的正常水平，以适应机体代谢的需要。体内外各种刺激，可通过中枢或外周感受器反射性地影响呼吸运动。

人和哺乳动物的膈肌是重要的呼吸肌，膈肌收缩（下降）产生吸气，膈肌舒张（上升）产生呼气。膈肌上下移动，胃、肝也随之上下移动。利用这一原理，将一蛙心夹夹于胃壁或肝脏，通过一丝线经过一个小定滑轮连于张力换能器，可记录呼吸运动。

［材料与器械］

兔、手术台、常用手术器械、气管插管、装有二氧化碳的球胆、定滑轮、张力换能器、生理记录仪或 BL－420S 生物机能实验系统、刺激器、保护电极、注射器（20mL、5mL）、橡皮管、纱布、棉球、丝线、蛙心夹、3%的乳酸、3%戊巴比妥钠、生理盐水。

［方法与步骤］

1. 麻醉与固定

用3%的戊巴比妥钠（剂量 30mg/kg 体重）耳缘静脉麻醉动物。待动物麻醉后，背位固定在手术台上，剪去颈部及剑突腹面的被毛，即可进行手术。

2. 气管插管及分离颈部两侧迷走神经

沿颈部正中切开皮肤，用止血钳分离气管，把甲状软骨以下的气管与周围组织分离，于已暴露的气管下面用镊子穿一丝线备用。在气管近喉头 2～3cm 处做一“T”形切口，将与气管口径相近的气管插管向心方向插入气管中并用线结扎固定。分离出两侧的迷走神经，在神经下穿线备用。手术完毕后用热生理盐水纱布覆盖手术伤口部位。

3. 呼吸运动的描记

在胸骨下端剑突以下沿腹白线切开皮肤，切口长约3cm，暴露胃。用连有棉线的蛙心夹夹住胃壁，蛙心夹的连线经一小定滑轮连到张力换能器上，张力换能器再与生理记录仪或BL－420S生物机能实验系统相连。因胃的位置随膈肌上下移动而移动，因此可记录出呼吸运动的曲线。

4. 观察项目

（1）正常呼吸运动的描记　打开记录系统，慢速记录正常的呼吸运动曲线，注意吸气与呼气时，记录笔移动的方向。

（2）增加吸入二氧化碳的浓度对呼吸运动的影响　将装有二氧化碳的球胆通过一塑料管插入气管插管的一侧管，打开球胆的开关，使一部分二氧化碳随着吸气进入气管，观察吸入高浓度二氧化碳后对呼吸运动的影响，然后去掉球胆观察呼吸运动恢复正常的过程。

（3）窒息对呼吸运动的影响　将气管插管的两个侧管同时夹闭，观察并记录呼吸运动的变化。注意待呼吸运动改变后，立即打开两个侧管，以免因窒息时间太长造成动物呼吸停止。

（4）增加无效腔对呼吸运动的影响　将长约1m的橡皮管连接在气管插管的一侧管上，另一侧管的橡皮管可用止血钳夹闭，使无效腔增加，观察并记录呼吸运动的变化。

（5）氢离子对呼吸运动的影响　用5mL注射器，由耳缘静脉较快地注入3%的乳酸2mL，观察并记录呼吸运动的变化。

［**思考题**］

（1）解释吸入气中二氧化碳增多对呼吸影响的机制是什么？

（2）乳酸对呼吸运动有何影响？为什么？

实验十　离体小肠平滑肌生理特性的观察

［**目的要求**］

（1）了解哺乳动物胃肠平滑肌的一般生理特性。

（2）学习离体胃肠平滑肌灌流的实验方法。

（3）观察若干因素对离体小肠运动的影响。

[**基本原理**]

消化道平滑肌具有肌肉的共同特性，如，兴奋性、传导性和收缩性等，还有自身的特性，如，自动节律性、紧张性收缩和伸展性；对电和切割刺激不敏感，而对化学刺激、机械牵拉、温度变化等刺激敏感。这些特性对于维持消化管一定压力，保持胃肠等的形态和位置，促进食物的消化吸收等具有重要的生理意义。

如果灌流液的各种化学成分、渗透压、pH、温度以及气体供应等理化因素尽量接近机体的内环境，则哺乳动物离体小肠段存活时间较长。通常用台氏液（Tyrode's solution）作为灌流液。将离体小肠段的一端固定，另一端连张力换能器，即可通过一定的记录装置记录小肠平滑肌的收缩曲线。

[**材料与器械**]

家兔（大鼠、小鼠亦可）、BL－420S 生物机能实验系统或生理记录仪、平滑肌离体灌流恒温装置、哺乳动物常用手术器械、张力换能器、氧气球胆、棉线、温度计、肾上腺素（1/10000）、乙酰胆碱（1/10000）、阿托品（1/10000）、NaOH（1mol/L）、HCl（1mol/L）、$CaCl_2$（1%）溶液、台氏液。

[**方法与步骤**]

1. 实验装置准备

平滑肌离体灌流恒温装置的中心管内加入台氏液，外部容器中加装温水，开启电源加热，浴槽温度将自动稳定在38℃左右。将浴槽通气管与增氧泵相连接，调节橡皮管上的螺旋夹，使气泡一个一个地通过中心管，在台氏液内供氧。

2. 标本制备

用颈椎脱臼法处死动物，然后迅速沿腹正中线剖开腹部，取十二指肠及其邻近上段小肠（长20～30cm），用冷台氏液洗净肠段的内容物，然后剪成约3cm长的肠段，取一肠段，两端用细线结扎，放入浴槽中心管，结扎线一端系于通气管的挂钩上，另一端与张力换能器相连。让肠段在浴槽内稳定10～15min即可用于实验。

3. 实验项目

开机→启动BL－420S 生物机能实验系统→单击“实验项目”菜单→选择“消化实验”→“消化道平滑肌的生理特性”子菜单，启动记录并开始下列实验项目。

（1）记录离体小肠平滑肌收缩曲线，注意观察其节律性收缩及张力水平。

（2）将浴槽中台氏液换成25℃的台氏液，观察肠段收缩的变化。出现变化后，换成38℃的台氏液。

（3）向台氏液中加入肾上腺素1～2滴，观察肠段收缩的变化。

（4）向台氏液中加入乙酰胆碱1～2滴，观察肠段收缩的变化。

（5）向台氏液中先加入阿托品2～4滴，2min后，再加入乙酰胆碱1～2滴，观察肠段收缩的变化，并与（4）项结果对比。

（6）向台氏液中分别加入NaOH、HCl、$CaCl_2$溶液，观察肠段收缩的变化。

[**注意事项**]

（1）加药前，先准备好新鲜的38℃台氏液。每次加药及时做好标记，出现反应后，必须立即更换浴槽内的台氏液（冲洗3次），待肠段活动恢复稳定后，再进行下一实验项目。

（2）如果用药后效果不明显，可以增补药量。

（3）水浴装置内的温度一定要保持在38～39℃。

（4）动物实验前先禁食24h，手术前1h喂食，肠运动效果更好。

[**思考题**]

（1）各种因素是如何影响小肠平滑肌收缩的？

（2）本实验为什么不用麻醉的方法处死动物？

（王　玢　孙洪兆）

参考文献

1. 艾洪滨．人体解剖生理学．北京：科学出版社，2009.
2. 白波，高明灿．生理学．第6版．北京：人民卫生出版社，2010.
3. 王玢，左明雪．人体及动物生理学．第3版．北京：高等教育出版社，2009.
4. 高英茂．组织学与胚胎学．第2版．北京：人民卫生出版社，2010.
5. 孔力．组织学与胚胎学图解实验教程．北京：人民卫生出版社，2008.
6. 岳利民．人体解剖生理学．第5版．北京：人民卫生出版社，2007.
7. 左明雪．人体解剖生理学．第2版．北京：高等教育出版社，2009.
8. 段相林，郭炳冉，辜清．人体组织学与解剖学．第4版．北京：高等教育出版社，2006.
9. 龚茜玲．人体解剖生理学．第4版．北京：人民卫生出版社，2004.
10. 朱大年．生理学．第7版．北京：人民卫生出版社，2008.
11. 张尚俭．人体解剖生理学．北京：中国医药科技出版社，1998.
12. 甘声华．生理学．第3版．北京：人民卫生出版社，2010.
13. 寿天德．神经生物学．第2版．北京：高等教育出版社，2006.
14. 朱长庚．神经解剖学．北京：人民卫生出版社，2002.
15. 姚泰．生理学．第6版．北京：人民卫生出版社，2003.
16. 姚泰．生理学．第5版．北京：人民卫生出版社，2001.
17. 陈守良．动物生理学．第3版．北京：北京大学出版社，2005.
18. 杨宝峰．药理学．第6版．北京：人民卫生出版社，2006.
19. 王庭槐．生理学．第6版．北京：高等教育出版社，2004.
20. 朱思明．应用生理学．北京：科学出版社，2002.
21. 朱文玉．医学生理学．北京：北京大学医学出版社，2003.
22. 孔繁之．生理学．合肥：安徽科学技术出版社，2004.
23. 蒋正尧．人体生理学．北京：科学出版社，2005.
24. 范少光等．人体生理学．第2版．北京：北京医科大学出版社，2000.
25. 朱妙章．大学生理学．第2版．北京：高等教育出版社，2005.
26. 朱大年，郑黎明．人体解剖生理学．上海：复旦大学出版社，2002.
27. 柏树令．系统解剖学．第6版．北京：人民卫生出版社，2004.
28. 樊小力．人体机能学．西安：西安交通大学出版社，2006.
29. 俞诗源．人体解剖生理学．兰州：兰州大学出版社，2007.
30. 王启华，邱学才．临床人体解剖生理学．广州：中山大学出版社，2007.
31. 陈孝忠．人体解剖生理学．桂林：广西师范大学出版社，2004.
32. 夏强．医学生理学．北京：科学出版社，2004.
33. 刘玲爱．生理学．第5版．北京：人民卫生出版社，2007.

34. 季常新．生理学．北京：科学出版社，2004.
35. 张万山，叶存奎．简明解剖生理学．北京：科学出版社，2008.
36. 于恩华，李静平．人体解剖学．第3版．北京：北京大学医学出版社，2008.
37. 刘恒兴．全彩人体解剖学图谱．北京：军事医学科学出版社，2007.
38. 徐玉东．人体解剖生理学．北京：人民卫生出版社，2007.
39. 范少光，汤浩．人体生理学．第3版．北京：北京大学医学出版社，2006.
40. 郭益民．生理学应试自测题．北京：科学出版社，2006.
41. 陈慰峰．医学免疫学．第4版．北京：人民卫生出版社，2005.
42. 邹仲之．组织学与胚胎学．第6版．北京：人民卫生出版社，2004.
43. Sylvia S. Mader. Understanding Human Anatomy and Physiology. Fourth Edition. 影印版．北京：高等教育出版社，2002.
44. Mark F. Bear，Barry W. Connors，Michael A. Paradiso. Neuroscience：Exploring the Brain. Second Edition. 影印版．北京：高等教育出版社，2002.
45. Eckert R. Animal Physiology – Mechanisms and Adaptations. Fourth Edition. San Francisco：W. H. Freeman and Company，1997.
46. Arthur Vander，James Sherman，Dorothy Luciano. Human Physiology：The Mechanisms of Body Function. Seventh Edition. W C B/McGraw – Hill，1998.
47. Alexander P，Spence，Elliott B. Human Anatomy and Physiology. Fourth edition. West Publishing Company，1992.
48. Robert M. Berne，Mtthew N. Levy，Bruce M. Koeppen，Bruce A. Stnton. 生理学．第5版．影印版．北京：北京大学医学出版社，2005.
49. Arthur C，Guyton，John E. Hall. Textbook of Medical Physiology. Eleventh edition. Philadelphia：Saunders，2006.
50. Sherwood L. Human Physiology. 5th ed. Belmont：Thomson Learning Inc，2004.
51. Silverborn D U. Human Physiology：an intergrated approach. 3rd ed. New York：Pearson Education，2004.